ブラッシュアップ

人工呼吸管理

編集　増居洋介
医学監修　原田英治

照林社

はじめに

－日常的な「人工呼吸ケア」をブラッシュアップするために－

人工呼吸ケアは、クリティカルケアを実践する集中治療室などの部署では、聞き慣れた用語の１つです。近年、特定看護師や診療看護師の誕生により、人工呼吸管理は看護師にとって、より身近なものとなりました。認定看護師や専門看護師が、質の高い人工呼吸ケアを実践している反面、人工呼吸ケアを苦手に感じる現場の看護師が多いのも現状です。

人工呼吸ケアに関連する入門書は数多く出版されていますから、みなさんもきっと、人工呼吸器装着患者を受け持つときに購入した経験があることでしょう。でも、それらの書籍や業務マニュアルを参考に、人工呼吸ケアを日常的な業務として実践していくなかで、どこから苦手意識が生まれてきたでしょうか。

本書は、通常業務をこなせる現場の看護師が抱える「基礎的な知識はあるのに、ベッドサイドで活用できない」「あれ!? と感じるこの違和感を、どう伝えたらよいかわからない」といった苦手意識につながる思いを解決すべく、エキスパートの気づきからの思考プロセス、そして実践までをわかりやすく解説し、自信をもって日々のケアに活かせることをめざして企画されました。急性期の集中治療領域だけでなく、慢性期病棟や在宅も視野に入れた実践も盛り込まれています。

予備力の少ない患者さんに対して高度医療を提供していくなかで、「今までと同じ業務を行う」だけでは、患者さんの回復を促進させることはできません。みなさんの「少しでも、よい看護をしたい」という熱意が個別性に富んだ実践につながったときこそ、患者の回復を促進させます。本書がみなさんの実践の一助となれば幸いです。

最後になりますが、本書の医学監修としてご指導くださいました原田英治先生、本書の企画から執筆までご尽力いただきました九州クリティカルケア研究会をはじめとする心強い仲間のみなさん、そして、いつも熱い思いでご尽力いただきました照林社の藤井歩さま、ご支援いただいたすべての関係者の方々に心から感謝申し上げます。

2023年11月

増居洋介

CONTENTS

総論　まず、おさえておきたいこと

Part 1　呼吸不全の病態生理と治療

Part 2　人工呼吸器の設定と管理

Part 4 人工呼吸管理中の呼吸状態の把握

Part 5 事例でみる　エキスパートの看護実践

資料　人工呼吸管理の実践を支える根拠
ガイドライン　プロトコル　バンドル　の活用

装丁・本文デザイン：森田千秋（Q design）
本文イラスト：ササキサキコ
本文DTP：明昌堂

執筆者一覧 （五十音順）

編集

増居洋介　北九州市立医療センター看護部／クリティカルケア認定看護師

医学監修

原田英治　北九州市立医療センター呼吸器内科 主任部長

執筆（五十音順）

新井祐介　新小文字病院ICU・HCU師長／クリティカルケア認定看護師

有田　孝　平成紫川会小倉記念病院ICU／集中ケア認定看護師

池本信洋　川崎医科大学附属病院ICU・CCU看護主任／クリティカルケア認定看護師

伊香元裕　北九州市立八幡病院診療支援部臨床工学課 臨床工学技士長

今井竜太郎　米の山病院看護部／集中ケア認定看護師

梅木雄大　新行橋病院看護部／クリティカルケア認定看護師

大西　翠　戸畑共立病院看護部／クリティカルケア認定看護師

音地　亮　北九州市立医療センター診療支援部リハビリテーション技術課 副理学療法士長

垣添慎二　北九州市立医療センター診療支援部リハビリテーション技術課 課長

剱持雄二　市立青梅総合医療センター救急救命センター集中治療室 看護主任／集中ケア認定看護師

佐々木伸樹　福山医療センターICU／クリティカルケア認定看護師

貞末和弘　北九州市立医療センター診療支援部放射線技術課 放射線技術課長

下原亜紀子　済生会福岡総合病院救命センター・ICU／クリティカルケア認定看護師

末永一祝　(株)NEXAS メディケア訪問看護リハビリステーション福岡南 管理責任者／救急看護認定看護師

杉島　寛　久留米大学病院SICU主任看護師／クリティカルケア認定看護師

角田直也　北九州市立八幡病院看護部／救急看護認定看護師

髙橋健二　山口県立総合医療センターICU 主任／集中ケア認定看護師

立野淳子　小倉記念病院クオリティマネジメント課課長／急性・重症患者看護専門看護師

谷口誠太　福岡和白病院ICU 師長／集中ケア認定看護師

田上陽子　北九州市立医療センター看護部／皮膚・排泄ケア認定看護師

中村啓介　南部徳洲会病院副看護部長／集中ケア認定看護師

中村　希　北九州市立医療センター薬剤課

鍋田祐介　北九州市立医療センター救急科 部長

沼口宏太郎　北九州市立医療センター循環器内科 統括部長

野上寛治　北九州市立八幡病院看護部

林　尚三　富士病院看護部／クリティカルケア認定看護師

原田英治　北九州市立医療センター呼吸器内科 主任部長

藤本晃治　山口県立総合医療センター看護部／急性・重症患者看護専門看護師

本田　稔　新行橋病院看護部／集中ケア認定看護師

山浦章平　福岡大学病院救命救急センター／救急看護認定看護師

山下崇史　福岡東医療センター呼吸器内科 医長

山下　亮　北九州市立八幡病院看護部／クリティカルケア認定看護師

山根太地　鳥取県立中央病院高次救急集中治療センター 副看護師長
／救急看護認定看護師

（2023年11月現在）

本書の特徴

本書は「人工呼吸器の取り扱い」や「ケア手順」を解説した入門書ではありません。

人工呼吸器装着患者を受けもつ現場の看護師が抱える「基礎的な知識はあるのに、ベッドサイドで活用できない」「あれ!? と感じるこの違和感を、どう伝えたらよいかわからない」といった日ごろのモヤモヤを解決できるように、エキスパートナースの気づきからの思考プロセス、そして実践までがわかるような構成となっています。

集中治療領域だけでなく、急性期を脱した後（慢性期病棟や在宅）に関する内容も盛り込まれているので、より深く、よりよいケア実践につながります。

また、実践の根拠となるガイドラインやプロトコル・バンドルについて、ポイントをわかりやすく解説した章も設けているので、ぜひお役立てください。

ワンポイント
アセスメントのヒント
略語

意外と“忘れがちな視点”や“頭に入れておきたいこと”など、エキスパートが念頭に置いている実践に役立つ知識をまとめています

+α のweb資料

臨床で“あれ？”となりがちな、計算式をもとにした早見表や動画、臨床実践につながる院内プロトコルやケアリストの例、事例の理解に役立つ関連図や思考過程の図などもあります

おことわり

- 本書で紹介しているアセスメント法、治療とケアの実際は、各執筆者が臨床例をもとに展開しています。実践によって得られた方法を普遍化すべく万全を尽くしておりますが、万一、本書の記載内容によって不測の事故等が起こった場合、著者、編者、出版社は、その責を負いかねますことをご了承ください。
- 本書に記載している薬剤・医療機器等の情報は、2023年10月現在のものです。薬剤・医療機器等の使用にあたっては、最新の添付文書や取り扱い説明書、学会ガイドラインなどを参照し、適応や用量、使用法等を常にご確認ください。
- 本書に掲載した写真は、臨床例のなかから、患者さん本人・ご家族の同意を得て使用しています。
- 患者役の人物写真はすべてモデルにより撮影したものです。
- 本書では、「リハビリテーション」を略して「リハビリ」という表記も使用しています。

本書の使い方

総論で、忘れがちだが
大事な視点をおさえ…

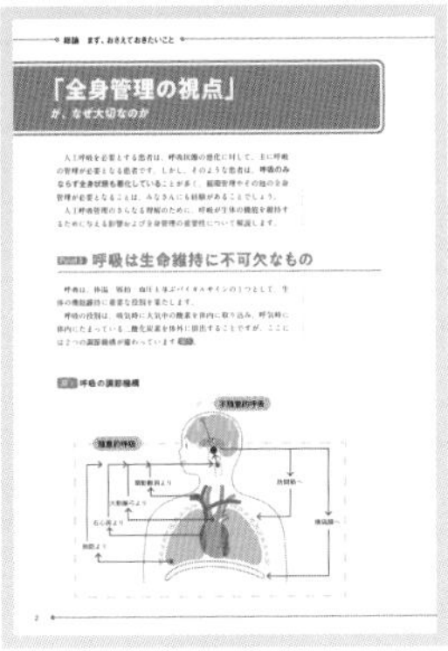

「全身管理の視点」が、なぜ大切なのか

Part1で
呼吸不全の病態を知り…

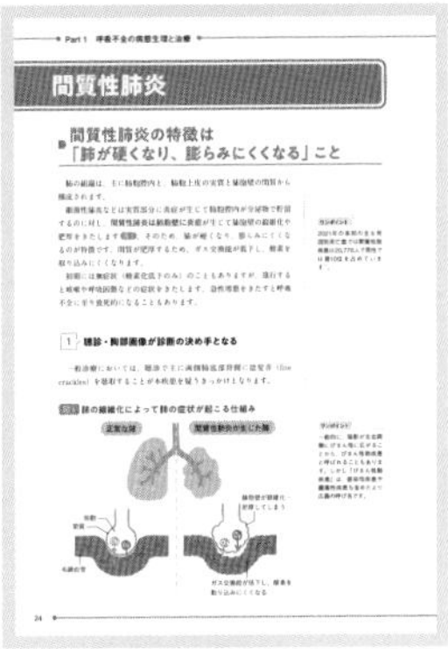

間質性肺炎

Part2～4で
ケア実践につながるさまざまな知識をもち…

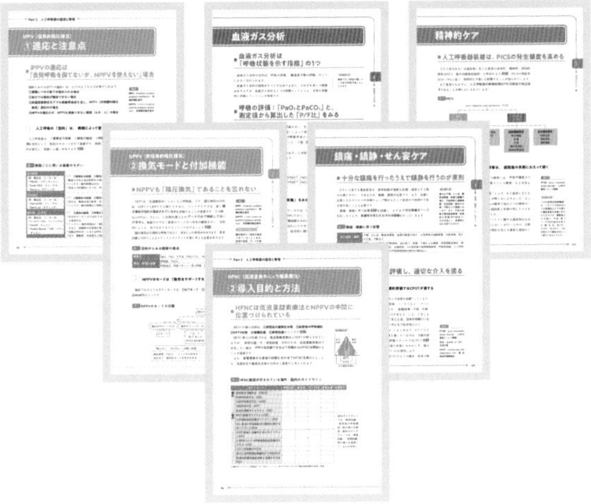

Part5で
エキスパートの実践から学ぶ

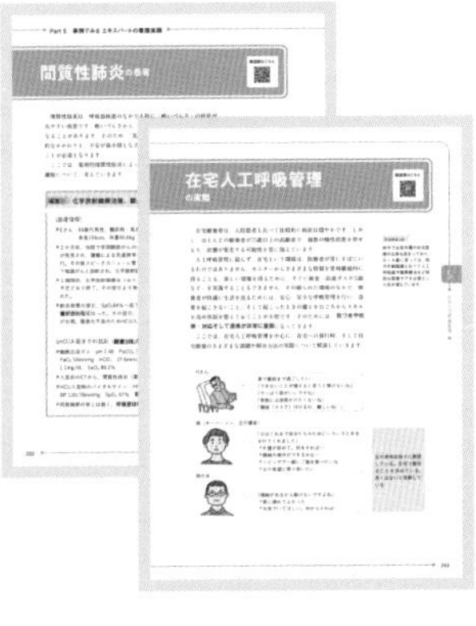

実践の根拠となる
ガイドラインやプロトコル・
バンドルについても解説

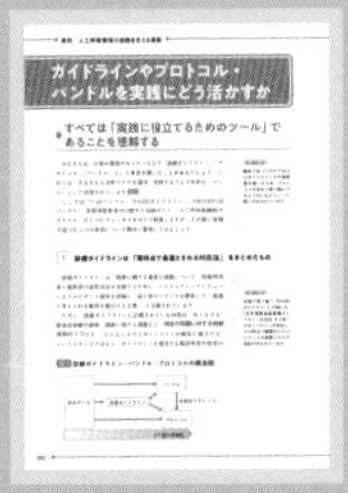

ガイドラインやプロトコル・バンドルを実践にどう活かすか

Web資料について

●スマートフォンやタブレット端末から、本文中に掲載されているQRコード※を読み取ると、各資料にアクセスできます（第三者への開示・転送は禁じます）。

●ベッドサイドで“あれ？”となりがちな計算式に関する「早見表」、具体的な看護実践につながる「院内基準・ケアチャートの例」、エキスパートの思考を視覚化した「関連図」「思考過程の図」などを、ぜひご活用ください。

動画について

●リハビリテーションの項目に掲載されているQRコードを読み取ると、Web上で動画が再生できます。わかりにくいポイントの確認にご活用ください。

・動画の配信には、Webツール「Vimeo」を利用しています。ご利用の機器や通信環境等により、動画が視聴できない場合があります。詳細はVimeoのWebサイト（https://vimeo.com/）で「視聴・閲覧・アプリのシステム条件」をご確認ください。

・動画視聴期限は、最終版の発行から５年間を予定しています。なお、予期しない事情により配信を終了する場合があります。

・資料および動画配信ページのURLの転送、リンク先動画の翻訳、複写、改変、二次使用、再配布は固く禁じます。

・インターネット通信料はお客様のご負担になります。動画のご利用状況によりパケット通信料が高額になる場合があります。

※QRコードは（株）デンソーウェーブの登録商標です。

総論

まず、
おさえておきたいこと

「全身管理の視点」が、なぜ大切なのか

人工呼吸を必要とする患者は、呼吸状態の悪化に対して、主に呼吸の管理が必要となる患者です。しかし、そのような患者は、**呼吸のみならず全身状態も悪化している**ことが多く、循環管理やその他の全身管理が必要となることは、みなさんにも経験があることでしょう。

人工呼吸管理のさらなる理解のために、呼吸が生体の機能を維持するために与える影響および全身管理の重要性について解説します。

Point 1 呼吸は生命維持に不可欠なもの

呼吸は、体温・脈拍・血圧と並ぶバイタルサインの1つとして、生体の機能維持に重要な役割を果たします。

呼吸の役割は、吸気時に大気中の酸素を体内に取り込み、呼気時に体内にたまっている二酸化炭素を体外に排出することですが、ここには2つの調節機構が備わっています 図1。

図1 呼吸の調節機構

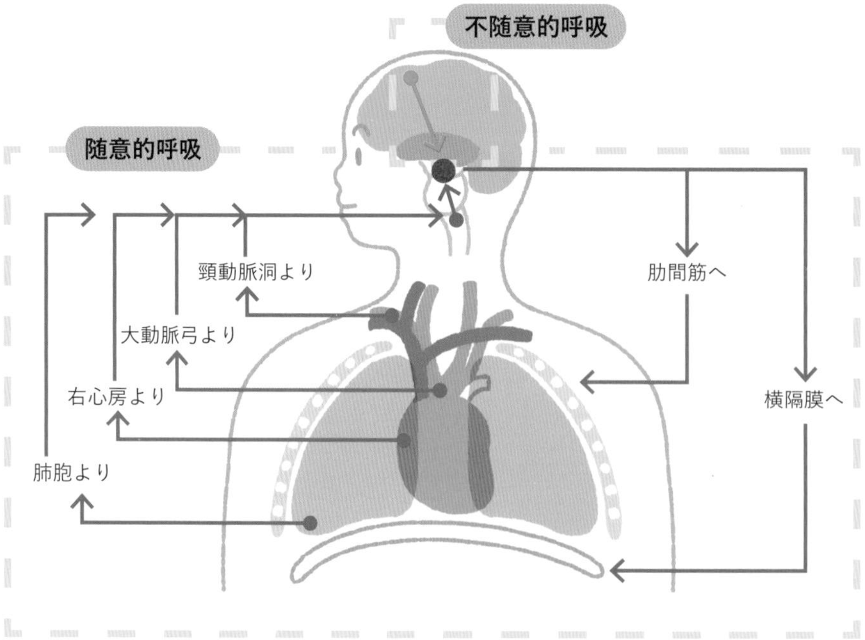

1つめは**随意的呼吸を司るもの**です。意識的に呼吸回数や強さをコントロールできるようにするため、呼吸調節の受容器が全身の感覚や感情・思考などの影響によって変化します。このときの呼吸中枢は大脳皮質です。

2つめは**不随意的呼吸を司るもの**です。酸素を多く必要とする（二酸化炭素を多く排出する必要がある）状況下では、無意識のうちに行われます。このときの呼吸中枢は延髄です。

ワンポイント

筆者の施設もそうですが、呼吸回数は、他のバイタルサインと比べ、測定されていないことが多いようです。

しかし、**呼吸回数の増加は急変前の徴候**として現れることが多く、重症化を予測する大切なサインとしても認識されているため、測定が必要です[1)]。

Point 2 呼吸と循環は密接に関係している

1 内呼吸と外呼吸：酸素と二酸化炭素を「循環」にのせるしくみ

大気中の酸素は、呼吸によって気道から気管支を通って肺に取り込まれます。その際、肺胞内では、膜と毛細血管の壁を通して「拡散」により**酸素と二酸化炭素のガス交換**が行われます。このように、肺胞内と血液の間で行われるガス交換を外呼吸と呼びます。

一方、肺胞から血液内に取り込まれた酸素は、組織内に取り込まれて利用されます。その過程で産生された二酸化炭素を細胞から血液中に排出することを内呼吸と呼びます。

2 酸素運搬：「循環」によって組織に酸素を届けるしくみ

外呼吸によって酸素を血液中に移動させても、酸素を各組織に供給できなければ、組織は酸素不足によりエネルギー代謝が行えなくなります。

このように、**組織内の細胞のエネルギー代謝が障害された状態を低酸素症**といいます。そのため、酸素運搬にとって必要な要素、すなわち、酸素と結合したヘモグロビン（Hb）を各組織に運ぶための循環の要素が大切となるわけです。

そのはたらきをチェックするために、動脈血酸素含量（CaO_2）と酸素供給量（DO_2）という2つの指標を用います。

ワンポイント

低酸素症は「組織における酸素不足のため、細胞内のエネルギー代謝が障害された状態」です。原因は、以下の3つに分けられます。

①動脈血中に十分な酸素が供給されていない（＝低酸素血症）

②循環の問題で、組織に十分な酸素が行きわたらない

③運ばれた酸素を、組織が適切に利用できない

CaO_2は動脈血中に含まれる酸素の量で、以下の式で表されます。

$$CaO_2 = 1.34 \times SaO_2 \times Hb + 0.0031 \times PaO_2$$

（$1.34 \times SaO_2 \times Hb$：ヘモグロビンと結合して運ばれる酸素／$0.0031 \times PaO_2$：血液中に溶けている酸素）

DO_2は組織に運ばれる血液中の酸素の量で、以下の式で表されます。

$$DO_2 = CaO_2 \times 心拍出量 \times 10$$

（CaO_2：動脈血に含まれる酸素の量／心拍出量：細胞に届く血液の量）

組織への酸素供給を維持するためには、循環の役割が必要です 図2。なかでも、**最も重要な指標は心拍出量（CO）**です。

酸素含量（CaO_2）が低下すると、酸素供給量を低下させないように、循環にかかわる因子を増加させることで調節することになります。

体内における酸素の需要に対して、適切な酸素供給量（DO_2）が確保できている場合は問題ありませんが、このバランスが崩れると、組織における低酸素症の状態となります。

このように、適切な酸素供給ができなくなり、**細胞の代謝障害や臓器障害が起こった状態をショック**といいます。

ワンポイント

酸素飽和度（SaO_2）は、Hbに結合した酸素の指標で、酸化ヘモグロビンの割合を表しています。血液中のHbが低下している状態では、酸素投与によってSaO_2が高値を示しても、血液中の酸素含量は少なくなります。

ワンポイント

循環にかかわる因子は、心拍数や心収縮力の増加などです。

図2　酸素運搬量を決定する因子

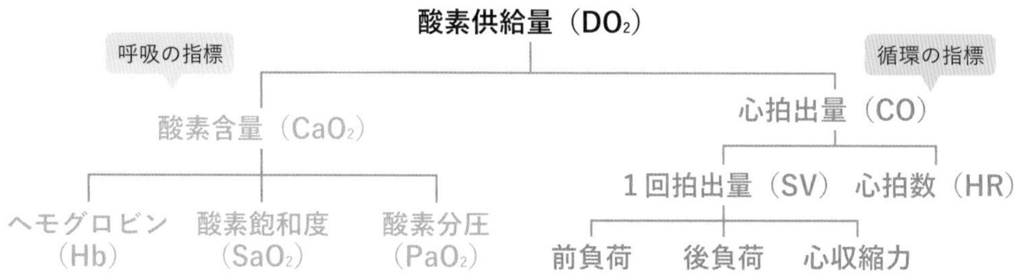

3　人工呼吸（陽圧換気）による循環への影響を意識する

人工呼吸療法を行う患者は、全身状態の悪化によって、呼吸だけでなく循環が不安定であることも多いことは先述しました。しかし、**人工呼吸そのものが循環動態を不安定にさせる**ことも、忘れてはいけません。

人工呼吸の場合、機械的に肺に酸素ガスを送気することで酸素化の改善などをもたらします（→p6）。しかし、陽圧換気となることで胸腔内圧や気道内圧が上昇し、静脈還流が低下するのです。静脈還流の減少は、心拍出量の低下、DO_2の低下にも影響するため、人工呼吸による循環への影響については理解が必要です。

Point 3 肺と腎臓にも密接な関係がある

血液中の酸素や栄養素などが組織に運ばれて利用されると、エネルギーとともに酸が産生されます。この酸を肺や腎臓から排出すること、そして、酸と塩基のバランスを維持し、血液中のpH値を一定の値に保つことを酸塩基平衡といいます。

肺は、二酸化炭素の排出を通じて血液中の酸性度を調整します。呼吸によって取り込まれた酸素が体内で代謝されると、二酸化炭素が発生します。**二酸化炭素が肺によって排出されることで、血液中の酸性度が低下する**のです。

一方、腎臓は、水素イオンや塩基性のイオンを排泄・再吸収することで血液中の酸性度を調節し、炭酸水素イオン（HCO_3^-）の濃度を調節することで酸塩基平衡を維持します。

＊

呼吸によって取り込まれた酸素は、循環のシステムにおいて各組織に供給され、エネルギー産生に利用されます。エネルギー産生の過程で、酸素の消費と二酸化炭素の発生が起こります。発生した二酸化炭素は、各組織から循環のシステムにおいて肺に戻され、体外に排出されるのです 図3。

このように、人工呼吸療法を行う患者の看護では、呼吸のみならず、全身への影響もアセスメントしながら管理を行うことが重要といえます。

（有田　孝）

ワンポイント

酸塩基平衡を維持するために、**肺と腎臓は密接に連携**しています。

例えば、血液中の二酸化炭素濃度が上昇した場合、HCO_3^-は血液中の酸性度を低下させるためにはたらきます。腎臓は、この状況に対応するために、水素イオン（H^+）を排泄し、HCO_3^-を再吸収することで酸塩基平衡を調節します。

このように、肺と腎臓はそれぞれ血液中のpHを維持するための役割を果たします。

図3 呼吸による全身への影響（ワッサーマンの歯車）

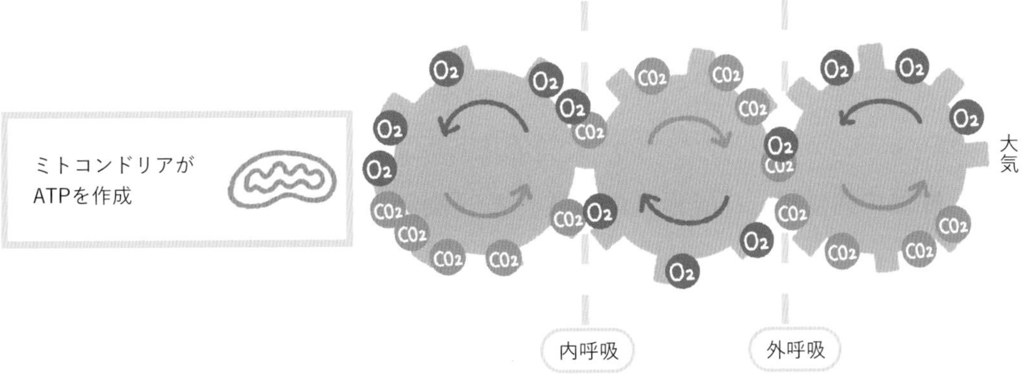

【引用文献】

1）吉田有紀子，岩田純子，藤田義人，他：院内全死亡例におけるバイタルサインの変化調査．日本救急医学会中部地方会誌 2021；17：26-30.

【参考文献】

1）Schein RM, Hazday N, Pena M, et al. Clinical antecedents to in-hospital cardiopulmonary arrest. *Chest* 1990; 98: 1388-1392.
2）日本クリティカルケア看護学会 監修：人工呼吸器離脱のための標準テキスト．学研メディカル秀潤社，東京，2015.

人工呼吸の必要性と目的
を正しく理解する

人工呼吸療法は「呼吸状態が悪化した患者に対して、呼吸の管理を行う」ために行われます。代表的な病態が、呼吸不全です。

ここでは、呼吸不全の患者に対して人工呼吸を行う際に知っておきたいことを解説します。

Point 1 気道の異常と呼吸の異常は別物

人工呼吸療法が必要となるような呼吸不全の原因を評価する際には、ABCアプローチの考え方が重要です。つまり、気道（A：airway）の異常と、呼吸（B：breathing）の異常を別々に評価する必要がある、ということです。

1 「気道の異常」に対しては、気道確保が不可欠

呼吸不全の原因が気道レベルにある場合、単に酸素を投与するだけでは、ほとんどの場合、酸素化は改善しません。まずは**気道確保（気管挿管も含む）を行った後、呼吸の異常について再度評価**します。

人工呼吸療法を実施した場合、気道もしくは呼吸の問題が改善するかどうかを適宜評価していくことが重要です。

2 呼吸の異常は、「酸素化の異常」と「換気の障害」に分けられる

呼吸不全は、一般的に、**動脈血酸素分圧（PaO_2）が60Torr未満に低下**しますが、$PaCO_2$（動脈血二酸化炭素分圧）の上昇を伴う場合と伴わない場合に分けられます。

PaO_2の低下しかみられない場合は、主に酸素化の異常が原因です。

一方、PaO_2の低下と$PaCO_2$の上昇がみられる場合は、主に換気の障害が原因です。

ワンポイント

酸素化の障害（PaO_2低下のみ）はⅠ型呼吸不全、換気の障害（PaO_2低下、$PaCO_2$上昇）はⅡ型呼吸不全と呼ばれます。

3 酸素化の異常は「拡散障害」と「換気血流比不均衡」に分けられる 図1

大気中の酸素を肺胞内に取り込むと、肺胞内の膜と毛細血管の壁を通して、「拡散」による酸素と二酸化炭素のガス交換が行われます（→p3）。**拡散障害は、肺胞気内から肺毛細血管内への酸素の移動が障害**されることによって起こります。間質性肺炎など、肺胞内の膜が分厚くなった状態をイメージするとわかりやすいでしょう。

換気血流比は、肺循環血流量に対する肺胞換気量の割合のことです。換気血流比は、肺胞の部位や体位の変化によって変化する（下になれば、重力の影響で換気＜血流となる）ものの、肺全体でみると0.8程度（換気 4L/分に対して血流 5L/分）であるのが正常です。

しかし、間質性肺炎やARDS（急性呼吸窮迫症候群）などによって「肺血流に比べ、換気が相対的に少ない」場合や、肺血栓塞栓症などで「換気は十分にあっても、肺血流が相対的に少ない」場合、肺での酸素化が不十分となります。これらの状態が進行し、**換気がゼロの状態になったのがシャント、肺血流がゼロの状態になったのが死腔換気**です。

ワンポイント

二酸化炭素の拡散効率は、酸素の約20倍あります。そのため、PaO_2の低下はあっても$PaCO_2$の上昇はみられません。

略語

ARDS（acute respiratory distress syndrome）：急性呼吸窮迫症候群

アセスメントのヒント

換気血流比の異常（換気血流比不均衡）は、多くの病態で起こります。酸素化の障害であれば、拡散障害と同様にPaO_2低下はあっても$PaCO_2$は上昇しませんが、病態が進行してくると換気の異常もきたし、$PaCO_2$も上昇します（後述）。

図1 酸素化の異常

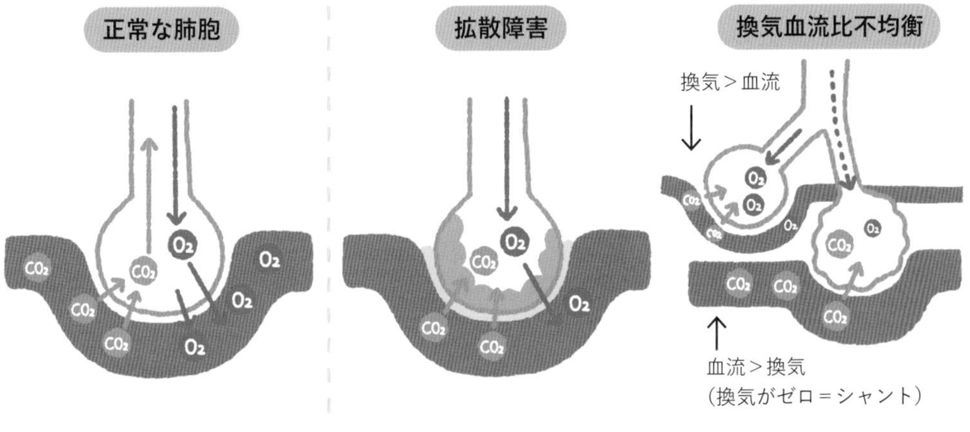

4 換気の異常は「肺胞低換気」である

大気中の酸素を肺胞内に取り込み、肺胞内に移動した二酸化炭素を体外に排出させる過程が「換気」です。

呼吸運動障害や気道抵抗の上昇などにより、肺胞レベルまで十分に空気を送り込めなくなると、**肺胞内の換気量が低下したことで肺胞内・血液中の酸素が低下し、二酸化炭素が蓄積する肺胞低換気**という状況に陥ります 図2（→p8）。肺胞低換気では、PaO_2の低下と$PaCO_2$の上昇をきたすのが特徴です。

図2 換気の異常（肺胞低換気）

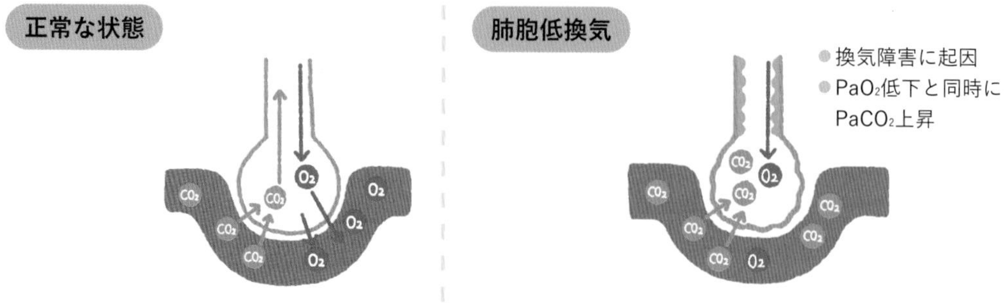

Point 2 人工呼吸療法の目的は換気・酸素化のサポート

呼吸不全の病態により、換気および酸素化の障害が起こった場合、必要に応じて人工呼吸療法が選択されます。

その場合、人工呼吸療法の目的は**①適切な換気量の維持**、**②酸素化の改善**、**③呼吸仕事量の軽減**の３つです。

1 人工呼吸療法のメリットは、最終的に「呼吸仕事量の軽減」に行きつく

人工呼吸器は、換気運動を司る神経系の障害による自発呼吸の停止、呼吸運動の障害や気道の障害など、換気量の低下が起こった場合、**機械的にサポートを行うことで換気量の維持**に努めます。

自発呼吸がある場合でも、機械的に酸素ガスを送気することで肺胞内を広げ、機能的残気量（FRC）を増加させること、すなわち**肺胞と肺毛細血管の接触面積を拡大することで酸素化の改善に寄与**します。

呼吸が不安定で努力呼吸が出現している場合などには、吸気を補助する付加機能（PS）などの活用により、呼吸仕事量の軽減が図れます。また、人工呼吸療法による酸素化の改善が、患者の呼吸回数低下や呼吸補助筋使用に伴う**エネルギー消費を抑え**、**呼吸仕事量の軽減に寄与**します。

略語

FRC（functional residual capacity）：機能的残気量

PS（pressure support）：プレッシャーサポート（圧支持）

2 人工呼吸療法は「呼吸を補助するだけのもの」だと心得る

人工呼吸管理の目標は「適切な治療と管理により、人工呼吸器から早期に離脱させ、予後を改善すること」です。

人工呼吸器は、酸素と空気をブレンドした気体を、決められた量または圧力で、肺に送り込むだけの機器です。**人工呼吸療法自体が呼吸**

不全を治療するわけではなく、呼吸不全がその他の治療により改善するまでの間、呼吸を補助することによって体内の適正な酸素化を維持するための手段でしかありません。そのため、呼吸不全の原因を理解して、人工呼吸療法と併せて原因に対する治療を行うことが必要となります。

3 人工呼吸療法では「合併症予防」「適切な管理」が重要となる

人工呼吸療法中は、実施中の安全管理と人工呼吸療法のデメリットも理解して合併症予防に向けたケアも行います。

人工呼吸器は生命維持装置であるため、適切に管理できないと重大な事故につながります。機械自体の誤作動、未熟な機器の取り扱い、管理体制の不備など機械の管理だけでなく、自己抜管などチューブ管理に関することなども適切に行わなければなりません。人工呼吸療法中には、どこかでエラーが起こってもすぐに対応できるよう、医師や臨床工学技士など**多職種と協同して管理を行う**必要があります。

人工呼吸療法による全身への影響や、合併症の出現にも注意が必要です。人工呼吸そのものが循環動態を不安定にさせることは前項でも説明しましたが、それ以外にも全身に影響を及ぼします 図3。

図3 人工呼吸療法による全身への影響

気道内分泌物増加
- 異物（気管チューブ）の挿入による分泌物増加、人工気道により上気道がバイパスされることで吸入ガスの加温・加湿が損なわれ、気道内の繊毛運動が低下し、分泌物排出機能が低下する
- 貯留した気道内分泌物は、重力により下側にたまりやすくなる

心拍出量低下
- 陽圧呼吸により、胸腔内圧も陽圧側にシフトして静脈還流が減少する
- 静脈還流によって全身から戻る血液が減少することで、心臓から拍出される血液量が低下する

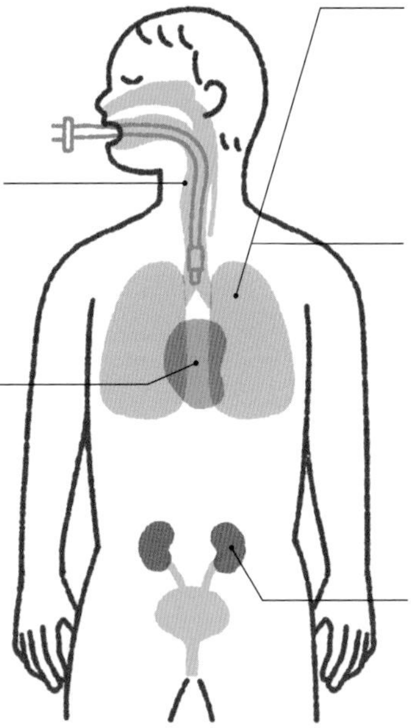

換気分布の変化
- 陽圧呼吸では、均等な陽圧が肺全体にかかるため、コンプライアンスの大きい前胸部にガスが流れやすくなり、換気血流比不均衡を助長する

肺障害、無気肺
- 高濃度の酸素吸入は、活性酸素の影響による血管内皮細胞の障害や肺間質の浮腫などを引き起こす
- 高濃度の酸素吸入により肺胞内の窒素ガスが減って肺胞の虚脱が生じ、無気肺が発生する（吸収性無気肺）

尿量減少
- 静脈還流量の減少により、右心房の伸展が抑制されると、循環血液量が不足していると判断し、抗利尿ホルモン（ADH）が分泌される

また、人工呼吸療法が長期化すると、人工呼吸器関連肺炎（VAP）や、人工呼吸器関連肺傷害（VALI）といった合併症が出現するリスクも増加します。そのため、人工呼吸療法を実施する患者への看護では、人工呼吸管理に必要な知識を身につけ、呼吸状態および人工呼吸器からの離脱が可能かどうかを常にアセスメントしていく必要があります。

（有田　孝）

略語

VAP（ventilator associated pneumonia）：人工呼吸器関連肺炎

VALI（ventilator associated lung injury）：人工呼吸器関連肺傷害

【参考文献】

1）瀬尾龍太郎 編：集中治療の基本，まずはここから．レジデントノート 2019；21：2403-2421.
2）清村紀子 編：重症患者ケアパーフェクトブックQ&A．学研メディカル秀潤社，東京，2013.

Column　安全に人工呼吸器から離脱するための豆知識

呼吸不全患者が人工呼吸から離脱をしていく過程のなかで、SAT・SBTで評価したにもかかわらず、再挿管になってしまった経験はありませんか？

もちろんSBTで離脱可能と判定しても気道の評価はできないので、気道の問題で再挿管となることはあります。しかし、気道の問題以外でも再挿管になる原因はいくつか考えられます。ここで、簡単に評価・介入のポイントをまとめていきます。

①原疾患はコントロールできていますか？

早期抜管は最大のアウトカムですが、原疾患のコントロールができていないと増悪因子となります。検査データでピークアウトを確認しましょう。

②水分出納バランスはマイナスですか？

炎症がおさまってくると利尿期がきます。体液過剰による肺水腫も再挿管の原因の１つになります。

③座位は可能ですか？

体循環と肺循環を考えてみてください。体循環は血圧として高い数値ですが、それに比べ肺循環は圧が低いのは周知のとおりです。肺循環は、座位になると重力の影響を受けて肺の静水圧が低下します。これによって肺コンプライアンスが改善し、肺が広がりやすくなる（呼吸仕事量が低下する）ので呼吸が楽になります。

④座位ができるようになると呼吸が安定してくる気がしませんか？

呼吸は、呼吸中枢から神経を介して呼吸筋に司令を伝え、胸腔内圧が陰圧になることで肺に空気が入って成立します。呼吸を支えているのは、横隔膜をはじめとする呼吸筋と呼吸補助筋群です。呼吸補助筋群は、座位を維持できる筋肉群（抗重力筋）なので、座位ができるようになると呼吸補助筋としての働きが向上し、呼吸が安定してきます。決して気のせいではありません。

＊

人工呼吸管理というと数値や形にこだわりがちですが、患者の能力とその後の経過を見すえた全身アプローチで、安全な早期離脱をめざしてください。

（増居洋介）

Part 1

呼吸不全の
病態生理と治療

ARDS（急性呼吸窮迫症候群）

ARDS（急性呼吸窮迫症候群）は、1967年にAshbaughらによって、はじめて報告された疾患です。誤嚥、敗血症、外傷、脂肪塞栓などさまざまな障害を契機に両側肺の浸潤影、酸素化と肺コンプライアンスの著明な低下をきたした12名の患者について「肺の剖検像では間質の浮腫・無気肺・多数の肺胞マクロファージ・硝子膜の形成が特徴的であり、障害の種類は異なっていても肺に起こる生化学反応は類似している可能性がある」と報告されました。

その後1994年に「ARDSとは**何らかの侵襲によって生じた肺血管の炎症性変化および透過性亢進が主体の病態**である」というコンセンサスのもと、AECCによって、急性肺損傷（ALI）/ARDSが定義されました。2012年にはそれを基にベルリン定義が提唱され、現在でも使用されています。

ARDSの発症率は地域によって異なっていますが、決してまれな疾患ではありません。

略語

ARDS（acute respiratory distress syndrome）：急性呼吸窮迫症候群

AECC（American-European Consensus Conference）：米国胸部疾患学会と欧州集中治療医学会の合同会議

ALI（acute lung injury）：急性肺損傷

ワンポイント

AECC定義に基づく海外の調査では、ARDSの発症率は5～80人/10万人/年とされています。その後のベルリン定義に基づく大規模疫学調査は少なく、今後の報告が待たれる状況です。

ARDSとは、どんな疾患か

ARDSは、**先行する基礎疾病・危険因子**のある患者に**急性に発症した低酸素血症**で、**胸部X線上両側性の肺浸潤影**を認め、その原因が心不全・腎不全・静水圧性肺水腫のみでは説明できない病態の総称です 図1。病理学的には、硝子膜形成を伴うびまん性肺胞障害（DAD）が特徴とされています。

生理学的には、シャント形成や拡散障害のため高度の低酸素血症が生じるほか、肺コンプライアンスの低下・気道抵抗や肺血管抵抗の上昇などが生じ、低酸素血症が起こります。

ワンポイント

近年では、血管透過性の制御機構の破綻も関与しているといわれています。

略語

DAD（diffuse alveolar damage）：びまん性肺胞障害

図1 正常な肺胞と急性肺損傷初期の肺胞（イメージ）

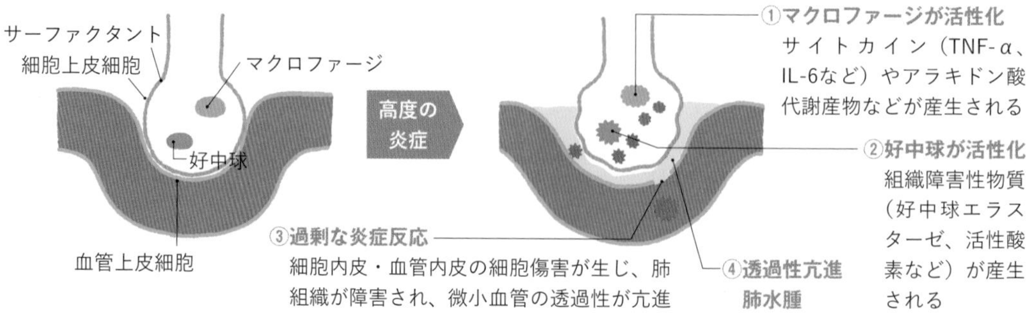

1 ARDSの基礎疾患はさまざまで、MODSの肺病変として出現することもある

ARDSの発症原因は、肺の直接損傷と間接損傷に大別されます 表1 。原因によって治療に対する反応が違うこともありますが、臨床では「肺炎による敗血症で発生したARDS」のように、**直接損傷と間接損傷をクリアカットに分けられない**場合も多く、直接損傷と間接損傷で死亡率に差を認めないといわれています。

また、ARDSや敗血症によって生じるMODS（多臓器機能不全症候群）の肺病変として、ARDSが発現することもあります。

略語

MODS（multiple organ dysfunction syndrome）：多臓器機能不全症候群

TRALI（transfusion-related acute lung injury）：輸血関連急性肺損傷

表1 主なARDSの原因疾患

直接損傷	頻度の多いもの	● 肺炎	● 胃内容物の吸引（誤嚥）
	頻度の少ないもの	● 脂肪塞栓 ● 再灌流肺水腫（肺移植後など） ● 放射線肺障害	● 吸入障害（有毒ガスなど） ● 溺水 ● 肺挫傷
間接損傷	頻度の多いもの	● 敗血症 ● 外傷、高度の熱傷（特にショックと大量輸血を伴う場合）	
	頻度の少ないもの	● 心肺バイパス術 ● 急性膵炎 ● 輸血関連急性肺損傷（TRALI）	● 薬物中毒（パラコート中毒など） ● 自己免疫疾患

3学会合同ARDS診療ガイドライン2016作成委員会 編：ARDS診療ガイドライン2016. 総合医学社, 東京, 2016：33. より転載

2 ARDSは「発症時期」「胸部画像」「原因疾患」によって診断される

診断には、以下の４項目からなるベルリン定義が広く用いられています。

①何らかの侵襲または新しい呼吸器症状から１週間以内の発症

②胸部画像上の胸水、無気肺または小結節影のみでは説明のつかない両側性陰影

③心不全や輸液過剰のみで説明がつかない肺水腫

④低酸素血症（酸素化能で評価）

重症度は、陽圧換気下での低酸素血症の程度によって分類されます 表2 [1]。しかし、重症度と予後との関連は明らかになっていません。

表2 ARDSの重症度分類

重症度分類	軽傷（mild）	中等症（moderate）	重症（severe）
酸素化能 PaO_2/F_IO_2（mmHg）	$200 < PaO_2/F_IO_2 \leqq 300$ ＊PEEP、CPAP ≧ 5 cmH_2O	$100 < PaO_2/F_IO_2 \leqq 200$ ＊PEEP ≧ 5 cmH_2O	$PaO_2/F_IO_2 < 100$ ＊PEEP ≧ 5 cmH_2O

ARDSの画像の特徴は「胸部X線での両側びまん性浸潤影」といわれます 図2 。

しかし、陰影の分布がびまん性でない（左右非対称）ことや、上下肺野で程度差がみられることもあります。判断が難しい場合は、無気肺や胸水、結節影、腫瘤などの除外にCTが用いられることも多いです。

図2 ARDSの画像所見

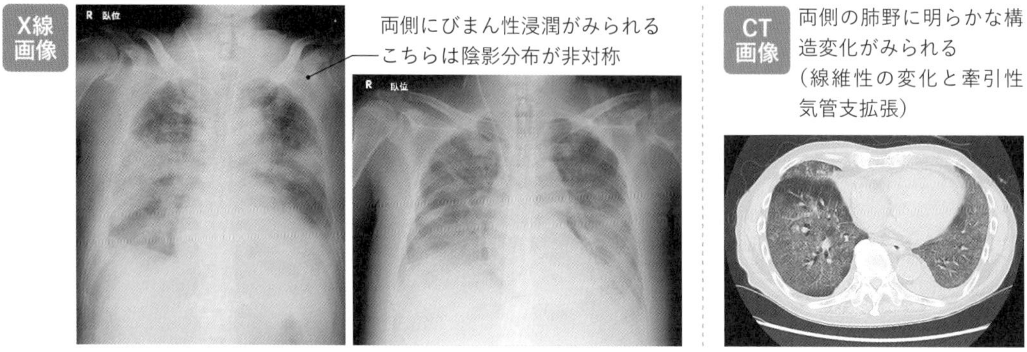

治療の基本は「肺保護戦略」

ARDSの治療の基本は、これ以上肺を悪化させないことです。そのためには、**①人工呼吸管理**、**②水分バランス**、**③薬物療法**、**④理学療法**、**⑤体外循環**の５つからなる「肺保護戦略」がとられます。

1 人工呼吸管理のキモは「肺の過伸展と虚脱を起こさない」こと

一般的な人工呼吸管理ではARDSの治療にはなりません。人工呼吸器関連肺傷害（VALI）を起こし、逆に悪化することがあります。**VALIの主体は肺の「過伸展」と「虚脱」**であり、これを起こさずに肺保護換気をすることが基本となります。

肺の過伸展を防ぐために行うのが低容量換気とプラトー圧制限、虚脱を防ぐために行われるのが至適PEEPの設定です。

低容量換気では、**１回換気量を６～８mL/kg（予測体重）**で設定し、12mL/kg以上にしてはならないといわれています。

プラトー圧は30cmH_2O以下で設定します。

PEEPは５cmH_2O以上、F_IO_2は1.0で開始します。ただし、長時間の高濃度酸素吸入は生体には有害です。そのため「PaO_2 55～80mmHg」をめやすとし、F_IO_2 0.6を目標として0.05～0.1刻みで漸減します。なお、PEEPとF_IO_2は、ARDS networkのプロトコル 表3 を

略語

VALI（ventilator associated lung injury）：人工呼吸器関連肺傷害

ワンポイント

体重は実測の体重ではなく、予測体重を以下の計算式で求めます。

【男性】 50＋0.91×（身長(cm)－152.4)kg

【女性】 45.5＋0.91×（身長(cm)－152.4)kg

身長が同じであれば、体重に関係なく肺の大きさはそれほど変わらないとされるためです。

表3 ARDS networkによるPEEPとF_IO_2のプロトコル

F_IO_2	0.3	0.4	0.4	0.5	0.5	0.6	0.7	0.7	0.7
PEEP	5	5	8	8	10	10	10	12	14
F_IO_2	0.8	0.9	0.9	0.9	1.0	1.0	1.0	1.0	
PEEP	14	14	16	18	18	20	22	24	

The Acute Respiratory Distress Syndrome Network. Ventilation with lower tidal volumes as compared with traditional tidal volumes for acute lung injury and the acute respiratory distress syndrome. *N Engl J Med* 2000; 342: 1301-1308.

参照しながら調整を行います。

人工呼吸器のモード（後述）に関しては、推奨されている設定はありません。

換気回数は6～35回/分の範囲で、pH7.3～7.45を維持できるように調整します。

上記を基に人工呼吸管理を行っても酸素化が改善しない場合には、以下のような特殊な管理が必要となることがあります。

①筋弛緩薬を用いた深い鎮静

②食道内圧を測定しながら高プラトー圧での管理

③APRVモードでの管理など

最終的に、人工肺による体外循環（ECMO）が必要になる場合もありますが、ECMO管理は、どこの施設でも可能なわけではないので、ECMO実施可能な施設への搬送などを考慮する必要があります。

ワンポイント

人工呼吸管理を行う前にNPPV（非侵襲的換気療法）を使用することもありますが、低侵襲にこだわりすぎて人工呼吸管理を開始するのが遅くならないように注意しなければなりません。

略語

APRV（airway pressure release ventilation）：気道圧開放換気（モード）

ECMO（extracorporeal membrane oxygenation）：体外式膜型人工肺

2 水分バランスは、過剰な輸液を避けつつ患者の状況にあわせて調整する

水分バランスに関しては、相反する2種類の考え方があります。

①ARDSは非心原性肺水腫なので、水分制限と利尿薬によって水分バランスをマイナスに保つ水分制限管理（conservative strategy）を行う

②ARDSの直接原因は多臓器不全なので、十分な輸液と昇圧薬による循環維持と臓器保護を考えた自由水分管理（liberal strategy）を行う

ARDSと診断されたからといって、どちらかの治療を一元的に適応できるわけではありません。敗血症性ショックなどで循環不全がある場合は、liberal strategy（十分な輸液と昇圧薬による循環維持）が必要です。一方、循環動態が安定し、平均動脈圧60mmHg以上でショック徴候などがなければ、conservative strategy（水分制限と利尿薬投与など）を行う必要があります。

個々の患者の状態によって異なりますが、**過剰な輸液を避ける**ことは重要だといわれています。

3　薬物療法として、現時点で確立された方法はない

以前は、急性期のステロイド大量短期投与（メチルプレドニゾロン30mg/kg×4/日を1～2日）や、ステロイドパルス療法（メチルプレドニゾロン1g/日×3日間）などが行われていましたが、明らかな有用性を示す根拠がなく、感染症合併などのリスクもあることから、今では推奨されていません。

ただし、敗血症性ショック＋ARDSで、適切な輸液と昇圧薬治療でも血行動態が安定しない場合は、相対的副腎不全を考慮して、ヒドロコルチゾン投与（200mg/日程度）を考慮してもよいとされています。それも含め、ARDSガイドライン2021でも急性期での少量ステロイド投与（メチルプレドニゾロン1～2mg/kg/日）は考慮してもよいとされますが、発症2週間以降でのステロイド投与は推奨されません。

ワンポイント

好中球エラスターゼ阻害薬は、ARDSガイドライン2021上では推奨されていません。

DIC合併時の抗凝固療法として行われるアンチトロンビンやトロンボモジュリン、ヘパリンなどはあくまで原疾患の治療で、ARDSの治療としては推奨されていません。

その他、ARDSの病態に関する因子をターゲットにしたさまざまな薬剤が開発・検討されてきましたが、現在のところ、有用性が確立し、推奨されている薬剤はありません。

4　理学療法では、腹臥位療法による荷重側肺障害の予防が推奨される

理学療法では、基本的に、**体位変換による新たな肺合併症の予防**と、**体位ドレナージによる排痰の促進**が重要です。COVID-19による肺炎でも話題となった「腹臥位療法」も効果があるといわれています。

ARDSに限らず、入院して治療を行う患者は、ベッド上で仰臥位をとることが多いです。そうすると、重力によって背側の肺に血流が増加し、また胸郭の動きが少ない背側肺底部などでは換気量も減少します。その結果、換気が集中している腹側肺では肺胞血流量が減少し、換気が少ない背側肺に肺胞血流量が増加することになり、換気効率が悪くなります 図3。

ベッド上仰臥位が長時間に及ぶと、心臓や肺組織の荷重によって無気肺を起こすこともあり、そうなるとさらに換気効率が悪くなります。**ARDSでは両側肺の背側がまず損傷を受ける**ことが多いため、さらに悪循環となります。

腹臥位療法を行うと、肺内の血流が、背側の障害肺から腹側の健常肺に再分布するため酸素化効率が改善します。また、背側胸郭の動きが改善されるため背側肺での換気量が増え、重力方向の変化によって無気肺も改善します。さらに、体位ドレナージによって気道内分泌の排出も促進されます。このような効果を期待して、**腹臥位療法は肺保護戦略の一環**として『ARDSガイドライン2021』でも推奨されています。

ワンポイント

腹臥位療法は、米国集中治療ガイドラインなどでは長時間（12～16時間）での施行が推奨されています。

また、気管チューブなどのトラブル、点滴・動脈圧ラインなどのルート・ライントラブル、体位交換そのものによる循環トラブル、圧迫による皮膚トラブルなどが生じることも多いです。多くの人員も確保する必要があるため、各施設における教育やプロトコルの作成などが重要となります。

図3 仰臥位による悪影響

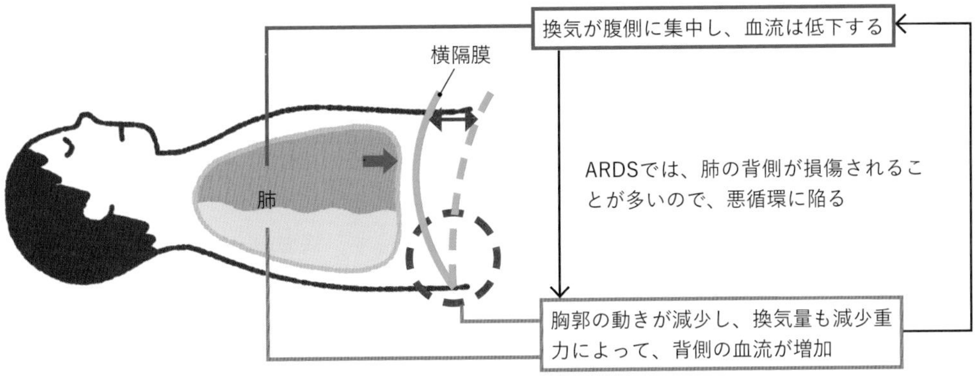

5 重症ARDSでは、体外循環（V-V ECMO）が適応になることも多い

重症ARDSの場合には、ECMOを用いた治療を行うこともあります。

重症ARDSの場合には、V-V ECMO（静脈から脱血して静脈に送血する）が適応になることが多く、最近ではCOVID-19による肺炎に関するECMO療法が話題になりました。ただし、**ECMO管理には熟練した医師、看護師、臨床工学技士などのチーム医療が必要**であるため、どこの施設でも可能な治療ではありません。また、大規模な研究もないため『ARDSガイドライン2021』としての推奨はされていません。

ワンポイント

ECMOは、重症循環不全に対して行う「静脈から脱血して動脈に送血するveno-arterial（V-A）ECMO」、重症呼吸不全に対して行う「静脈から脱血して静脈に戻すveno-venous（V-V）ECMO」に分かれます。

6 血液浄化療法が行われることもある

ARDSの増悪因子（液性因子やサイトカインなど）の除去を目的として、血液浄化療法が行われることもあります。

臨床的には、血液中エンドトキシンの除去を目的としたエンドトキシン吸着療法（PMX-Fを使用）、体内の水分除去を主な目的とする持続的血液濾過透析（CHDF）が使用されていますが、これらに関しても明らかな有用性の報告はなく、『ARDSガイドライン2021』では推奨されていません。

略語

CHDF（continuous hemodiafiltration）：持続的血液濾過透析

＊

ARDSはさまざまな病態を考慮しながら全身管理を行う集中治療が必要になることが多いですが、基本的には「肺を保護する」といった概念のもとで治療が行われます。（鍋田祐介）

【引用文献】

1）3学会合同ARDS診療ガイドライン2016作成委員会 編：ARDS診療ガイドライン2016. 総合医学社, 東京, 2016：28.

COPD（慢性閉塞性肺疾患）

COPD（慢性閉塞性肺疾患）は、主に喫煙者が罹患する緩徐進行性の呼吸器疾患です。2019年のWHOの調査では、死因の第３位に位置づけられるほど予後不良な呼吸器疾患であるにもかかわらず、疾患の認知度が低いことや症状に乏しいケースがあることから、未診断・未治療の患者が多いのが現状です。そのため「COPDであることに気づく」ことと「病期に応じて適切なケアと治療介入を行う」ことが重要です。

ここでは、まずCOPDの診断をつけるまでのプロセスについて概説し、さらにCOPD慢性期・増悪期におけるマネジメントの実際についてまとめます。

略語

COPD（chronic obstructive pulmonary disease）：慢性閉塞性肺疾患

COPDの診断は「疑うこと」から始まる

COPDは、病期が進行すれば労作時の呼吸困難などが生じます。しかし、軽症の患者や身体活動性が低い患者は、無症状であったり、咳嗽や喀痰などの感冒のような症状しか認めなかったりするため、COPDの診断において積極的に「疑う」ことが重要とされています。**疑わしい所見があったら、診断のための精査**を開始します[1)]。

アセスメントのヒント

COPDを疑う所見

症状：湿性咳嗽・痰・喘鳴、労作時の息切れ、風邪症状を繰り返す、回復に時間がかかる

喫煙歴（特に40歳以上）

併存疾患：心血管疾患、高血圧症、糖尿病、脂質異常症、骨粗鬆症、貧血

1　診断の決め手となるのは「スパイロメトリー」による評価

COPDの診断のポイントは、以下の３つです。

①長期喫煙などの曝露因子があること

②気流閉塞（気管支拡張薬吸入後の１秒率<70%）があること

③他の気流閉塞をきたす疾患（気管支喘息や心不全）が除外できること

軽症の時点で異常を発見できるのは呼吸機能検査です 図1 。つまり、**スパイロメトリーを行うことがCOPD診断確定の第１歩**だといえます。

画像所見や身体所見（樽状胸郭、口すぼめ呼吸、呼気延長、胸鎖乳突筋などの呼吸補助筋の肥大など）は診断の補助となりますが、病期が進行しないと顕在化しないことが多いです 図2 。

図1 COPDの精査と異常の検出度

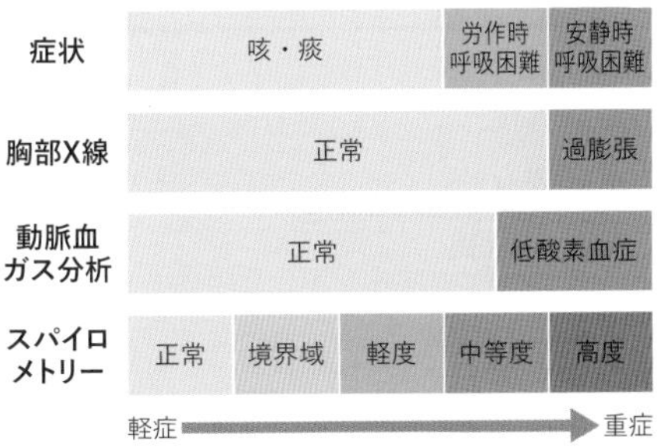

図2 COPDの画像所見

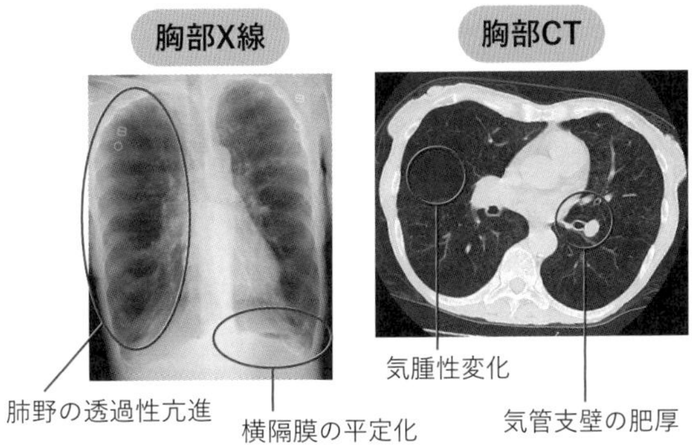

スパイロメトリーでは、気流閉塞の評価を行います 図3。まず、**1秒率が70%未満か**確認します。さらに、**%1秒量からCOPDの病期を判定**します 表1。

ワンポイント

1秒率は「1秒量/努力肺活量」、%1秒量は「1秒量/予測1秒量」で求められます。

図3 COPDの診断時のスパイロメトリーの見方（症例より）

肺気量分画		単位	実測値	予測値	%予測値
VC	肺活量	L	3.25	3.37	96.4
TC	1回換気量	L	0.79		
ERV	予備呼気量	L	1.14	1.34	85.1
IRV	予備吸気量	L	1.32		
IC	最大吸気量	L	2.11		

フローボリューム		単位	実測値	予測値	%予測値
FVC	努力性肺活量	L	3.09	3.26	94.8
FEV1	1秒量	L	0.67	2.54	26.4
FEV1%（G）	1秒量/FVC	%	**21.68**	78.41	27.6
FEV1%（T）	1秒量/VC	%	20.62	75.59	27.3
FEV/VCpr	公害指数	%	19.9		
MMF	中間呼気流量	L/秒	0.12	2.54	4.7
ATI	エアトラップ	%	4.92		
PEF	ピークフロー	L/秒	1.80	8.96	20.1
V50		L/秒	0.13	3.02	4.3
V25		L/秒	0.06	0.89	6.7
V50/V25		2.17			
V25/HT		L/秒/m	0.04	0.94	4.3

① 1秒率
21.68%で
70%未満

② %1秒量
26.4%で
病期はIV期

表1 COPDの病期

COPDの病期		定義
I期	軽度の気流閉塞	$\%FEV_{1.0} \geqq 80\%$
II期	中等度の気流閉塞	$50\% \leqq \%FEV_{1.0} < 80\%$
III期	高度の気流閉塞	$30\% \leqq \%FEV_{1.0} < 50\%$
IV期	きわめて高度の気流閉塞	$\%FEV_{1.0} < 30\%$

日本呼吸器学会COPDガイドライン第6版作成委員会 編：COPD（慢性閉塞性肺疾患）診断と治療のためのガイドライン第6版．メディカルレビュー社，東京，2022：2．より転載

「病期に応じたマネジメント」が重要

COPD患者は、病期の進行に伴い、日々の生活の質や運動耐容能・身体活動性の低下をきたします。慢性・進行性で長期管理が必要な疾患なので、「現在の症状を改善する」「増悪を予防して疾患進行を抑制する」といった管理目標を立てることが重要です[1)]。

この管理目標を達成するためには、適切なケア・治療介入と、患者へのセルフマネジメント教育がカギとなります。

1　慢性期（安定期）のマネジメント：増悪と疾患の進行を防ぐ 図4

1 曝露因子の回避：重症度にかかわらず行う

禁煙をはじめとした原因物質からの曝露回避を行います。

2 薬物療法：気管支拡張薬主体の吸入療法を行う

吸入薬は重症度に応じて選択します。

①はじめは長時間作用型抗コリン薬（LAMA）を導入

②副作用（排尿障害を伴う前立腺肥大や閉塞偶角緑内障など）が心配されるケースでは長時間作用型β刺激薬（LABA）へ変更

③単剤でコントロール不良なら、LAMAとLABAを併用

④気管支喘息の合併や、増悪を繰り返す患者では吸入ステロイド（ICS）を併用

吸入療法の効果は、患者の吸入手技・受け入れ・治療継続の意思に依存します。導入時には患者の吸気流速に合った適切な吸入デバイスを選択し、必要に応じて繰り返し吸入指導を行います。

ワンポイント

禁煙の動機づけには、機会があるごとに喫煙状況を尋ねること、CT所見や肺年齢を提示すること、喫煙のコストについて話すことなどが有効と考えます。

略語

LAMA（long-acting muscarinic antagonist）：長時間作用型抗コリン薬

LABA（long-acting β2-agonist）：長時間作用型β刺激薬

ICS（inhaled corticosteroid）：吸入ステロイド薬

図4 安定期COPDの重症度に応じた管理

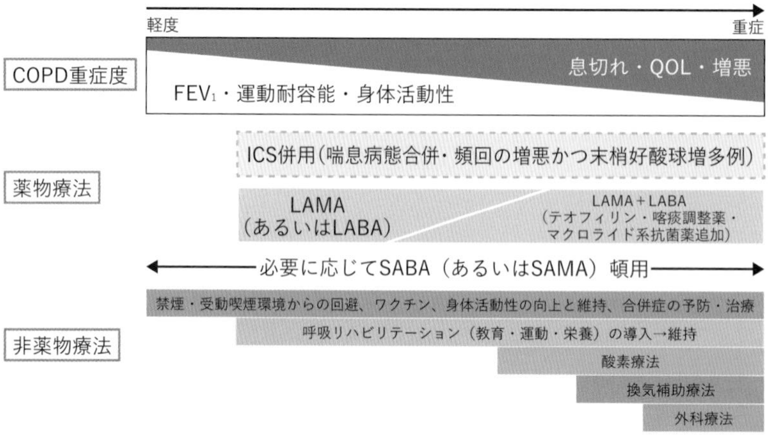

日本呼吸器学会COPDガイドライン第６版作成委員会 編：COPD（慢性閉塞性肺疾患）診断と治療のためのガイドライン第6版．メディカルレビュー社，東京，2022：4．より転載

3 呼吸リハビリテーション：非薬物療法の主体となる

呼吸リハビリテーションは、**運動療法とセルフマネジメント教育**で構成されます。

運動療法は、重症度に応じて調整します 図5 [2]。歩数計をつけて活動量を計測することで自己フィードバックを促す、レジャー要素を加えながら散歩コースを設定するなど、生活習慣に変化をもたらしながら身体活動性を高める工夫も重要です。

セルフマネジメント教育では、疾患概念や吸入療法の手技などを一方的に伝えるだけでなく、呼吸困難時の対処（短時間作用型気管支拡張薬の吸入や体位の調整など）、医療機関への連絡・受診のタイミングなど、具体的なアクションプランを患者と「協働」で作成しておくことが重要です。

ワンポイント

治療導入後は、治療効果や有害事象について情報を共有しながら治療継続の動機づけを行うことが重要です。

ワンポイント

セルフマネジメント教育とは問題を患者自身が定義し、その問題を解決するための意思決定や行動の支援を行うことです。

図5 維持期における運動の構成

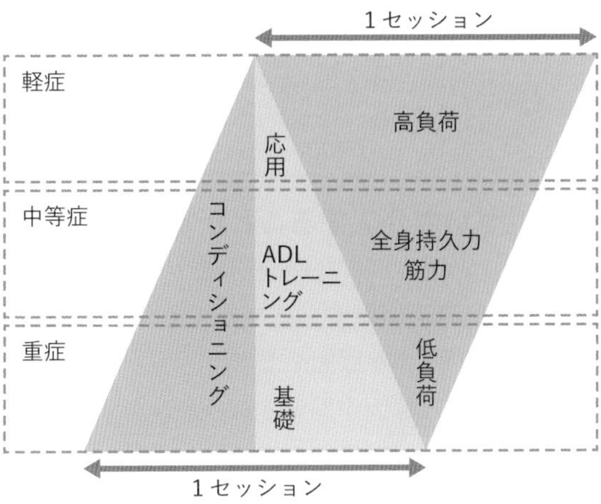

- 運動療法は、全身持久力・筋力トレーニングを中心に、リラクセーションやストレッチングなどのコンディショニング、ADLトレーニングより構成される

4 酸素療法：近年の主流は在宅酸素療法

十分な薬物療法と呼吸リハビリテーションを行っても、以下のような項目を満たした場合に在宅酸素療法を導入します。

①安静時に低酸素血症（PaO_2≦55Torr）をきたしている

②安静時PaO_2≦60Torrで、就寝時や運動負荷時に著しい低酸素血症をきたす

③肺高血圧症を合併している

在宅酸素療法導入時には、安静時だけではなく睡眠時や運動時にパルスオキシメーターを用いて低酸素血症の評価を行います。ただし、正確なデータの確認やpH・$PaCO_2$（換気の要因）の評価が必要なので、導入時や経過観察中には適宜動脈血液ガス分析を行います。酸素流量はPaO_2≧60 TorrもしくはSpO_2≧90％を目標に調整します[3]。

ワンポイント

酸素吸入装置には酸素濃縮器、液化酸素、酸素ボンベがありますが、自宅では据え置き型酸素濃縮装置を、外出時には呼吸同調器を備えつけた酸素ボンベを用いるケースがほとんどです。

在宅酸素療法の導入は、パンフレットや動画などの資材を用いて十分に酸素療法の目的や意義を理解してもらうことから始め、安静時・就寝時・労作時の酸素流量の確認、酸素供給装置の利用方法の確認、機器設置にあたっての環境調整、災害時や緊急時におけるアクションプランの作成など、順序よくていねいに行っていくことが重要です。

5 換気補助療法：II型呼吸不全となったら導入を検討

病期が進行して気流閉塞や肺過膨張が増悪すると、有効な換気量が減少し、やがてII型呼吸不全を呈します。

十分な薬物療法、呼吸リハビリテーションを行っても以下のような項目を満たした場合には、非侵襲的陽圧換気（NPPV）をはじめとした換気補助療法を検討します[4]。

①呼吸困難、起床時の頭痛、過度の眠気などの症状や肺性心の徴候などがある

②高二酸化炭素血症（$PaCO_2$≧55 Torr）

③夜間の低換気などの睡眠呼吸障害

④増悪を繰り返す

略語

NPPV（noninvasive positive pressure ventilation）：非侵襲的陽圧換気

2 増悪期のマネジメント：早期に気づいて介入することが重要

COPD増悪とは、呼吸困難の増悪や咳嗽・喀痰の増加などを認め、**安定期の治療の変更が必要になる状態**をいいます[1]。主な原因として感染症や大気汚染が挙げられますが、30％の患者では原因が同定されないといわれています[5]。不眠・頭痛・倦怠感など、非特異的な症状が表立ってくることもあります。

COPD増悪時に適切に介入するためには、いつもと違う「何か」に気づくことが重要です。「見る」「聴く」といったアセスメントを行うことで重症度を判断し、治療の場や治療内容を検討します 表2 。

1 薬物療法：抗菌薬・気管支拡張薬・ステロイドによる「ABCアプローチ」

患者の症状を緩和すべく、できるだけ早く短時間作用型β刺激薬の吸入を行います。定量噴霧式吸入器の使用が困難な場合は、ネブライザーを使用します。

入院が必要な重症患者では、全身性ステロイドとして、プレドニゾロン換算で30～40mg/日程度を５～７日投与します。

炎症反応上昇や膿性痰がみられる場合は抗菌薬を併用します。

その他、併存症（心不全など）の治療や肺血栓塞栓症の予防にも気を配る必要があります。

ワンポイント

ABCアプローチは、A（antibiotics）：抗菌薬、B（bronchodilators）：気管支拡張薬、C（corticosteroids）：ステロイド薬の頭文字[1]です。

表2 重症度を判断するためのアセスメント

重症度を示す病歴 （聴いて！）	重症度を示す兆候・身体所見 （見て！）
● 安定期に比し悪化した症状の強さやその期間	● チアノーゼ
● 安定期の気流閉塞の程度	● 呼吸補助筋の使用や奇異性呼吸
● 年間の増悪回数の既往歴	● 右心不全の徴候や血行動態の不安定などの心不全徴候
● 肺合併症や全身併存症	● 意識レベルの低下などの精神状態の徴候
● 現在の治療内容	
● 人工呼吸器の使用歴	

日本呼吸器学会COPDガイドライン第6版作成委員会 編：COPD（慢性閉塞性肺疾患）診断と治療のためのガイドライン第6版．メディカルレビュー社，東京，2022：150．より転載

2 酸素療法：HFNCが導入されることも増えている

まずはPaO_2≧60 TorrもしくはSpO_2≧90％を目標に酸素投与を行います[3]。酸素流量の決定後に動脈血液ガス分析を行い、高二酸化炭素血症や呼吸性アシドーシスが存在する場合（$PaCO_2$≧45Torrの場合）は換気補助を検討します。

現在は高流量鼻カニュラ酸素療法（HFNC）が頻用されますが、Ⅱ型呼吸不全を呈する増悪患者においては、NPPVの忍容性がない場合に限って使用します。

略語

HFNC（high flow nasal cannula）：高流量鼻カニュラ酸素療法

IPPV（invasive positive pressure ventiration）：侵襲的陽圧換気

3 換気補助療法：第一選択はNPPV

換気補助療法は、十分な薬物療法・酸素療法を行ってもⅡ型呼吸不全が改善しない場合に適応になります。NPPVが第一選択ですが、気道確保が必要な場合は侵襲的陽圧換気（IPPV）を選択します。

IPPVになると、人工呼吸器離脱困難になること、気管切開が必要となる場合があることをふまえ、換気補助療法の実施には十分なインフォームドコンセントが必要です。

＊

COPDは気づかれにくい緩徐進行性の呼吸器疾患です。患者の予後は、看護師の気づきと、患者とともに行う適切なマネジメントにかかっていることを、忘れないでください。

（山下崇史）

【引用文献】

1）日本呼吸器学会COPDガイドライン第6版作成委員会 編：COPD（慢性閉塞性肺疾患）診断と治療のためのガイドライン第6版．メディカルレビュー社，東京，2022
2）日本呼吸ケア・リハビリテーション学会，日本呼吸理学療法学会，日本呼吸器学会：呼吸リハビリテーションに関するステートメント．日呼吸ケアリハ学誌 2018；27：95-114．
3）日本呼吸ケア・リハビリテーション学会酸素療法マニュアル作成委員会，日本呼吸器学会肺生理専門委員会 編：酸素療法マニュアル．メディカルレビュー社，東京，2017．
4）日本呼吸器学会NPPVガイドライン作成委員会 編：NPPV（非侵襲的陽圧換気療法）ガイドライン改訂第2版．南江堂，東京，2015：122．
5）Sapey E, Stockley RA. COPD exacerbations. 2: aetiology. *Thorax* 2006; 61: 250-258.

間質性肺炎

間質性肺炎の特徴は「肺が硬くなり、膨らみにくくなる」こと

肺の組織は、主に肺胞腔内と、肺胞上皮の実質と肺胞壁の間質から構成されます。

細菌性肺炎などは実質部分に炎症が生じて肺胞腔内が分泌物で貯留するのに対し、**間質性肺炎は肺胞壁に炎症**が生じて肺胞壁の線維化や肥厚をきたします 図1 。そのため、肺が硬くなり、膨らみにくくなるのが特徴です。間質が肥厚するため、ガス交換能が低下し、酸素を取り込みにくくなります。

初期には無症状（酸素化低下のみ）のこともありますが、進行すると咳嗽や呼吸困難などの症状をきたします。急性増悪をきたすと呼吸不全に至り致死的になることもあります。

ワンポイント

2021年の本邦の主な死因別死亡数では間質性肺疾患は20,776人で男性では第10位を占めています[1]。

1　聴診・胸部画像が診断の決め手となる

一般診療においては、聴診で主に両側肺底部背側に捻髪音（fine crackles）を聴取することが本疾患を疑うきっかけとなります。

図1 肺の線維化によって肺の症状が起こる仕組み

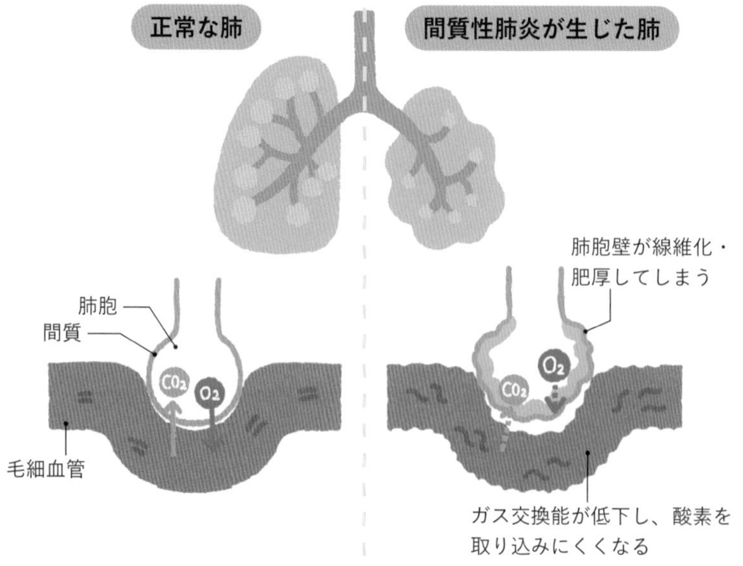

ワンポイント

一般的に、陰影が左右両側にびまん性に広がることから、びまん性肺疾患と呼ばれることもあります。しかし「びまん性肺疾患」は、感染性疾患や腫瘍性疾患も含めたより広義の呼び名です。

胸部画像では両側下肺野、末梢優位の網状陰影、すりガラス影、肺の容積減少、蜂巣肺、牽引性気管支拡張像などの所見を認めます 図2。

図2
特発性肺線維症（IPF）の画像所見

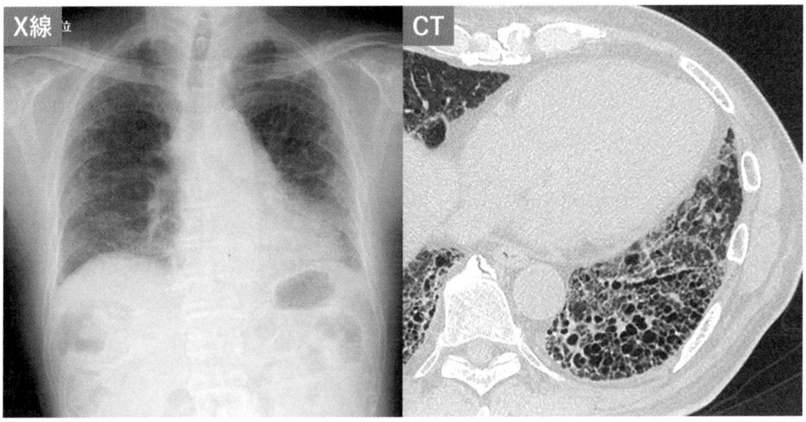

X線：両側下肺野に網状影、輪状影を認め、強い容積減少を伴う
CT：背側胸膜直下優位に蜂巣肺、輪状影を認める

2 原因不明の「特発性間質性肺炎（IIPs）」が多い

間質性肺疾患は膠原病、じん肺、薬剤など原因が明らかなものもありますが、原因不明の特発性間質性肺炎（IIPs）も多いです 表1。そのなかでも、患者数が多く、かつ予後が不良なものが、特発性肺線維症（IPF）です[1)]。また、最近、進行性肺線維症（PPF）という概念が定義づけられました。

治療としては病型や病状に応じて抗線維化薬（ピルフェニドン、ニンテダニブ）やステロイド・免疫抑制薬などの抗炎症薬を使用します。

略語

IIPs（idiopathic interstitial pneumonias）：特発性間質性肺炎

IPF（idiopathic pulmonary fibrosis）：特発性肺線維症

PPF（progressive pulomonary fibrosis）：進行性肺線維症

表1 特発性間質性肺炎（IIPs）の分類

主要なもの	● 特発性肺線維症（IPF）― 患者数が多く、かつ予後が不良 ● 特発性非特異性間質性肺炎（iNSIP） ● 呼吸細気管支炎を伴う間質性肺炎（RB-ILD） ● 剥離性間質性肺炎（DIP） ● 特発性器質化肺炎（COP） ● 急性間質性肺炎（AIP）
まれなもの	● 特発性リンパ球性間質性肺炎（iLIP） ● 特発性PPFE（iPPFE）
分類不能型特発性間質性肺炎（IIPs）	

日本呼吸器学会びまん性肺疾患診断・治療ガイドライン作成委員会 編：特発性間質性肺炎診断と治療の手引き2022改訂第4版. 南江堂, 東京, 2022：3. より一部改変のうえ転載

ワンポイント

PPFは、原因の判明している間質性肺疾患あるいはIPF以外の原因不明の間質性肺疾患で、画像的に肺線維症の特徴を認める患者において、過去1年以内に「呼吸器症状の悪化」「生理学的な病状の進行」「画像での線維化の進行」の3つの基準のうち少なくとも2つ以上が該当し、他に説明できない場合とされています[2)]。

3　間質性肺炎の肺機能：拘束性換気障害で、ガス交換能力が低下する

間質性肺炎が徐々に進行すると、線維化が進み、肺が硬くなります。呼吸機能検査（スパイロメトリー）を行うと、肺活量（VC）、努力肺活量（FVC）、全肺気量（TLC）が減少し、拘束性換気障害を認めます。また、ガス交換能力である肺拡散能力（DLCO）も低下します。

喫煙歴のある患者では、閉塞性換気障害である慢性閉塞性肺疾患（COPD）の合併も考慮します。

間質性肺炎の患者は、安静時のPaO_2は保たれていても労作時に低下することが多いです。そのため、6分間歩行テストなどでSpO_2の低下がないか調べることも重要です。

ワンポイント

喫煙歴があると肺野に気腫性変化を認めることが多く、VCやFVCが見かけ上正常または軽度の低下であってもDLCOが著明に低下していることがありますので注意が必要です。

略語

COPD（chronic obstructive pulmonary disease）：慢性閉塞性肺疾患

間質性肺炎の急性増悪と治療：薬物療法と人工呼吸管理が行われる

間質性肺炎の患者は、感染などさまざまな誘因により致死的な急性増悪をきたすことが知られています。急性増悪は「すでに間質性肺炎の診断を受けている患者が1か月以内の経過で呼吸困難の悪化をきたし、両肺野に新規のすりガラス影・浸潤影が出現し、心不全あるいは体液過剰のみでは説明できない悪化」とされます 図3。

アセスメントのヒント

酸素化が低下し、ステロイド投与を行い、効果がみられない場合に人工呼吸管理を導入するケースが多いです。

図3　特発性肺線維症（IPF）の急性増悪の画像所見

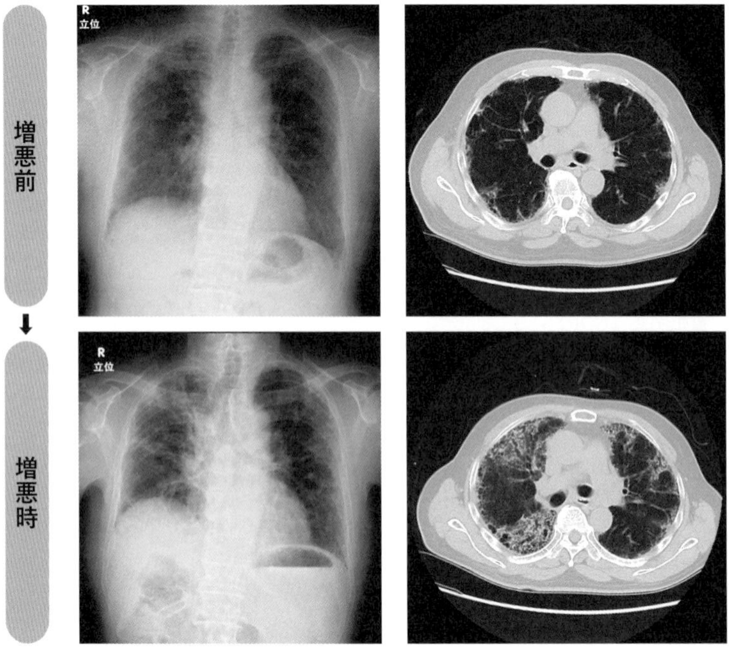

両下肺野主体の網状影、容積減少所見に加え、新たに両側性にすりガラス影、浸潤影の出現を認める

1 薬物療法として、現時点で十分にエビデンスのある方法はない

一般的にステロイドパルス療法が行われていますが、適切な用量や投与期間について確定的なデータは得られていません。

ほか、保険適用外にはなりますが、免疫抑制薬（シクロファスファミド、シクロスポリン、タクロリムス、アザチオプリンなど）の併用も行われることがあります。これらもエビデンスは確立されたものではなく、逆に有用性がなかったとの報告もありますので適応について慎重に検討する必要があります[3]。

ワンポイント

ステロイドパルス療法：メチルプレドニゾロン500～1000mg/日の３日間の点滴静注を、病状の安定が得られるまで１週間間隔で１～４コース投与

2 人工呼吸管理では気管挿管が行われるが、HFNCやNPPVを行うことがある

急性増悪をきたした場合は経鼻カニューラやマスクなどで酸素投与を開始しますが、酸素化が保てない場合は人工呼吸器の装着を検討することになります。

通常、**間質性肺炎の急性増悪ではⅠ型呼吸不全が主体**で、酸素化の改善を目標にします。ただし、間質性肺炎の急性増悪は致死率が50%程度で予後不良であることや、もともとの肺機能が悪いことも多いため、気管挿管の適応については本人や家族と十分に相談する必要があります。

気管挿管の適応がないと判断した際は、HFNC（ネーザルハイフロー）やNPPV（非侵襲的陽圧換気）を検討します。HFNCの場合、間質性肺炎に特別な管理は必要なく、30～50L/分程度の流量でF_IO_2を調整していくことになります。NPPVの場合、CPAPモードで開始し、F_IO_2を調整します。いずれも適宜動脈血液ガスを採取し、PaO_2だけでなくpHや$PaCO_2$などを確認することが必要です。

ワンポイント

抜管できずに家族と会話ができないまま亡くなってしまう可能性があることや、人工呼吸器から離脱できないと気管切開をする必要があることをあらかじめ説明しておくことが大事です。

略語

NPPV（noninvasive positive pressure ventilation）：非侵襲的陽圧換気

HFNC（high flow nasal cannula）：高流量鼻カニュラ酸素療法

1 気管挿管による人工呼吸療法では、過度なPEEPを避け、従圧式で管理する

気管挿管下で人工呼吸管理を行う場合はARDSと同様の設定が推奨されていますが、低用量換気やPEEPの使用が有効という明確な根拠はありません。特にPEEPについては、過度な陽圧換気が気胸や縦隔気腫などの合併症を引き起こし、予後を悪化させる可能性も指摘されています。

人工呼吸管理中に低酸素血症を認めた際は、胸部X線画像での確認が重要ですが、まず聴診で左右差がないか（気胸側で呼吸音の低下を認める）確認することが大事です。

実際の呼吸管理においては、もともと肺が硬くなっているので、**従量式だと気道内圧が高くなる可能性**があり、従圧式での設定が望まし

ワンポイント

ARDSでは腹臥位療法を用いられることが多いですが、間質性肺炎の急性増悪では、背景の間質性肺炎の分布を考慮して検討する必要があるでしょう。

いと考えます。

また、高濃度の酸素投与が予後を悪くする可能性もあるため、病状が改善したらすみやかにF_IO_2を下げていくことも重要です。

間質性肺炎の治療ではステロイドや免疫抑制薬を使用することが多く、人工呼吸器関連肺炎（VAP）の発生にも注意する必要があります。胸部X線画像で新規陰影が出現していないか確認し、膿性痰が吸引されるようであれば細菌培養検査を施行し、適切な抗菌薬の投与を行います。

略語

VAP（ventilator -associated pneumonia）：人工呼吸器関連肺炎

2 人工呼吸療法では酸素化が保てない場合は、ECMO導入が必要となることもある

一般的に、既存の人工呼吸管理で酸素化が保てない、または$PaCO_2$が貯留して呼吸性アシドーシスが進行する場合は、ECMOを検討します。

しかし、間質性肺炎の急性増悪患者はもともと呼吸機能が悪いことも多く、いったんECMOを装着すると離脱困難になる危険性があります。ECMOは多大な医療資源を必要としますので、本疾患に限らず患者背景を考慮し、適応については十分に検討する必要があります。

（原田英治）

ワンポイント

海外ではECMOを装着したまま肺移植に至った報告もありますが、現時点での日本の移植事情では困難なことが予想されます。

略語

ECMO（extracorporeal membrane oxygenation）：体外式膜型人工肺

【引用文献】

1）厚生労働省：令和３年（2021）人口動態統計月報年計（概数）の概況. https://www.mhlw.go.jp/toukei/saikin/hw/jinkou/geppo/nengai21/index.html（2023.11.9アクセス）.

2）Raghu G, Remy-Jardin M, Richeldi L, et al. Idiopathic Pulmonary Fibrosis（an Update）and Progressive Pulmonary Fibrosis in Adults: An Official ATS/ERS/JRS/ALAT Clinical Practice Guideline. *Am J Respir Crit Care Med* 2022; 205: e18-e47.

3）日本呼吸器学会びまん性肺疾患診断・治療ガイドライン作成委員会 編：特発性間質性肺炎 診断と治療の手引 2022改訂第４版. 南江堂, 東京, 2022.

【参考文献】

1）小倉高志, 田中良哉監修：進行性線維化を伴う間質性肺疾患の患者さん オフェブ®を服用される患者さんとご家族の方へ. 日本ベーリンガーインゲルハイム.

心不全

心不全は、「**何らかの心臓機能障害**、すなわち、心臓に器質的および/あるいは機能的異常が生じて**心ポンプ機能の代償機転が破綻**した結果、呼吸困難・倦怠感や浮腫が出現し、それに伴い運動耐容能が低下する臨床症候群」[1]と定義されています。

以前は、心不全といえば「左室収縮障害が主（HFrEF）」と考えられていましたが、昨今の研究で左室駆出率の低下していない心不全

ることがわかってきました 表1。

因（心外膜疾患、心筋疾患、弁膜症、

鑑別として考える必要があります。

略語

HFrEF（heart failure with reduced ejection fraction）：LVEFの低下した心不全

HFpEF（heart failure with preserved ejection fraction）：LVEFの低下していない心不全

全	HFpEF：LVEFが保たれた心不全
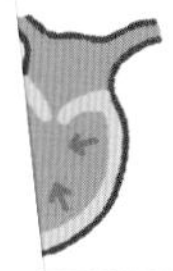	●heart failure with preserved ejection fraction ●左心室の筋肉が硬くて広がりづらく、血液を**十分にためられない状態** 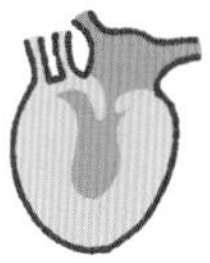

解に役立つ知識

ときは、 左室径と弁逆流の有無をチェックする

式から算出されます。

容積(EDV)×100(%)

収縮末期容積(ESV)

径（左心室の大きさ）にも目を向けましょう。LVEFの値は同じでも、代償性の心拡大の有無により心機能の状態が異なる場合もあります。

加えて、弁逆流の有無もチェックしておきましょう。LVEFの計算式では、血液の拍出方向は考慮されていません。例えば、同じLVEFであっても、**僧帽弁閉鎖不全のある患者のほうが前方（大動脈方向）拍出量が低下している**と考えます。

アセスメントのヒント

あなたの前に2人の患者がいます。2人のLVEFは約70%ですが、左室径が異なります。

- ●Aさん：拡張末期45mm／収縮末期30mm
- ●Bさん：拡張末期60mm／収縮末期40mm

同じLVEFでも「代償性心拡大のあるBさんのほうが心臓の状態はよくない」と考えます。

2　前負荷は「静脈還流量」、後負荷は「血圧」をイメージするとわかりやすい

前負荷は「収縮開始直前に心筋にかかっている負荷」、後負荷は「心筋の収縮中に心筋にかかる負荷」と、成書に記されていますが、ここでは、もう少しシンプルに考えてみます。

ウォータージャグをイメージしてください。容器内の水の量が前負荷、蛇口の開け具合が後負荷、そして、**容器から水があふれる状態が心不全**のイメージです 図1。

医学用語でイメージするならば、前負荷は心臓や血管の中の血液量とか静脈還流量（心臓に戻ってくる血液量）、後負荷は血圧を思い浮かべるとよいでしょう。あくまでイメージですので、時間があれば成書で正しい理解を深めてください。

図1 前負荷と後負荷、心不全のイメージ

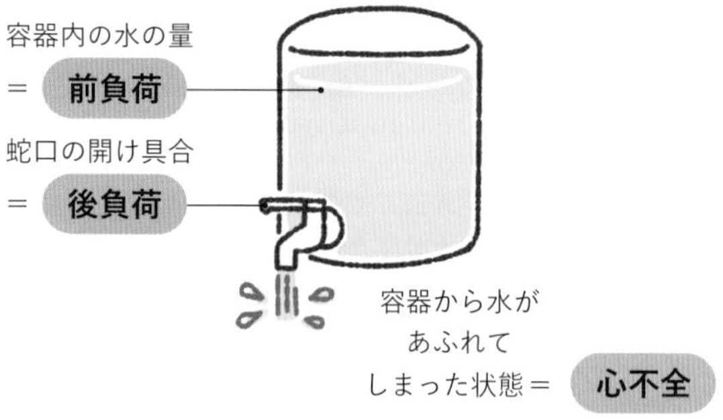

- 容器内に水がたくさん入っていれば、蛇口をそれほど開けなくても水が勢いよく出る。残り少なくなると、同じ蛇口の開け方では、水の出が悪くなる
- 容器内の水の量が同じであれば、蛇口の開け方が大きいほうが、勢いよく水が出てくる

心不全では、なぜ呼吸困難を生じるのか

心不全の際の呼吸困難は、さまざまな要因が絡み合って生じています 図2。

1　「肺うっ血」「左室・左房の圧上昇」による息切れ

左室充満圧が増加すると、上昇した肺毛細管楔入圧（PCWP）によって、**血管内から肺間質へ水分が漏出**します。加えて肺コンプライアンスの低下や気流障害も生じるため、低酸素血症を生じます。

左室充満圧の上昇が軽度である初期には、労作時の息切れや易疲労感はあるものの、安静時は無症状です。さらに左室充満圧が上昇すると、**仰臥位時の静脈還流量の増加**（400mL）に耐えられず夜間発作性呼吸困難が生じ、重症化すると起座呼吸を生じるのです。

略語

PCWP（pulmonary capillary wedge pressure）：肺毛細管楔入圧

図2 心不全で呼吸困難が生じる要因

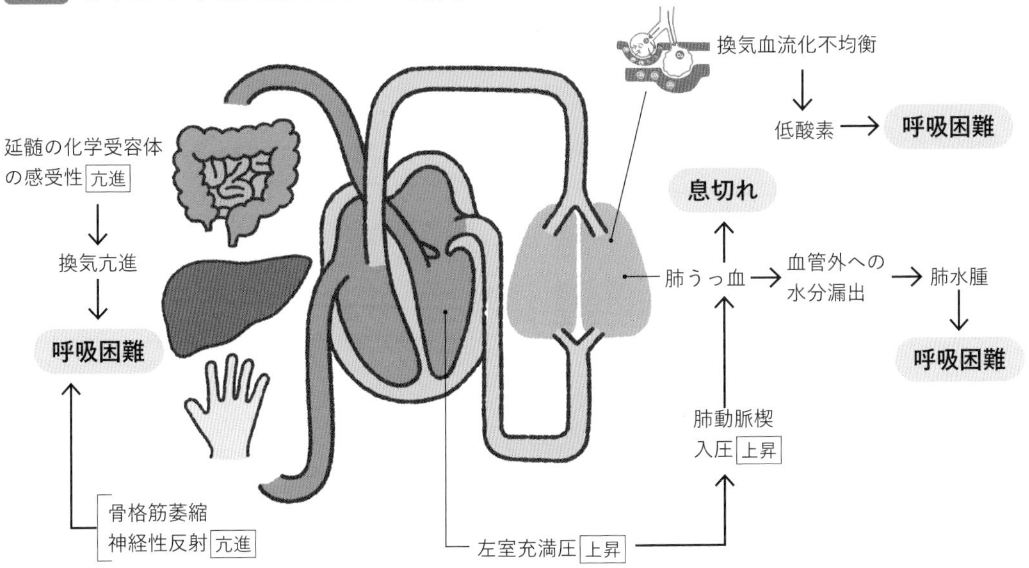

2 呼吸回数増加

低酸素血症に伴い、呼吸回数が増えると、肺胞換気量が低下します。

3 換気血流比不均衡

健康なヒトの肺でも、重力の影響で生理的に不均衡を生じています。空気は肺尖部側に、血流は肺底部側に多くなるからです。

心不全などで心拍出量が低下している場合、肺血流量も低下していることが多いです。一方、うっ血などの影響で**ガス交換が低下している部位では、いくら肺血流量が保たれていても、運ぶ酸素がない**ことになります。酸素という荷物が少ない所に血流というトラックがたくさん集配に行く（あるいは逆）ような、バランスが悪く効率が悪い状態です。

アセスメントのヒント

「症状がないとき（上）」と「心不全で救急外来を受診時（下）」の画像です。心不全による肺水腫があると、バタフライ陰影（肺門部を中心に、蝶が羽根を広げたように、肺血管影が増強される）がみられます。

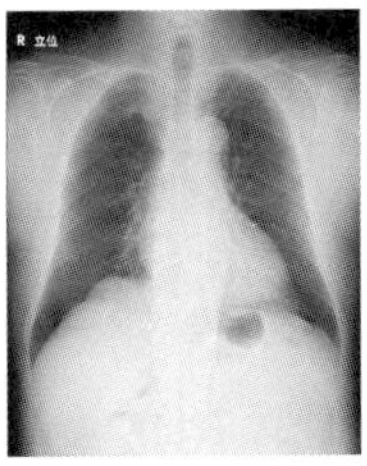

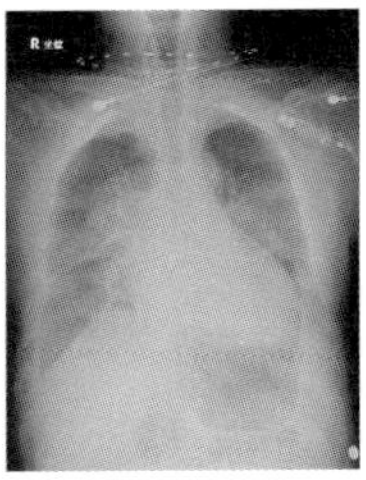

4 中枢呼吸化学受容体のCO_2感受性亢進

延髄にある中枢の化学受容器は、動脈血二酸化炭素分圧の上昇を感知し、血中pHが酸性に傾く（アシドーシス）のを防ぐように、換気を亢進させる作用があります。

心不全患者は、この感受性が亢進していることが多いともいわれています。

5　骨格筋の萎縮や神経性反射亢進

慢性的な循環不全などが原因で骨格筋の萎縮や組成の変化があるといわれています。

初期治療は「呼吸状態の改善」「心不全の病態把握」がカギとなる

1　「酸素投与」を行って酸素化を改善させる

初期対応として、経皮的酸素飽和度（SpO_2）<90％または動脈血酸素分圧（PaO_2）<60mmHgの患者に対しては酸素投与を行います。また、適宜ファーラー位（起座位）をとらせます（静脈還流量が減り、前負荷が減少します）。

病状によりますが、起座位・酸素吸入ほかの処置で呼吸状態が落ち着いてきたときに、**油断して安易に仰臥位にしない**よう注意が必要です。喘鳴がひどくなり、酸素化悪化を招くことがあります。

心不全患者に対する**酸素療法は、酸素化の改善・安定が優先**事項となります。特に起座呼吸や喘鳴を生じている場合は、通常診療のように「鼻カニューラ→マスク→リザーバーマスク」と強化していくのではなく、「リザーバーマスク10～15L/分から開始→酸素化が安定しているのを確認しながら漸減」を考えてもよいです。

ワンポイント

もちろん、心電図モニターの装着、末梢ルートの確保も併せて行います。除細動器も準備できたら、さらによいです。

なお、検査時やベッド移乗時の姿勢には、注意が必要です。

2　病態把握にはクリニカルシナリオやNohria-Stevenson分類を用いる

酸素療法などと併せて、心不全の初期治療を行っていきます 図3 。

病態把握は、以下の３つのステップからなります。

①**血圧と病態の把握**：肺水腫なのか、体液貯留なのか、心拍出量低下があるのか、ショック状態なのか把握する

②**体液量が多いか少ないか**：頸静脈怒張の有無、呼吸状態（喘鳴の有無も含め）、末梢浮腫の有無を参考に判断する

③**低灌流の有無**：意識レベル、四肢の冷感、冷汗、乏尿などから判断する。脈圧（収縮期血圧と拡張期血圧の差）が小さいかどうかも参考になる

ワンポイント

多くの心不全患者は腎機能障害を有しており、おのおのが互いの増悪因子となるといわれています（心腎連関）。

図3 心不全の初期治療

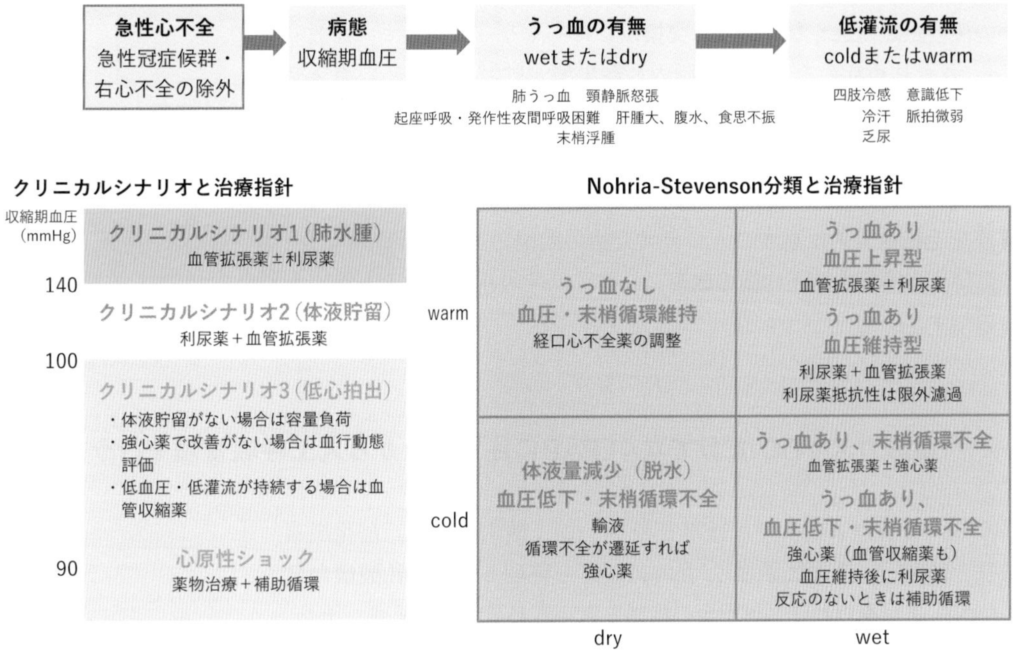

日本循環器学会, 日本心不全学会 編：急性・慢性心不全診療ガイドライン2017改訂版. https://www.j-circ.or.jp/cms/wp-content/uploads/2017/06/JCS2017_tsutsui_h.pdf（2023.11.9アクセス）. より引用

（Mebazaa A, Gheorghiade M, Piña IL, et al. Practical recommendations for prehospital and early in-hospital management of patients presenting with acute heart failure syndromes. *Crit Care Med* 2008; 36: S129-S139.／Mentz RJ, Metra M, Cotter G, et al. Early vs. late worsening heart failure during acute heart failure hospitalization: insights from the PROTECT trial. *Eur J Heart Fail* 2015; 17: 697-706.）

初期治療で酸素化が改善しなければ陽圧換気を開始する

血液中のガス分圧は、通常、初期治療開始後15分程度で安定してきます。そのため、15分後に酸素化不良（酸素化の値だけでなく呼吸回数にも注目します）であれば、迷うことなく、HFNC（高流量鼻カニュラ酸素療法）、NPPV（非侵襲的陽圧換気）、気管挿管による人工呼吸管理といった陽圧換気を行います。

略語

HFNC（high flow nasal connula）：高流量鼻カニュラ酸素療法

NPPV（non-invasive positive pressure ventilation）：非侵襲的陽圧換気

1 陽圧換気は、肺うっ血を改善させる

通常、胸腔内が陰圧になると、末梢の血液が心房に戻りやすくなります（静脈還流量の増加・前負荷の増加）。陽圧換気はこのはたらきを邪魔するため、静脈還流量は減ります。その結果、肺への血流量が減り、肺うっ血の改善の一助となります。

肺水腫の場合、肺毛細血管の圧が上昇しているので、**間質に水分の漏出（間質液の貯留）**が生じています。それに伴い、毛細血管と肺胞との間の距離が遠くなり、ガス交換がしにくくなっています（拡散障害）。さらに重症になると、肺胞内に漏出液が貯溜するため、**ガス交換の面積が減少**します。

このような状況下で陽圧換気を行うと、**①肺胞の拡張**（ガス交換面積が増大）、**②漏出液を間質へ戻すこと**（ガス交換面積が増大）、**③間質液を毛細血管内に戻すこと**（ガス交換の距離の改善）が期待され、**拡散障害や換気血流不均衡の改善**、ひいては呼吸状態の改善が得られるのです。

ワンポイント

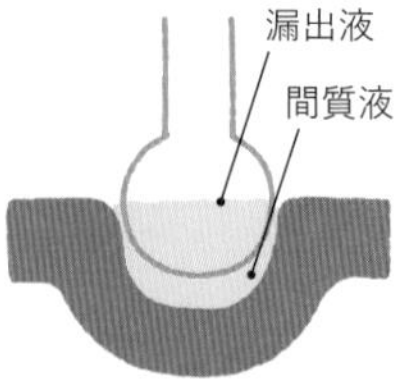

肺胞の漏出液に血液成分が混じると、いわゆるピンク色の泡沫痰となります。結果として、肺静脈内の酸素化が不十分となっています。

2　血液ガスやF_IO_2だけでなくEPAPに注意しながら人工呼吸管理を行う

なお、血液ガス分析では通常どおり、pH、酸素分圧、二酸化炭素分圧、HCO_3^-（重炭酸濃度）、乳酸値などを確認します。**乳酸値が2 mmol/Lより高ければ循環不全**の病態と考える必要があります。また、二酸化炭素分圧が45mmHgより高ければ、CO_2ナルコーシスを生じる危険性があるのでHFNCの使用は控えます。

上記から、F_IO_2も大事ですが、HFNCでの流量やNPPVでのEPAP（呼気時気道陽圧）の調整がポイントとなることがわかるでしょう。

HFNCは、口を閉じた状態で「35L/分では気道内圧2.7cmH$_2$O」といわれますから、筆者の施設では流量50L/分から開始することが多いです。NPPVであれば「CPAP 4～6 cmH$_2$O」から開始し、酸素飽和度や血液ガス結果をみながら、適宜F_IO_2を増減します。

ウィーニングの際は、F_IO_2<0.6にできたら、次はHFNCでの流量やNPPVでのEPAPを減らしていくことになるでしょう。

（沼口宏太郎）

ワンポイント

陽圧換気中は、エコー検査での下大静脈血管径やカテーテルでの中心静脈圧（いずれも血管内容量の目安として計測される）は過大評価していることにも注意が必要です。

略語

EPAP（expiratory positive airway pressure）：呼気時気道陽圧

【引用文献】

1）日本循環器学会，日本心不全学会 日本胸部外科学会 他編：急性・慢性心不全診療ガイドライン2017年改訂版．http://www.j-circ.or.jp/cms/wp-content/uploads/2017/06/JCS2017_tsutsui_h.pdf（2023.11.9アクセス）．

【参考文献】

1）日本循環器学会，日本心不全学会，日本胸部外科学会 他編：2021年 JCS/JHFS ガイドライン フォーカスアップデート版 急性・慢性心不全診療．https://www.j-circ.or.jp/cms/wp-content/uploads/2021/03/JCS2021_Tsutsui.pdf（2023.11.9アクセス）．
2）牧田茂：心不全の息切れの機序とそれに対するリハビリテーション　リハ医学2017；54：947-957．
3）木田圭亮：急性心不全．日本内科学会雑誌2020；109：199-206．
4）山本一博：心臓の機能と力学．文光堂，東京，2014．

Part 2

人工呼吸器の設定と管理

IPPV（侵襲的陽圧換気）①適応と注意点

IPPVの適応は「自発呼吸を保てないが、NPPVを使えない」場合

臨床におけるIPPVの適応には、以下のようなものが挙げられます。

①意識レベルの低下が認められる場合
②自分では換気が維持できない場合
③高濃度酸素投与下でも低酸素血症を呈し、NPPV（非侵襲的陽圧換気）適応外の場合
④NPPVの適応だが、NPPVを実施できない環境（もの・人）の場合

略語

IPPV（invasive positive pressure ventilation）：侵襲的陽圧換気

NPPV（non-invasive positive pressure ventilation）：非侵襲的陽圧換気

1　人工呼吸の「目的」は、病期によって変化する

人工呼吸器は、**①酸素化の改善、②換気の維持、③呼吸仕事量の軽減**を目的として、吸気のサポートを行う装置です。病期ごとに主な目的が変化し、装置にも違いがあります図1。

図1　病期ごとに用いる装置のちがい

急性期用 〈例：製品名（メーカー名）〉 ●PB980（コヴィディエン） ●Evita V800（ドレーゲル） ●Servo-u（ゲティンゲ）	目的　**①酸素化の改善、②換気の維持、③呼吸仕事量の軽減** ●酸素も空気も高圧配管から供給するタイプが多い ●バッテリー動作時間は30分～1時間と短め ●患者との同調性にすぐれ、呼吸の評価に役立つ指標や計測機能を備える
回復期用 〈例：製品名（メーカー名）〉 ●Savina300（ドレーゲル） ●Servo-air（ゲティンゲ）	目的　**①酸素化の改善、②換気の維持、③呼吸仕事量の軽減** ●近年は、酸素は高圧配管、空気はタービン式の装置が主流 ●バッテリー動作時間は２時間以上あるものが多い
維持期・在宅用 〈例：製品名（メーカー名）〉 ●トリロジーEvo（フィリップス） ●Vivo60（チェスト） ●Puritan Bennet™ 560（コヴィディエン）	目的　**②換気の維持、③呼吸仕事量の軽減** ●空気をタービン式で送気する装置が主流。酸素は濃縮器などの低圧酸素から添加する ●バッテリー動作時間は3～8時間と長く、補助バッテリーや12V電源アダプタなど、移動時や災害時の電力供給のしくみも備える ●回路は呼気ポートまたは呼気弁付きの１本回路が多い ●日中・睡眠時・外出時など場面ごとの換気パターンをプログラムできる

「フィルタ」「加温加湿器」「回路の死腔」に注意が必要

1 フィルタの閉塞：加温加湿器使用時は特に注意する

呼気側にも熱線がある加温加湿回路は、**結露が少ないぶん、呼出水分の一部が呼気側バクテリアフィルタに到達**します。そのため、フィルタ抵抗の上昇や閉塞に注意が必要です。

フィルタ内の水分貯留が顕著な場合は、フィルタ交換やウォータートラップ付きフィルタを用いるなどの対策をとります。

ワンポイント

人工鼻にはバクテリアフィルタが内蔵されていますが、専用バクテリアフィルタより性能は劣ります。

感染力の強いウイルスをもつ患者に対しては、人工鼻回路であっても呼気側にバクテリアフィルタを設置し、医療者を保護しましょう。

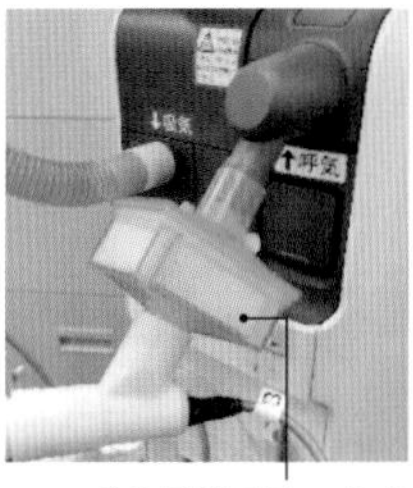

バクテリアフィルタ

2 加湿：加温加湿器の自動調節機能を過信しない

吸気出口送気ガス温度が高い機種を使っている場合や、室温が高いところでタービン式装置を使っている場合には、吸気出口の送気ガス温度が高くなることがあります。そうすると、加温加湿器の自動温湿度調節がうまく機能せず、加湿不足や過度な結露が生じます。

気道分泌物の性状を観察しつつ、加温加湿器の温度・湿度をマニュアル調節するなどして**湿度確保に努め、気道トラブルを回避**しましょう。

3 再呼吸：回路選択時には「死腔の存在」に配慮する

人工気道先端から２本回路のYピース、または１本回路の呼気弁（ポート）までは**死腔、すなわち再呼吸されるスペース**です。死腔にあたるカテーテルマウントや人工鼻、E_TCO_2センサなどの存在がCO_2の貯留につながるケースも念頭に置き、換気量や病態に合った回路の選択が必要です。

１回換気量が少ない場合は人工鼻の使用を避ける、低用量のカテーテルマウントを使用する、E_TCO_2センサをサイドストリーム方式にする、などの対応が考えられます。

（伊香元裕）

ワンポイント

カテーテルマウントも死腔となります。

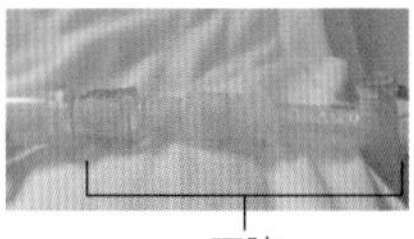

死腔

【参考文献】

1）日本呼吸器学会NPPVガイドライン作成委員会 編：NPPV（非侵襲的陽圧換気療法）ガイドライン改訂第２版．南江堂，東京，2015.

IPPV（侵襲的陽圧換気）②換気様式

人工呼吸器は、各メーカーからさまざまな機種が販売されており、メーカーによって設定方法や換気モードの名称が異なります。

また、患者の状態によって適切な換気様式や換気モードの設定は異なるため、誤った設定により患者の負担は増え、時には状態をより悪化させてしまう危険性もあります。

人工呼吸療法を成功させるカギは、以下の２つです。

①患者が人工呼吸療法を不快に感じないこと

②人工呼吸器関連肺傷害（VALI）を予防すること

そのため、基本的な換気様式や換気モードについて理解することが重要です。

+α

機種別用語一覧

略語

VALI（ventilator associated lung injury）：人工呼吸器関連肺傷害

換気様式では「設定できない項目＝評価の視点」ととらえる

人工呼吸器を用いて肺を膨らませるためには、**肺にガスを送る**必要があります。このガスを送る様式として、「量」を規定するVCV（量規定換気）と、「圧」を規定するPCV（圧規定換気）の２種類があります。

換気様式の違いにより設定する項目が異なるため、観察のポイント（＝評価の視点）も異なります。**設定できない項目が評価の視点**となることを、おさえておくとよいでしょう 表１。

略語

VCV（volume controll ventilation）：量規定換気

PCV（pressure controll ventilation）：圧規定換気

表１ VCVとPCVの主な設定項目

	VCV（量規定換気）	PCV（圧規定換気）
酸素化にかかわる設定項目	F_IO_2	F_IO_2
	PEEP	PEEP
換気にかかわる設定項目	換気回数	換気回数
	１回換気量	吸気圧
その他の設定項目	トリガー感度	トリガー感度
	吸気流量	吸気時間
	吸気流量波形	吸気立ち上がり

赤字が設定項目、これにないものが評価の視点
- PCVでは吸気圧を設定し、評価の視点は１回換気量
- VCVでは１回換気量を設定し、評価の視点は気道内圧

VCV：1回換気量を規定して、他の項目を調整する

主な設定項目

VCVで規定する項目

- 1回換気量
- 吸気流量

●吸気流量波形　●F_IO_2（吸入酸素濃度）　換気回数　●PEEP　●トリガー感度

VCVの圧波形・流量波形

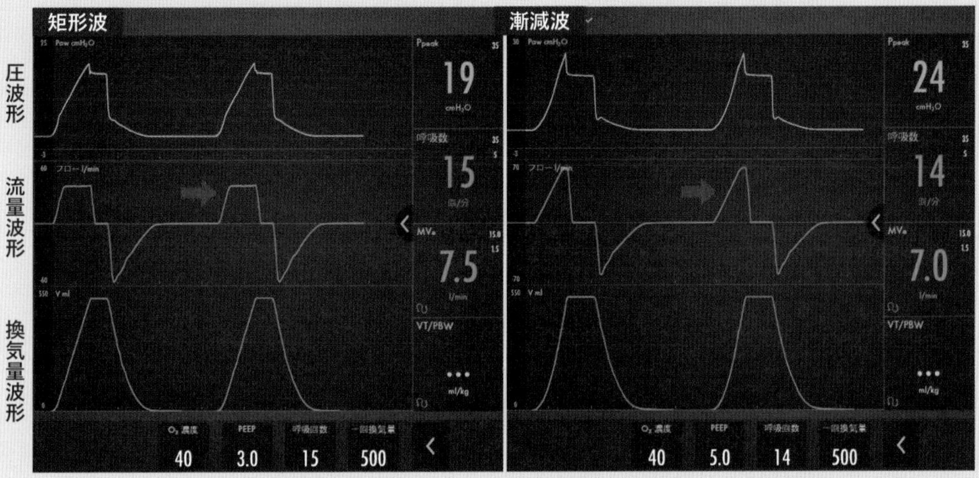

1 「1回換気量」を規定するため、圧波形は急峻な右肩上がりとなる

1回換気量は、肺保護の観点から6～8mL/kgとなるように設定します。肺を大きく拡げすぎることによる「容量傷害」を防ぐため、実体重ではなく予測体重（理想体重）を用いるのがポイントです。

VCVでは「設定した換気量を一定の流速で送気する」ことになるため、吸気時の圧波形は直線的な右上がりの形になります。

+α
予測体重と換気量のめやす

2 吸気流量（規定の換気量の流し方）により、2パターンの流量波形がある

吸気流量は、1分あたりに流れる空気の量（単位はL/分）です。同じ1回換気量であっても、**吸気流量を大きくすれば早くガスが送られる**ため、吸気に要する時間は短くなります。患者の呼吸パターンにもよりますが、およそ40～100L/分の範囲で調整します。

VCVの場合、吸気流量パターンを以下の2つのうちから選択する

ことが可能です。

①**矩形波**：最初から最後まで「一定の流量を流す」パターン

②**漸減波**：最初に多くの流量を流し「徐々に減らしていく」パターン

同じ1回換気量なら、矩形波より漸減波のほうが、吸気時間が長くなります。

また、漸減波は矩形波と比較して自発呼吸に近く、最高気道内圧の低下、平均気道内圧の上昇、酸素化の改善、換気血流比不均衡を改善することによる肺の過膨張の予防に対する効果があるとされています。

3　VCVは「換気量を保証できる」が「気道内圧を管理できない」 表2

VCVの利点は、回路にリークがない限り**1回換気量が保証されること**です。そのため、$PaCO_2$を一定に保ちたい脳血管障害や頭蓋内圧亢進状態の患者、肺コンプライアンスに異常のない術後患者、肺コンプライアンスは保たれているが気道抵抗が上昇している慢性閉塞性肺疾患において、1回換気量と呼気時間を確保したいときに適しています。

矩形波であれば気道抵抗を一定に保つことができ、治療経過を客観的に評価できるのも利点です。

VCVの欠点は、気道分泌物の貯留や自発呼吸出現によるファイティングが生じた場合、**気道内圧が高くなり、圧損傷を起こす危険性**があることです。気道内圧は、気道抵抗と肺コンプライアンスによって規定されるので、気道抵抗が一定の場合、気道内圧の上昇は肺コンプライアンスの低下を示唆します。

このように、VCVでは「肺の状態によって気道内圧が変化する」ため、**気道内圧のモニタリングが必須**となります。

表2 VCVの利点と欠点

利点	欠点
●換気量が保証される ●$PaCO_2$の調整がしやすい ●呼吸器系の状態や経時的変化を評価しやすい	●気道内圧の上昇による圧損傷のリスクがある ●吸気努力が強いと、吸気流量不足から同調性が悪化し、不快となる（浅鎮静時は肺保護換気には不向き） ●リークがあると有効な換気量は減少する

4　気道内圧のモニタリング：気道内圧の構成要素を理解する 図1

1　圧波形の「PIPとプラトー圧」「プラトー圧とPEEP」の差をみる

気道内圧は「吸気の終わり」に最も高くなります。この値がPIP（最高気道内圧）です。しかし、人工呼吸器に表示される気道内圧は、

図1 VCVの圧波形からみる「気道内圧の構成要素」

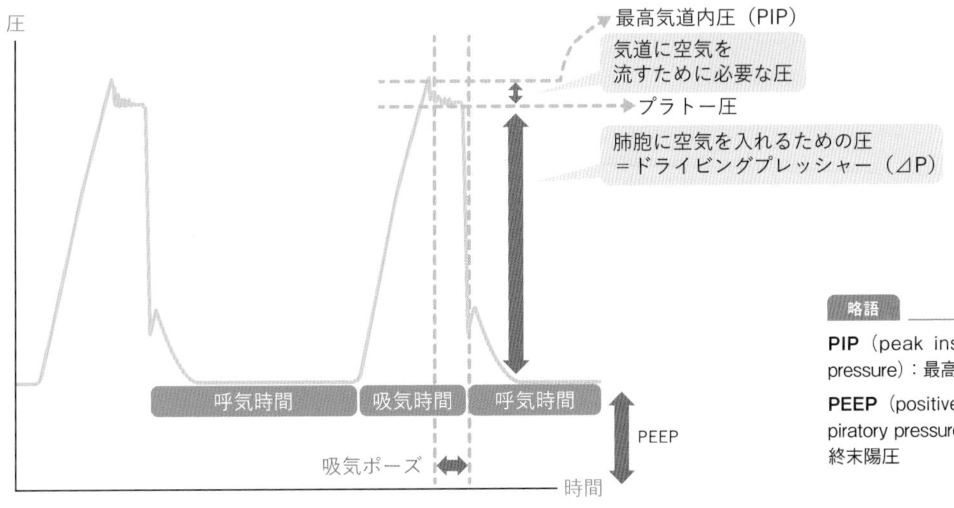

あくまでも「人工呼吸器回路内で測定した圧」であり、必ずしも肺胞内圧と同じではありません。

そのため、吸気の終わりから呼気の始まりの間に休止時間を設けて空気の流れをなくし、気道内と肺胞内の圧較差をなくします。このときの圧が、肺胞内圧を反映するプラトー圧です。つまり、**PIPとプラトー圧の差**は「気道に空気を流すために必要な圧」なのです。

一方、**プラトー圧とPEEPの圧較差**は「肺胞に空気を入れるための圧」です。この差が、ドライビングプレッシャー（⊿P）です。近年、⊿Pが高値になると死亡率が上昇するという報告[1)]もあり、⊿Pは14 cmH_2O以下[2)]で管理するのが望ましいといわれています。

略語

PIP（peak inspiratory pressure）：最高気道内圧

PEEP（positive end-expiratory pressure）：呼気終末陽圧

アセスメントのヒント

気道内圧が高い（突然高くなった）とき：分泌物による気道閉塞、バッキングやファイティング、回路の閉塞、気胸、喘息発作、気道浮腫、回路内の結露などが考えられます。

気道内圧が低い（突然低くなった）とき：回路のリークや吸気努力の増加が考えられます。

肺気腫の場合も、肺コンプライアンスが高いため、気道内圧は低くなります。

2 圧損傷を防ぐため、PIPとプラトー圧の上限を設定する

なお、人工呼吸器による圧損傷を避けるためには、気道内圧上限設定を35cmH_2O以下、プラトー圧の目標を30cmH_2O以下[3)]にする必要があります。

5 気道内圧変化は「P-Vループの傾き」に現れる

P-V（圧-換気量）ループ波形は、開始点と頂点を結んだ線の傾きが縦に高くなるほど肺コンプライアンスの上昇を示し、傾きが右に傾くほど肺コンプライアンスの低下を示します。

1回換気量が保証される**VCVでは、肺コンプライアンスが変化すると気道内圧が変化**します **図2** （→p42）。

図2　VCV時のP-Vループ波形と肺コンプライアンスの変化

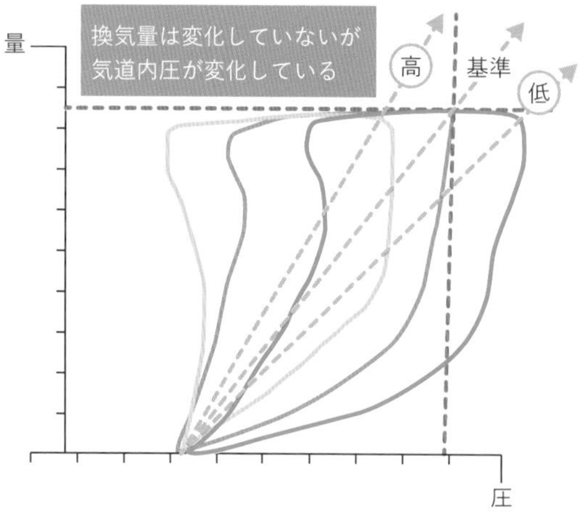

ワンポイント

PCV（圧規定換気）の場合、肺コンプライアンスが変化すると、1回換気量が増減します。

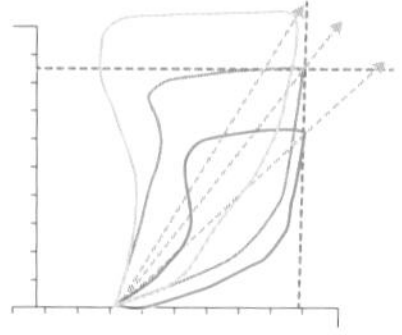

6　吸気流量不足は「圧波形の凹み」として現れる

VCV時の気道内圧の低下は、患者の吸気努力が増加している状況、つまり、患者の要求する吸気流量に対して**人工呼吸器の送気流量が不足している**ことを意味します[4]。呼吸仕事量の増加や人工呼吸器との非同調の原因となるため、患者にとっては不快です。

このとき、吸気時の圧波形は、陽圧換気を行っているにもかかわらず、凹型に変形したり、時には陰圧となったりします 図3。

このような圧波形をみたら、吸気流量を増やす、1回換気量を上げる、もしくは波形パターンが矩形波なら漸減波に変更するなどの対処を行いますが、それでも対処できない場合は、換気様式の変更を検討しなければなりません。

アセスメントのヒント

吸気努力の増加は、「患者はもっと吸いたいのに、息を吸ってもガスが十分に入ってこない」ことを示します。

図3　VCV時の「吸気流量不足」でみられる波形

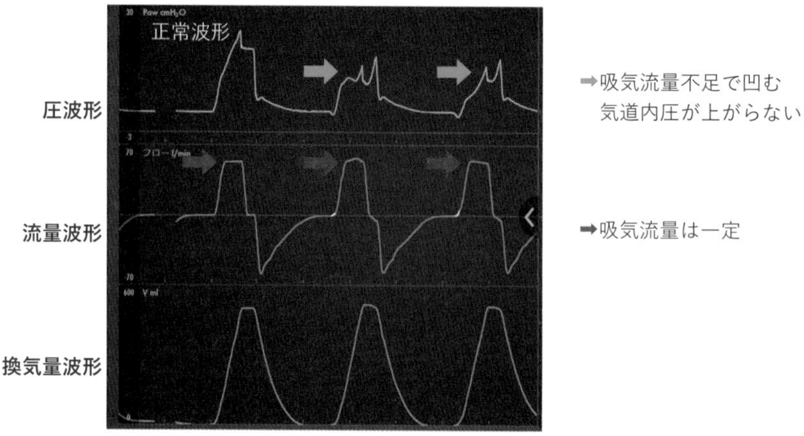

PCV：「吸気圧と吸気時間」を規定して、他の項目を調整する

主な設定項目

PCVで規定する項目

- 吸気圧
- 吸気時間
- F_IO_2（吸入酸素濃度）
- 換気回数
- PEEP
- トリガー感度

PCVの圧波形・流量波形

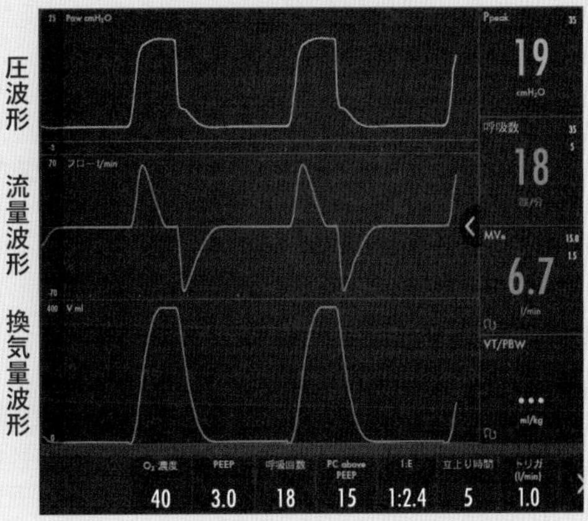

1 「吸気圧」を規定するため、流量波形は右下がりの漸減波となる

PCVの場合、１回換気量ではなく「吸気圧」を、吸気流量ではなく「吸気時間」を設定します。つまり、設定した圧で、設定した時間だけ肺を膨らませることができるのです。ガス流量は、吸気開始後すぐに最高流量に到達し、右下がりの漸減波となって基線へ戻り、呼気に転じます。

吸気圧は、目標の換気量を算出し、動脈血液ガスデータやコンプライアンスの変化に応じて調整します。

ワンポイント

目標の換気量は、理想体重を用いて6～8mL/kgで算出します（→p39）。

2 PCVは「気道内圧を管理できる」が「換気量を保証できない」 表3（→p44）

PCVの利点は、VCVと比較して、吸気開始時に多くの流量でガスを送れるので、**患者の呼吸仕事量を軽減できる**[5]ことです。

自発呼吸が強い患者の場合は息が吸いやすく、呼吸ごとに吸気パターンが変化する患者の場合は人工呼吸器との同調性にすぐれる、ということになります。そのため、浅鎮静や無鎮静で管理している急性呼吸不全の患者で、同調性の問題でVCVが使用しにくい場合にも使用できます。

また、気道内圧（吸気圧）を制御できるため、過剰な気道内圧の上昇を防ぎ、VCVより**低い最高気道内圧で管理できる**[6]ことから、循環

ワンポイント

PCVは、設定圧に達するまで吸気相が続くため、リークによる低換気が起きにくいことから、小児患者の管理にも適しています。

動態に対する抑制作用や圧損傷のリスクを軽減できるのも利点です。

PCVの欠点は、**1回換気量が保証されない**ことです。

設定された圧（吸気圧）まで気道内圧を上げることができますが、「肺がどれだけ膨らむか」は、患者の肺や胸郭のコンプライアンス、気道抵抗によって変化します。つまり、コンプライアンスが低下している場合は低1回換気量となり、コンプライアンスの上昇や吸気努力が強い場合は1回換気量が異常に多くなる可能性がある、ということです。

このように、PCVでは「肺の状態によって1回換気量が変化する」ため、**1回換気量や分時換気量のモニタリングが必須**となります。

表3 PCVの利点と欠点

利点	欠点
●気道内圧を制御できる ●自発呼吸との同調性にすぐれている ●リークがあっても換気量は比較的保たれる	●換気量が保証されない ●吸気努力が大きい場合、換気量が多くなることがある

3　吸気時間の過不足は、「吸気流量波形」に現れる 図4

PCVでは「設定した吸気圧を、どのくらい時間をかけて送気するか」を決めなければなりません。

設定した吸気時間が「患者の息を吸いたい時間より短い」場合は、吸い足りない状態となり、肺のなかで設定圧に達していない部分があることを示唆します。この場合は、吸気時間を増やすと1回換気量が増加します。一方、「吸気時間が長すぎる」場合は、患者は早く吐き始めたいのに人工呼吸器から送気され続けている状態となります。どちらも患者にとっては不快です。

喘息や肺気腫など**閉塞性肺障害**の患者は、呼気時間が短くなるとガスを吐ききれずに肺胞内にガスがエアトラップされ、肺が過膨張となってしまいます。そのため、**吸気時間を短く**して呼気時間が長めになるように設定する必要があります。

一方、急性呼吸窮迫症候群（ARDS）など、**拘束性障害がある**コンプライアンスの低い不均一な肺病変では、虚脱した肺胞を広げるために**吸気時間を長め**に設定することもあります。

ワンポイント

吸気時間の設定は、以下の2つの方法があります。

①吸気時間を直接設定する場合…**0.7～1.5秒程度**（基本的には吸気流量が吸気終末時にゼロとなる時間に設定）。

②I：E比から設定する場合…I：E＝1:2～1:3程度（呼気時間が吸気時間の2～3倍）ということです。このとき、換気回数を10回/分に設定すると、1回の呼吸は「60秒÷10回=6秒/回」となるため、吸気2秒、呼気4秒となります。

略語

ARDS（acute respiratory distress syndrome）：急性呼吸窮迫症候群

図 4 吸気時間で異なる吸気流量波形

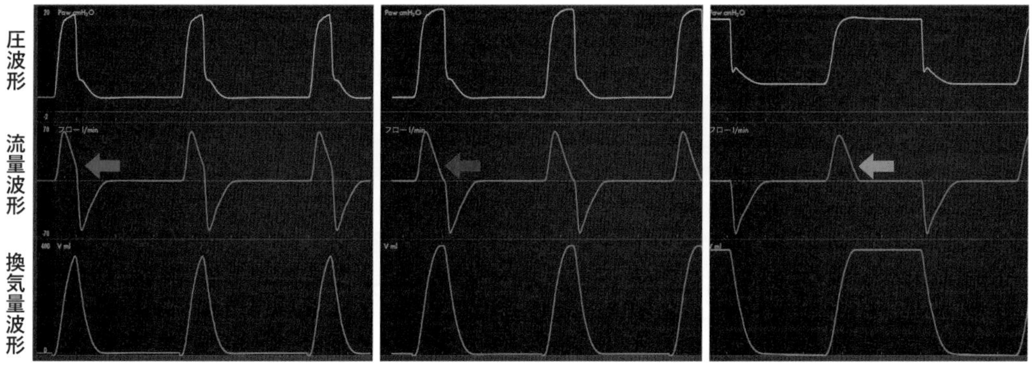

➡吸気時間が短く吸い足りない　➡タイミングよく呼気に転じている　➡吸気時間が長く吐きたいのに吐けない

4 プラトー圧をみるときは「胸腔内圧の変化」を意識する

PCVのプラトー圧は、吸気時間が吸気終末で流量がゼロになるように設定されていれば、最高気道内圧と等しくなります。

プラトー圧は吸気終末での肺胞内圧を反映し、圧損傷の指標となりますが、これは「胸腔内圧がゼロであること」が前提です。つまり、圧損傷の予防には、胸腔内圧が変化する状態を理解しておく必要がある、ということです。

胸腔内圧が上昇する原因は、腹部コンパートメント症候群や病的肥満、広範囲胸壁熱傷、胸郭異常、胸水貯留などですが、このような患者の場合、「肺を内から広げようとする圧」だけでなく「外から縮めようとする圧」がかかるため、肺内外圧差（プラトー圧－胸腔内圧）は小さくなり、圧損傷のリスクは低いです。

一方、ARDSのように呼吸困難があり**吸気努力が強い場合、胸腔内圧は陰圧**となるため、肺内外圧差（＝経肺圧）は大きくなります。吸気努力が強い場合、肺を広げようとする圧は、測定したプラトー圧よりも高くなる可能性があることを理解しておく必要があります。

（池本信洋）

ワンポイント

胸壁コンプライアンスが低下して「胸腔内圧 15cmH_2O、プラトー圧 40cmH_2Oまで上昇」した場合、肺内外圧差は「40cmH_2O－15cmH_2O＝25 cmH_2O」で、圧損傷のリスクは高くありません。

逆に「プラトー圧25 cmH_2O、胸腔内圧－10 cmH_2O」の場合、肺内外圧差は「25cmH_2O＋陰圧10cmH_2O＝35 cmH_2O」となり、圧損傷のリスクが高いといえます。

【引用文献】

1）Amato MB, Meade MO, Slutsky AS, et al. Driving pressure and survival in the acute respiratory distress syndrome . *N Engl J Med* 2015; 372: 747-755.
2）Laffey JG, Bellani G, Pham T, et al. Potentially modifiable factors contributing to outcome from acute respiratory distress syndrome: the LUNG SAFE study. *Intensive Care Med* 2016; 42: 1865-1876.
3）Fan E, Del Sorbo L, Goligher EC, et al. An Official American Thoracic Society/European Society of Intensive Care Medicine/Society of Critical Care Medicine Clinical Practice Guideline: Mechanical Ventilation in Adult Patients with Acute Respiratory Distress Syndrome. *Am J Respir Crit Care Med* 2017; 195: 1253-1263.
4）MacIntyre NR, McConnell R, Cheng KC, et al. Patient-ventilator flow dyssynchrony: flow-limited versus pressure-limited breaths. *Crit Care Med* 1997; 25: 1671-1677.
5）Kallet RH, Campbell AR, Alonso JA, et al. The effects of pressure control versus volume control assisted ventilation on patient work of breathing in acute lung injury and acute respiratory distress syndrome. *Respir Care* 2000; 45: 1085-1096.
6）Rappaport SH, Shpiner R, Yoshihara G, et al. Randomized,prospective trial of pressure-limited versus volume-controlled ventilation in severe respiratory failure. *Crit Care Med* 1994; 22: 22-32.

IPPV（侵襲的陽圧換気）
③換気モード

人工呼吸器の基本的な換気モードは、A/C（補助/調節換気）、SIMV（同期式間欠的強制換気）、自発呼吸が主体のモード（SPONT、CPAPなど）の３つです 図1。

ワンポイント
自発呼吸が主体のモードは、メーカーにより名称が異なります。

図1 基本的な換気モード

A/C
- 強制換気のみ
- 吸うタイミングは選べる

SIMV
- 設定回数は強制換気
- 設定回数以上の自発はサポート換気

自発呼吸が主体のモード（自発モード）
- サポート換気のみ
- 自発がなければ呼吸しない（バックアップが入る）

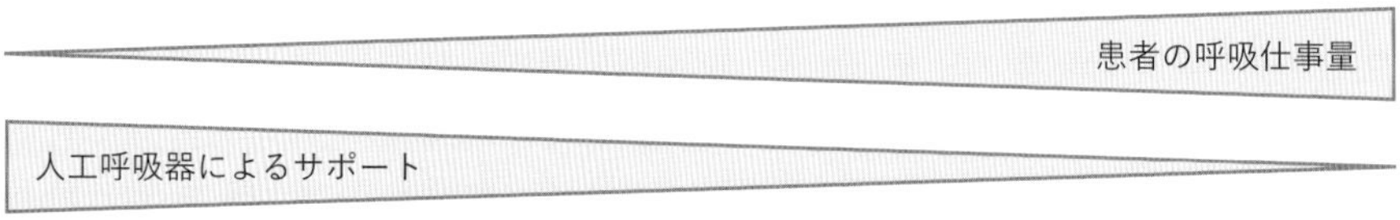

A/C：自発呼吸があれば「補助」し、なければ「調節（強制）」するモード

A/Cは、①補助換気と、②調節換気が組み合わされたモードです 図2。

①**補助（アシスト）換気**：吸い始めのタイミングは患者が、吸い終わりは人工呼吸器が決める

②**調節（コントロール）換気**：吸い始めも、吸い終わりも、人工呼吸器がタイミングを決める。吸気努力があっても人工呼吸器は反応しない

略語
A/C（assist/control）：補助/調節換気

ワンポイント
A/Cは、換気様式をPCVとVCVから選択できます（AC-PCV、AC-VCVと表記）。利点や欠点・評価の視点は、換気様式に準じます（→p38）。

1 A/Cは「自発呼吸のない患者」にも使用できる

A/Cの利点は、自発呼吸がない場合でも、設定された換気回数や換気量が保証されることです。また、自発呼吸が設定換気回数より多くても、すべての自発呼吸に対してアシスト換気が入るため、換気パターンが一定となり、患者の**呼吸仕事量は最も小さくなる**のも利点です。

A/Cは、自発呼吸のない場合や全身麻酔直後、急性呼吸不全の人工

図2 A/Cモード（換気様式：PCV）

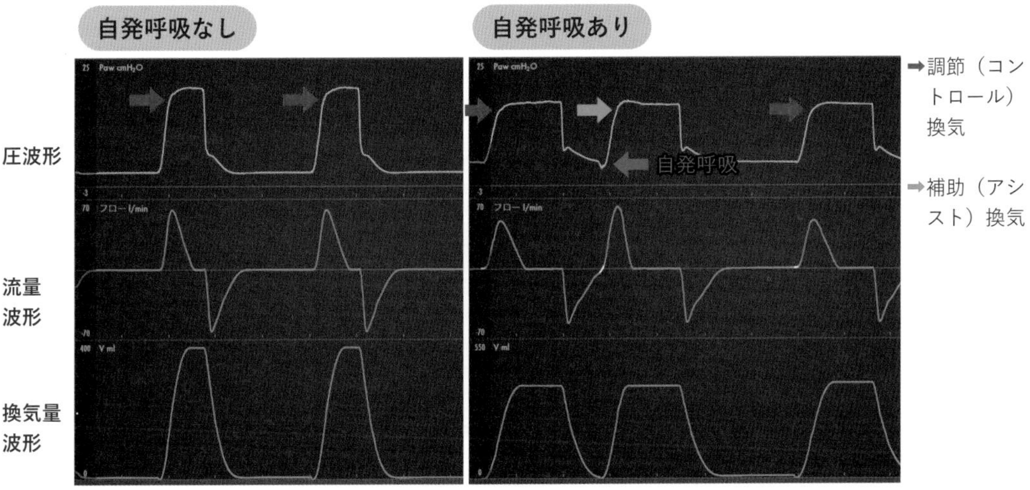

呼吸器導入時など、幅広く適応されます。

2 A/Cでは「CO_2の状況」「分時換気量上限アラーム」に気を配る

自発呼吸が多すぎる場合は、すべての自発呼吸にアシスト換気が入るため**過換気となり、呼吸性アルカローシスを生じる**ことがあります。そのため、CO_2モニター（→p186）や動脈血液ガス（→p177）でチェックする必要があります。「分時換気量の上限アラームが適切に設定されているか」の確認も必須です。

なお、設定換気回数を減らしても、自発呼吸が出現するたびにアシスト換気となるため、ウィーニング（人工呼吸器からの離脱）には適しません。

SIMV：A/Cと自発モードを併用するモード

SIMVは、機械換気と自発呼吸が混在しているモードです。設定する換気回数を減らすことで、**患者の呼吸仕事量は増加**します。

SIMVの利点は、設定した換気回数は確保されるため、「自発呼吸はあるが、回数やパターンが不安定な患者」に対して活用できることです。

略語

SIMV（synchronized intermittent mandatory ventilation）：同期式間欠的強制換気

ワンポイント

SIMVも換気様式をPCVとVCVから選択できます（PC-SIMV、VC-SIMVと表記）。

1 SIMVは「トリガーウィンドウ内の1つめの自発呼吸」だけをアシストする

設定換気回数より自発呼吸数が少ないときは、A/Cとほぼ同じ動きをします。

自発呼吸がある場合には、**一定期間（トリガーウィンドウ）内で最初に認めた自発呼吸を感知して、アシスト換気**を行います。つまり、トリガーウィンドウ外での自発呼吸や、トリガーウィンドウ内の２つめの自発呼吸に対してはアシスト換気が行われない、ということです 図3。

ワンポイント

換気回数12回/分に設定した場合、１回の換気サイクルは「60秒÷12回＝５秒」となります。トリガーウィンドウは、この５秒のなかにあります。

トリガーウィンドウの範囲は、人工呼吸器の機種によって異なります。

図3 SIMVモード：自発呼吸が設定換気回数より多い場合（換気様式：PCV）

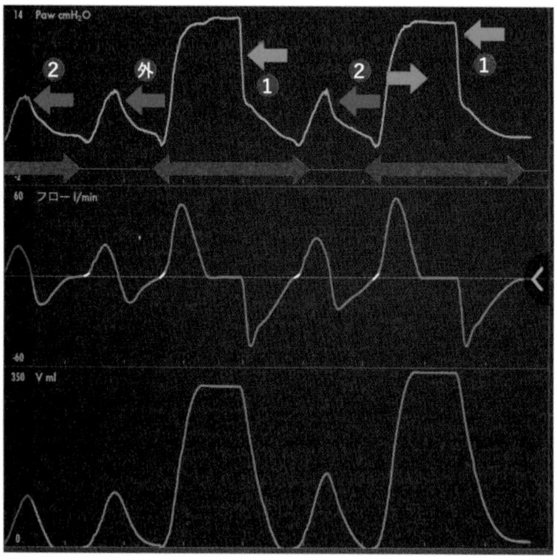

圧波形

流量波形

換気量波形

➡トリガーウィンドウ内の１回目の呼吸に対してアシスト換気が入る

➡トリガーウィンドウ内で２回目、もしくはトリガーウィンドウ外の呼吸のためアシスト換気が入らない

⬌トリガーウィンドウ

2 SIMVにPSを付加するのは「設定換気回数以上の自発呼吸をアシストする」ため

自発呼吸に対してアシスト換気が行われないと、患者自身が「気管チューブなどの気道抵抗に打ち勝って呼吸を行う」必要があり、呼吸仕事量が増加してしまいます。そこで、SIMVでアシスト換気されない自発呼吸に対しては、プレッシャーサポート（PS［→p59］）という**付加機能を併用して呼吸補助**を行うのが一般的です 図4。

しかし、すべての呼吸に対してアシスト換気が入るわけではないこと、患者は「まったく異なる２つの呼吸パターン」のどちらが次にくるのかわからないことから、医療者が予想しているよりも、呼吸仕事量の軽減効果は弱いのが実情です。

ワンポイント

SIMVの場合、PSは「PCV時は設定された吸気圧」「VCV時は設定された１回換気量と同等もしくは少し少なめ」に設定し、動脈血液ガスデータや１回換気量、呼吸回数を評価しながら調節します。

略語

PS（pressure support）：プレッシャーサポート

図4 SIMVにPSを付加した場合（換気様式：PCV）

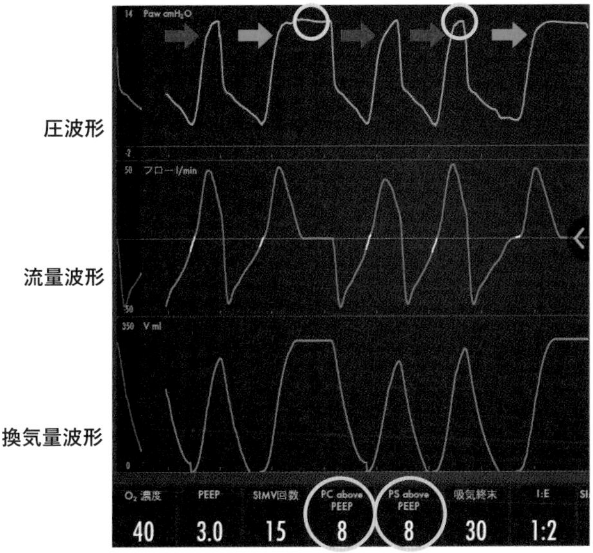

➡アシスト換気

➡PSでの補助

◯吸気圧(PC)とPSを同じ圧に設定しているため、アシスト換気・自発呼吸とも同じ圧まで上昇する
しかし、換気パターンは異なる

3 SIMVの使用頻度は減っている

SIMVは、補助換気の回数を自在に設定できます。

そのため、「急性期の呼吸仕事量が大きいときは換気回数の設定を多くし、呼吸状態の改善に伴って換気回数を減らしていけば、1つのモードで人工呼吸器の導入から離脱までを行えるのでは…！」と思うかもしれません。しかし、実際は、そうではありません。

人工呼吸器離脱モードとしてのSIMVは、自発モードとしてのPSV（圧支持換気）と比べて人工呼吸器離脱期間を延長させ、離脱の成功率も低いという結果が報告されています[1)]。そのため、**SIMVを人工呼吸器離脱目的で使用することは推奨されておらず**、臨床において急性期の患者に対して使用される機会は減少しています。

離脱においては、補助換気が必要な場合はA/C、補助換気の必要がなければCPAP（SPONT）＋PSが選択されます。状況に応じて、APRVが選択されることもあります。

略語

PSV（pressure support ventilation）：圧支持換気

APRV（airway pressure release ventilation）：気道陽圧開放換気

自発モード：SPONT、CPAP、PSVなどがある

SPONTに代表される自発モードは、自発呼吸が主体の換気モードです。

自発モードのベースは、決まった圧を吸気・呼気にかかわらず気道にかけ続ける「PEEP（呼気終末陽圧［→p52］）」です。しかし、**PEEPだけでは呼吸仕事量を軽減できないため**、SIMVと同様に、PSを付加して調整することで、呼吸仕事量の軽減を図ります 図5 。

ワンポイント

このモードは、SPONT、CPAP、PSVの他にも、SPONT＋PS、CPAP＋PSなど、メーカーによって名称（表記）はさまざまです。

図5 自発モード

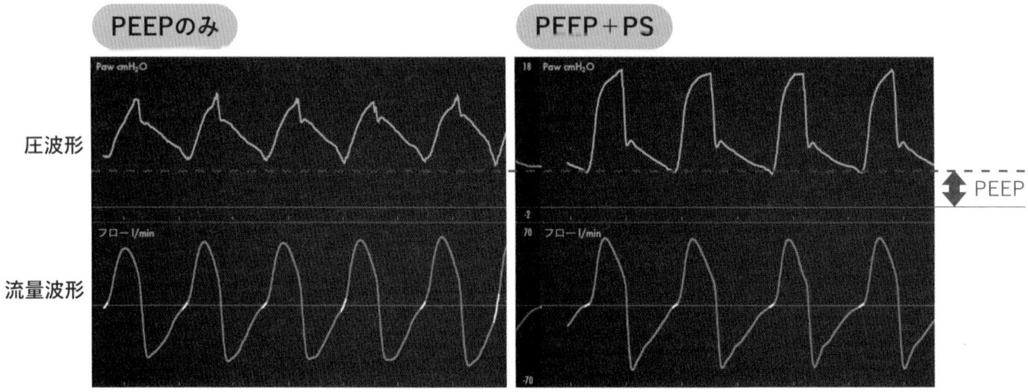

1 「患者の自発呼吸」に依存するため、離脱モードとして有用

自発モードは、患者が息の吸い始めと吸い終わりを決められること、呼吸パターンの大部分が患者に依存することから、自由度が高く、**快適性や人工呼吸器との同調性にすぐれている**のがメリットです。

自発呼吸主体のモードであるため、**鎮静薬や鎮痛薬の減量**を試みることもできます。

人工呼吸器からの離脱や抜管を予定している患者では、「PSを漸減する方法」や「CPAPのみとする方法」で自発呼吸トライアルを間欠的に行い、人工呼吸器からの離脱や抜管が可能であるか評価することができます。（→p220）。

略語

SPONT（spontaneous）：自発呼吸換気

CPAP（continuous positive airway pressure）：持続的気道用圧

PEEP（positive end-expiratory pressure）：呼気終末陽圧

2 「無呼吸アラーム」の設定が不可欠

自発呼吸が主体の換気モードであるため、患者の呼吸仕事量は３つのモードのなかで最も大きくなること、自発呼吸がない（もしくは弱すぎる）患者には使用できないことがデメリットとして挙げられます。

病状の悪化や薬剤の影響、夜間の呼吸パターンの変化などにより、患者の自発呼吸が消失したり弱くなったりすることがあるため、必ず無呼吸アラームを設定し、**バックアップ換気が入ることを確認**しなければなりません。

吸気努力や気道抵抗が非常に高い患者や、リークが多い場合には、使用の可否を慎重に判断する必要があります。

3 「サイクルオフ」は、気道抵抗と肺コンプライアンスをみながら設定する

自発モードに特徴的な設定の１つが「サイクルオフ基準」です。これは、**吸気相から呼気相への切り替えを行うタイミング**の判断基準で、「ターミネーションクライテリア」「Esens」「呼気トリガー」などとも呼ばれます。

サイクルオフは、通常20～30%に設定します。

しかし、**COPDのように気道抵抗が高く**なっているため「最大吸気流量が大きくなく、その後も流量が下がらない」患者の場合、通常の設定では「患者は息を吸い終わって呼気に転じたいのに、人工呼吸器は送気を続けている」状態になります。この場合、サイクルオフを高め（40%程度）に設定すると呼吸仕事量が減少する可能性が示唆されています[2]。

一方、**ARDSのように肺のコンプライアンスが低下**しているため「急速に流量が低下する」患者の場合、通常の設定では「患者はまだ息を吸いたいのに、人工呼吸器は送気をやめている」状態になります。この場合、サイクルオフを低め（10～15%程度）に設定します。

サイクルオフは、高すぎても低すぎても人工呼吸器との非同調を起こし、患者にとって不快となります。呼吸パターンや圧波形・流量波形を注意深く観察する必要があります。

（池本信洋）

アセスメントのヒント

「サイクルオフが25%」に設定されていた場合、吸気開始時の最大吸気流速に対して25%まで流速が減退したところで「患者の呼吸筋が弛緩し始めた」と判断され、圧の供給を停止することで呼気相に転じます。

つまり、サイクルオフを高く設定すれば、吸気流量があまり下がらないうちに吸気が終了し、低く設定すれば吸気流量がかなり下がらなければ吸気が終了しないということになります。

【引用文献】

1）Esteban A, Frutos F, Tobin MJ, et al. A comparison of four methods of weaning patients from mechanical ventilation.Spanish Lung Failure Collaborative Group. *N Engl J Med* 1995; 332: 345-350.

2）Chiumello D, Polli F, Tallarini F, et al. Effect of different cycling-off criteria and positive end-expiratory pressure during pressure support ventilation in patients with chronic obstructive pulmonary disease. *Crit Care Med* 2007; 35: 2547-2552.

IPPV（侵襲的陽圧換気）④付加機能

人工呼吸器の付加機能は、PEEP（呼気終末陽圧）とPS（プレッシャーサポート）の2つです。

PEEP：「肺胞を虚脱させない」ために付加する機能

PEEPは、肺胞を虚脱させないため、呼気終末に気道へずっと圧をかけておく付加機能です。主な目的は、**①酸素化の改善**、**②虚脱性肺障害の予防**、**③呼吸仕事量の軽減**の３つが挙げられます。病態によっては、**④肺水腫の防止**、**⑤肺胞に貯留した空気の開放（内因性PEEPの開放）に伴う同調性の改善**などを目的として、PEEPを付加することもあります 表1 。

略語

PEEP（positive end-expiratory pressure）：呼気終末陽圧

1　PEEPをかけた肺では、虚脱～過膨張までさまざまなレベルの肺胞が混在する

肺全体に病変が広がり（＝びまん性）、肺血管外の水分量が多い患者や、重度の肺胞虚脱がある患者において、PEEPをかけた肺胞は、以下に示す４種類のレベルが混在していると考えられます 図1 。

①過膨張の肺胞：量損傷（volutrauma）や圧損傷（barotrauma）を生じる。肺細葉構造が破壊されれば気胸や気腫を形成する。陽圧換気中の気胸発症は、**心外閉塞性ショックの原因**になることもあり、注意深い観察が必要

②適度な肺胞拡張：肺胞が開放された状態

③虚脱しているが換気が始まると拡張する肺胞（tidal recruitment）：ずり応力が肺胞に炎症をもたらす**虚脱性肺損傷をきたす**

④虚脱したままの肺胞（無気肺）：**肺内シャントの状態**で、肺胞は吸気/呼気相のいずれにおいても拡張せず、酸素化の改善は認めない

重症呼吸不全患者における問題は、上記**①～④の肺胞が混成かつ不均一に存在**していることです。

ワンポイント

肺コンプライアンスの低い患者の頻呼吸（息を吐ききる前に次の吸気が始まる）や、気道抵抗が高い患者の呼気量より吸気量が多くなる場合、air trappingが生じて過膨張となり、圧損傷や換気障害をきたし、低酸素血症や高二酸化炭素血症を呈する恐れがあります。この状況が内因性PEEP（auto PEEP）です。

内因性PEEPがあると、肺胞に残った圧を超えて吸気を行わないと呼吸器が感知しないため、呼吸仕事量が増加します。吸気感知が遅れると**呼吸器非同調**が生じます。

表1 **PEEPの主な目的**

酸素化の改善	●肺胞が虚脱することで生じる**換気量の低下**や**拡散総面積の低下**が関連した酸素化の悪化を防ぐ
虚脱性肺傷害の予防	●肺胞が、虚脱と拡張を繰り返すことで生じる**ずり応力**に関連した虚脱性肺損傷（atelectrauma）を回避する
呼吸仕事量の軽減	●気道を開放しておくことで、**気道抵抗を軽減**し、呼吸仕事量を減らす
肺水腫の防止 肺動脈圧の高い患者、肺血管透過性が高い病態など	●**肺胞における静脈静水圧**（**肺血管の内側にかかる圧**）**を上回る圧**をかけることで、肺水腫の防止につながる →PEEPによって高くなった胸腔内圧は、**左室拍出を容易にする**（左室後負荷を軽減する）ため、左心不全の急性増悪がよい適応となる
内因性PEEPの改善 肺コンプライアンスが低く、呼気量＜吸気量となる患者など	●肺胞に貯留した空気を開放するためにPEEP（counter PEEP）をかける →人工呼吸器が「吸気努力を行わなくても」吸気感知できるようになるため、呼吸器非同調を起こさず、呼吸仕事量も増加させずにすむ

図1 **不均一な病理学的所見が存在する肺のイメージ**

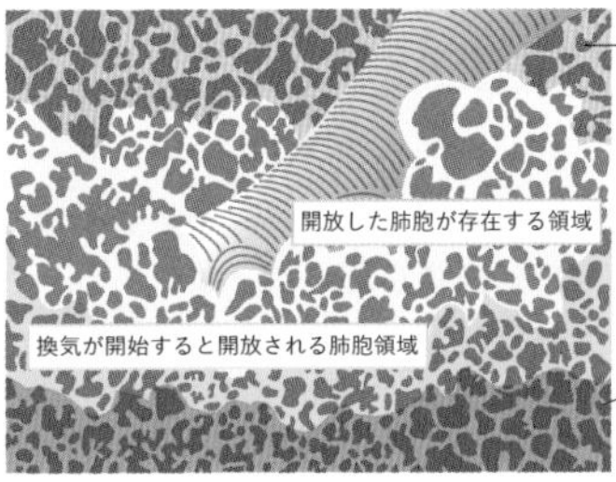

2 重症患者は「適切なPEEP」で管理しないと状態悪化をきたすことも

循環血液量が減少した患者の場合、**高すぎる胸腔内圧は静脈還流の妨げ**になります。さらに肺血管抵抗が増大し、右室拍出量が減少します。その結果、左室への血液流入量が減少し、**心拍出量が減少**します。

左室後負荷が減少すると血圧が低下するため、組織灌流圧（重要な臓器に血液を届けるために必要な圧）も低下し、**臓器障害が進行**し、意識障害の遷延や尿量の減少、肝障害遷延が生じる可能性もあります。

重症患者の臓器障害は、種々の要因が複雑に関連して生じるため、PEEPだけが悪化の原因ではないかもしれません。しかし、**「適切なPEEP」なのか観察**し、定時的に評価し、介入することが大切です。

アセスメントのヒント

頭蓋内圧が高い場合、胸腔圧上昇に伴う静脈灌流の障害、組織灌流（脳血流）の減少、$PaCO_2$上昇による脳血管拡張などが頭蓋内圧上昇を助長するため、高いPEEPでの管理は避けたほうがよいでしょう。

3 PEEP設定変更時の観察：呼吸器系・循環器系パラメータの見かた

PEEPは、低すぎると利点が得られず、高すぎると弊害が強すぎる傾向にあります（後述）。

呼吸器系は「コンプライアンスが最も高くなる」あたり、循環器系は「酸素運搬能が最も高いあたり」に適切なPEEPが存在している印象ですが、現在、どのパラメータに合わせてPEEPをどの程度設定するかは決まっていません。PEEP変更時に注意すべきパラメータと観察点を 表2 に示します。

表2 PEEP変更時の観察点

	観察項目	測定方法	基準値
呼吸器系	PaO_2	ABG	80～100mmHg
呼吸器系	P/F比（PaO_2/F_IO_2）	ABG 計算	400以上
呼吸器系	SpO_2	パルスオキシメーター	94～98%
呼吸器系	１回換気量	呼吸器モニター	6～8mL/kg
呼吸器系	動的コンプライアンス １回換気量/(気道内圧-PEEP)	呼吸器モニター 計算	35mL/cmH_2O以上
呼吸器系	呼吸回数	身体審査	12～18回/分
呼吸器系	呼吸補助筋	身体審査	呼吸補助筋の使用なし
呼吸器系	$PaCO_2$	ABG、E_TCO_2	35～45mmHg
呼吸器系	pH	ABG	7.35～7.45
呼吸器系	肺胞過膨張	呼吸器モニター（P-Vループ） 生体モニター	完全鎮静下で上変曲点以降の換気量が増加 EIT*/CTで過膨張を認めないなど
呼吸器系	肺胞虚脱	呼吸器モニター（PVループ） 生体モニター	完全鎮静下で換気量曲線立ち上がりに異常がない EIT/CTで虚脱を認めないなど
呼吸器系	呼吸音	身体審査	異常音・副雑音なし（両側下葉まで聴取）
循環器系	静脈還流量	生体モニター、身体審査	（通常、心拍出量と同量：2.2L/分/m^2以上）
循環器系	心拍出量	生体モニター、身体審査	（心係数）2.2L/分/m^2以上
循環器系	脈拍	身体審査	60～100回/分
循環器系	心電図	モニター心電図	正常洞調律
その他	ヘモグロビン	ABG、生化学検査	男性：14～18g/dL、女性：12～16g/dL
その他	乳酸値	ABG	18mg/dL未満（２mmol/L未満）
その他	HCO_3^-	ABG	22～26mmol/L

＊EIT（electrical impedance tomography）：電気インピーダンス・トモグラフィ

1 呼吸器系パラメータへの影響

PEEPを増加させると、呼吸器系パラメータにさまざまな影響を生じます 図2。

PaO_2やSpO_2・P/F比など**酸素化能の指標**は上昇しますが、次第に頭打ちになります。１回換気量など**換気能に関する指標**も増加しますが、やはり頭打ちを生じます。そのため、酸素需要が増し、呼吸ドライブが亢進している状態では、**呼吸回数で代償**しようとして、呼吸補助筋の使用（特に上部胸郭の吸息筋群）が生じることもあります。

なお、**肺コンプライアンス**（換気量とPEEPを差し引いた気道内圧の比）は、換気量が頭打ちをきたすと低下し始めるので、人工呼吸器モニターのパラメータをよく観察しましょう。

ワンポイント

呼吸ドライブとは、呼吸中枢が関与する不随意な呼吸システムへの司令のことです。

ワンポイント

換気障害が悪化すると、$PaCO_2$は次第に上昇し、pHが下降して、呼吸性アシドーシスを呈します。

図2 PEEP設定が呼吸器系パラメータに与える影響（イメージ）

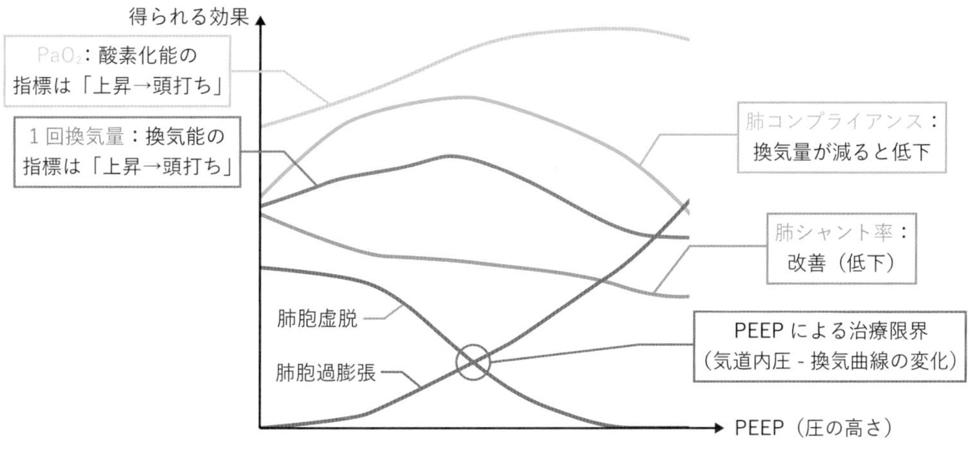

肺シャント率（短絡している血流量と心拍出量の比）は、PEEPを高めると改善していきます。これは、肺胞が膨張してシャント血流が改善したものの、心拍出量は抑制されているためです。臨床で計測するのは困難ですが、イメージができると病態理解につながります。

PEEPを付与すると、肺胞の過膨張は指数関数的に増加しますが、肺胞虚脱は徐々に低下し、肺コンプライアンスが最大になるあたりで底打ちになります。これは「虚脱肺胞がなくなった」わけではなく、PEEPにより開放し得る肺胞が存在しなくなった（**PEEPによる治療限界**がきた）ということを意味します。

肺胞虚脱は、グラフィックモニターの「気道内圧－換気量曲線の下変曲点（LIP）の立ち上がりが遅い」ことで観察されます。上変曲点後の換気量が上昇しないことから肺胞過膨張に気づく可能性もあります。

アセスメントのヒント

肺シャントとは、虚脱して換気のない肺胞を肺動脈血が通過し、酸素化されることなく全身に駆出される現象です。

肺シャント率が改善すると、部分的な呼吸音の改善や捻髪音の消失がみられるかもしれません。

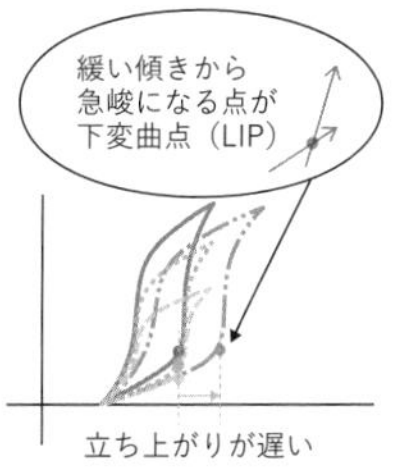

2 循環器系パラメータへの影響

PEEPの増加は、循環器系のパラメータも変動させます 図3 。**静脈還流量**（前負荷）の減少は、**心拍出量**の減少につながります。**酸素運搬能**（酸化ヘモグロビン量と循環血液量の積）は、PEEPを付加した当初は上昇しますが、循環血液量がある一定のところまで減少すると頭打ちをきたし、下降し始めます。これは、酸素化が改善しても、循環血液量が減少すれば酸素運搬能は低下するからです。

アセスメントのヒント

末梢化学受容器が血圧や循環血液量の減少を検知すると、脈拍・呼吸回数はさらに増高します。

低酸素状態になると、不整脈の出現が多くみられます。

略語

ARDS（acute respiratory distress syndrome）：急性呼吸窮迫症候群

3 「適切なPEEP」は、病態によって異なる

PEEPによるパラメータ変動をみるときは「ARDSのようなびまん性肺疾患の患者では異なる結果が得られる可能性がある」ことに注意が必要です。換気能や酸素化の指標で明らかな改善が得られなかったり、治療限界を早く迎えたりするかもしれません。これは 図1 （→p53）

図3 PEEP設定が循環器系パラメータに与える影響イメージ

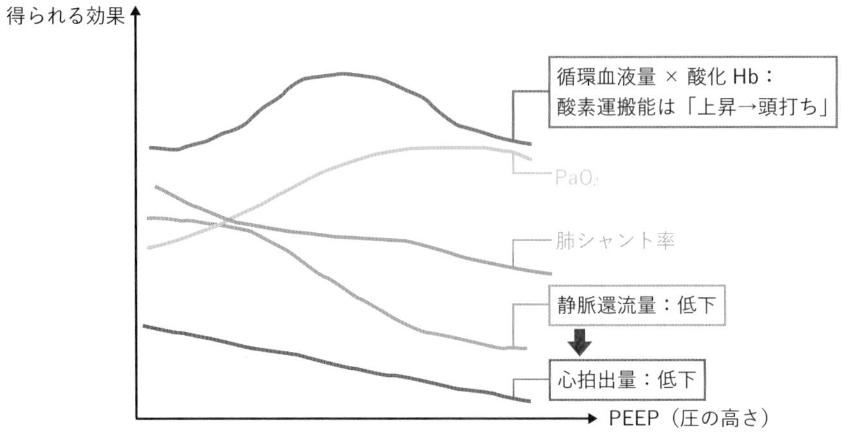

で示したように、病態が不均一であり、重篤かつ複雑に病態が関与し、さまざまな様相を呈する可能性が高いからです。

また、疾患の重症度、個人差（既往歴や予備能の違い）、病態の時期でパラメータの変化に差異が生じる可能性があります。治療や介入に関しては他稿に譲りますが、PEEPを付与すると病態がどのように変化するか予測を立て、いち早く対応できるよう注意深く観察しましょう。

ワンポイント

酸素運搬能が低下すると、組織への酸素需給バランスが崩れ、乳酸値が上昇して代謝性アシドーシスを呈します。

腎血流量が減少するため、尿量は減少します。

4 PEEP初期設定時の観察：各パラメータの目標値

PEEP付与は、病態によっては非常に高い効果が見込めますが、不利益や合併症を招くこともあるため、よく考えて設定することが重要です。

1 現在の主流は「ARDS networkのPEEPテーブル」

ARDS networkのPEEPテーブル 表3 は、簡便かつARDSの病態とリクルートメント（虚脱した肺胞の開放）効果が相関することが知られています。

中等症以上のARDSやコンプライアンスの低い患者には高PEEP、低灌流所見を認める循環動態不良の患者などには低PEEPのほうが使いやすいと思います。

2 プラトー圧：圧損傷を防ぐために重要

プラトー圧（吸気ポーズ圧）は「吸気終末に気流を停止し、気道抵抗を発生させずに測定した圧」です。

肺胞にかかる圧と類推されます。圧損傷を防ぐため、**プラトー圧は30cmH₂O未満で管理**することが望まれます。

ワンポイント

PEEPを決定するための設定方法（呼吸器波形やパラメータ、侵襲的方法、CT、EITの活用など）がさまざまな文献で紹介されていますが、いずれも予後を改善することは証明されていません。

アセスメントのヒント

低灌流所見：四肢冷感、冷汗、乏尿、意識低下、脈拍微弱など。

表3 ARDS networkのPEEPテーブル

低PEEP																	
FIO$_2$（%）	30	40	40	50	50	60	70	70	70	80	90	90	90	100	100	100	100
PEEP（cmH$_2$O）	5	5	8	8	10	10	10	12	14	14	14	16	18	1	20	22	24
高PEEP																	
FIO$_2$（%）	30	30	30	30	30	40	40	50	50	50	60	70	80	80	90	100	100
PEEP（cmH$_2$O）	5	8	10	12	14	14	16	16	18	20	20	20	20	22	22	22	24

- 肺保護換気（1回換気量：予測体重あたり4～6 mL/kg）を行っていれば、高PEEP/低PEEPのどちらを用いても予後に差はないとされる
- PEEPの上限は20cmH$_2$O程度（40cmH$_2$O以上に設定した研究もある）

Brower RG, Lanken PN, et al. National Heart, Lung, and Blood Institute ARDS Clinical Trials Network. Higher versus lower positive end-expiratory pressures in patients with the acute respiratory distress syndrome. *N Engl J Med* 2004; 531: 327-336.

3 経肺圧：虚脱性肺傷害を防ぐために重要

経肺圧（肺胞内外圧較差）は「肺胞が縮もうとする圧に拮抗する圧」です。理論上、経肺圧が陰圧になると、肺胞が虚脱します。

開放可能な肺胞の虚脱性肺傷害を回避するため、**経肺圧が0 cmH$_2$O以上**になるようにPEEPを設定します。

ワンポイント

経肺圧は、「PEEP−（食道内圧−5）」の式で求められます。食道内圧を測定している場合には、指標の1つとして用います。

4 1回換気量：圧損傷を防ぐために重要

肺胞を拡張すると、換気量は増加傾向になります。量損傷を防ぐためには、**大きな換気量に注意**し、1回換気量を理想体重あたり6～8 mL/kg程度に設定するのが妥当です。

呼吸管理中にプラトー圧を維持できない場合は、換気量を4 mL/kgまで下げていきます。

ワンポイント

重症ARDS患者への治療介入として、さらに少ない換気量（3mL/kg）で管理する「超低容量換気療法」が話題になりました。

予後改善が期待されましたが、結果は90日死亡率を改善せず、むしろ有害事象が多かったのでした。

5 肺コンプライアンス：病態改善の指標として用いる

コンプライアンスは30mL/cmH$_2$O以上が望ましいのですが、この値を正常化するために吸気圧設定や換気量設定を変化させる必要はありません。

病態が改善してくると、酸素化と換気量の改善を認めることが多いため、改善の指標としてモニタリングしていきます。

6 駆動圧：ARDSの場合、死亡率を下げるために有用

駆動圧とは「肺胞を広げ、換気量を得るために必要な圧」のことで、15cmH$_2$O未満であることが望まれます。

ARDSでは**低コンプライアンスとなるため、駆動圧が大きく**なります。状態が悪化し、肺が硬くなるとすぐに逸脱しそうですが、**駆動圧の増加に比例してPEEPを段階的に上げる**と死亡率が上昇しなかったということが明らかとなっています。「中等症以上のARDSには高

ワンポイント

ARDSの場合、駆動圧が高いと死亡率が高くなることがわかっています。一方、ARDSではない低酸素性呼吸不全の場合、駆動圧予後と相関しないようです。

駆動圧は、VCVでは「プラトー圧−PEEP」、PCVでは「吸気圧−PEEP」で計算できます。

PEEPが必要」といわれる理由もそこにあるわけです。

駆動圧は、患者が吸気努力をしている場合、過小評価されるため注意が必要です。これは自発呼吸が強いARDS患者を深鎮静にすること、筋弛緩薬を使用することに関係しています。

5　PEEPの強さは「呼吸・循環のパラメータ」を総合的にみながら調整する

前述の 図2 （→p55） 図3 （→p56）のように、PEEPは、高すぎても低すぎても、患者に悪影響を及ぼします。そのため、適切なPEEPを設定・管理することが重要です。

肺胞の過膨張を避け、虚脱と開放を繰り返す肺胞を防ぎ、開放が可能な虚脱した肺胞を換気することです。そのためには、身体所見や呼吸パラメータの情報をしっかりキャッチし、何が起こっているか考えるクセを身につけることが大切です。呼吸回数やSpO_2、PaO_2などの生理学的指標を改善するためだけに呼吸器設定を変更すると、患者の状態・予後を悪化させる可能性があることを理解しましょう。

1　F_IO_2は低酸素にならず、十分な酸素化が得られる値に

原則として**F_IO_2 1.0で開始し、SpO_2 88～95％で管理**できるように、5～10分ごとに5～10％ずつ下げていきます。可能であれば、酸素毒性に伴う傷害を防止するため、F_IO_2は60％未満をめざします。

ただし、致命的低酸素を許容してF_IO_2を60％未満にする必要はありません。また、十分な酸素化が達成できているのにF_IO_2を減量しないことも避けるべきです。

ワンポイント

酸素は猛毒です。高酸素血症は、重症患者の予後を悪くすることが明らかとなっています。

2　設定・調整時には「内因性PEEPの有無」を考える

P/F比は100以上、PaO_2は55～80mmHg程度で管理したいところですが、このパラメータを正常化する目的で設定変更すると、患者に不利益が生じてしまいます。

呼吸回数は10～30回/分の範囲内で管理することが望ましいのですが、**内因性PEEPを生じて呼吸状態や循環動態に影響**がない限り、積極的に介入はしないことが多いです。対症的に鎮痛・鎮静を図り、原因となっている問題の解決が優先されます。

アセスメントのヒント

酸素濃度は物理的に100％を超えることはありません。平均気道内圧を上げるとSpO_2は上昇しますが、平均気道内圧の規定因子（呼吸回数・換気量）を上げると必ず弊害が生じます。一方、低酸素血症は、ある程度までは許容できます（酸素制限療法）。

3　換気障害がある場合は「高二酸化炭素許容換気」

換気が障害されると、二酸化炭素が貯留し、呼吸性アシドーシスを呈します。この場合、**$PaCO_2$は80mmHg未満、pHは7.15まで許容**する高二酸化炭素許容換気が一般的です。

これも高酸素血症と同様で、改善するために換気頻度や吸気時間の変更が必要であり、「$PaCO_2$の適正化」を換気設定の目的とすると肺

ワンポイント

ABG採血は、設定変更後10分程度で採取可能です。

障害を伴う弊害などが生じてしまうため、ある程度は許容するほうが安全なのです。

呼吸や循環動態が変化しているときは状態評価のために、定期的にABG（動脈血液ガス）採血が必要なことが多いです。

略語

ABG（artery blood gas）：動脈血液ガス

4 循環動態が変動しているときは低PEEPで安定を図る

高PEEP管理が続いた場合や長期にわたって換気障害が生じた場合、胸腔内圧が上昇し、静脈還流量が減少することがわかっています。肺循環の高血圧状態は、心拍出量をさらに減少させます。

組織低灌流状態の患者が循環に変調をきたすと、臓器障害が進行して生命予後に関係するため、PEEP付与は難しいです。特に、循環血液量減少状態やショック状態にあるときはPEEPを低くし、循環の安定を図ることが一般的です。そのため、低PEEPテーブルを用いることが妥当かもしれません。

治療限界がみえるときやECMO導入基準に該当するようであれば、本人・家族と医療チームで、今後の治療方針について、よく検討します。ECMO導入が濃厚であれば、夜間などの人が少ない時間を避け、各関連部署に連絡を取り、導入準備にとりかかりましょう。

アセスメントのヒント

肺循環の高血圧状態（右心系の後負荷）は、左心系の前負荷を減らすため、心拍出量が減少します。

略語

ECMO（extracorporeal membrane oxygenation）：体外式膜型人工肺

PSは「人工呼吸器離脱の過程」で付加されることが多い

PS（圧支持）は「自発吸気を感知すると、設定された圧まですみやかに上昇させる」付加機能です。これにより、**吸気圧を補助することで呼吸仕事量を減少**させ、換気量を増加させます。患者が主体的に行う換気であるため、A/Cのような機械主導のモードよりも呼吸器同調性が高いといわれています。

近年では、「SIMVを介さず、PSVに準じた自発モードに移行して抜管を行う」ことで、呼吸器装着日数短縮や呼吸器合併症発生率の低下、ICU滞在日数の減少、入院コストの減少などさまざまな利点があるといわれる**SBT（自発呼吸試験）が普及**してきています。そのため、SBT開始可能な条件（状態の安定）が揃えば、すぐにでも開始します。人工呼吸器を離脱する過程で使用する最もポピュラーな付加機能といえるでしょう。

略語

PS（pressure support）：圧支持

SIMV（synchronized intermittent mandatory ventilation）：同期式間欠的強制換気

SBT（spontaneous breathing trial）：自発呼吸トライアル

1　PSがサポートするのは「吸気時」だけ

PSは、呼吸仕事量を減少させる効果的な付加機能ですが、呼気終末まで圧を維持しないため、酸素化補助能力は低いです。PEEPを付加する以外に肺胞を開存させて酸素化を補助する能力はほとんどありません。

そのため、P/F比が低値で呼吸不全の改善がみられない酸素需要の高い患者やショック状態などの患者の場合、PSだけでは換気が不十分かつ呼吸仕事量が改善せず、病態を悪化させてしまう恐れがあります。病態をよく考えて使う必要があります。

2　設定変更時の観察：「非同調のサイン」を見落とさないことが大切

SBTが可能ならPSを５cmH₂Oまで下げるのが一般的です。設定変更前に「離脱する条件から逸脱していないか」をよく確認することが大切です。変化を比較できるように、事前に身体所見やパラメータを観察します。

最大のポイントは、入院時と比較して、**病態が改善傾向にあるかの判断**です。胸部X線やABG、呼吸器パラメータ、身体所見を加味した情報をチームで共有し、よく話し合います。

PS変更に伴って同調性が変調すると、呼吸回数の促迫や呼吸困難が出現します。特に肺の予備能が少ないCOPD患者や長期人工呼吸器装着患者、びまん性病変が器質化した患者、呼吸筋障害を生じている患者などは、健常成人では感知できないような**微少な設定の変化に影響を受ける**ことがあります。非同調が起こっていないか呼吸器モニタリングを行い、異常があればすみやかに包括指示に沿って対応しましょう。

アセスメントのヒント

COPDや喘息、循環器疾患などの併存症がある患者は、人工呼吸器離脱が困難になることが予測されます。既往症や内服薬などの患者情報も確認しておきましょう。

3　患者と人工呼吸器との同調性は「PEEP」「PS」の適切な使い分けがポイント

呼吸器非同調性換気は、**①吸気の開始**（トリガー）、**②吸気圧と吸気流量の制御**（リミット）、**③吸気から呼気に転じるタイミング**（サイクル）に問題があるときに生じます。

非同調を生じている患者は、人工呼吸器離脱が困難になることが多いです。

1 「吸気の開始（トリガー）」は、PEEPと深い関連をもつ

内因性PEEPが存在する場合は、残留したPEEPに打ち勝って吸気しなければならず、**非効果的なトリガー設定であれば呼吸仕事量が増加**します。

内因性PEEPが生じうるのは「COPD患者で動的気道閉塞が生じるとき」と「頻呼吸で呼気が終了する前に吸気が開始するとき」の２つの場面です 表４。

ただし、内因性PEEPがあるようなCOPD患者は、慢性的に二酸化炭素が貯留しており、延髄にある呼吸中枢の求心刺激が酸素に依存している状態です。そのため、換気量を減少させると酸素化を悪化させ、さらに頻呼吸になる可能性があります。

2 PSにも限界はある

PSは患者の自発呼吸に合わせて一定の圧支持を行うため、酸素需要が増加している場合は患者が必要としている換気量が補助できていない可能性があります。そのため、患者の呼吸仕事量が増加し、非同調が生じます。

対応の基本は「**酸素需要を増加させるイベントの改善を図る**こと」です。流速や支持圧の再設定でも対応可能ですが、状態が落ち着けば過剰な流速が患者の同調性を損なうことも考えられ、過剰に圧補助することになります。

そもそも、圧支持の設定が適切かどうか臨床で判断すること自体が困難です。もし、非同調換気が改善せず呼吸状態が悪化するようであれば、PSで補助を行う対応の限界でしょう。すみやかに医師に相談し、換気モードの設定変更や医学的介入を検討しましょう。

アセスメントのヒント

内因性PEEPは、呼気ポーズをすることで計測できますが、自発呼吸時は測定が難しく、頻呼吸患者では測定できないこともあります。

ワンポイント

自動トリガーとは、体動や心臓の拍動、回路結露の貯留による揺れに反応して送気を始めてしまうことで、これも非同調の原因となります。

ワンポイント

呼吸仕事量が増加すると、進行する換気量の減少や呼吸回数の上昇、下に凹んだ気道内圧波形が出現する可能性があります。

アセスメントのヒント

酸素需要が増すイベントの例

①**酸素供給の問題**：原疾患の悪化で心拍出量低下や循環血液量減少が生じたとき

②**酸素運搬の問題**：出血、低栄養、消耗など

③**酸素消費の増大**：発熱、疼痛、興奮など

表４ 内因性PEEPが生じる２つの場面

	COPD患者で動的気道閉塞が生じるとき	頻呼吸で呼気終了前に吸気が開始するとき
場面	●下部胸郭の呼吸補助筋の使用（呼気努力） ●呼気時の連続性副雑音	●流速曲線の異常（呼気で基線に戻る前に吸気が開始する、呼吸休止期の消失） ●呼吸回数30回/分以上、換気量の減少
特徴	気道抵抗（基準値：２～３cmH_2O/L/秒）が高い ●圧障害に特に注意が必要 ●**PEEP付与では改善しない**ことが多い	酸素消費量が増えるイベント（発熱や疼痛、排便、体動など）の発生 ●**PEEP付与が奏効**することがある
対策	吸気トリガーの感度を上げる ●感度を上げすぎると、自動トリガー（非同調の原因）を引き起こすことがある ●医師に報告し、病態が悪化しているようなら離脱延期の検討、鎮痛・鎮静薬投与の開始、適正換気モードへの検討が必要	呼気を延長させるための対策をとる ●酸素消費量を増加させている原因の除去、鎮痛・鎮静薬投与、適切な換気モードへの変更などの医学的介入を考慮

3「吸気から呼気に転じるタイミング（サイクル）」は病態によって異なる

肥満患者や**コンプライアンスが不良な患者は呼気相が短縮**します。設定した圧支持では不十分であることが多く、呼吸仕事量増加を見落とすことがあり、注意が必要です。

気道抵抗が強い患者の場合、吸気相が延長し、十分な呼気相を確保できないため**換気が不十分になる**可能性があります。このことが、内因性PEEPの原因につながり、非同調を引き起こす可能性が高まります。換気量が減少するため**呼吸代償が働く**ことから、呼吸回数の増加、呼吸補助筋の使用がみられるかもしれません。

一般的にPSの吸気相終了は「流量低下割合が最大吸気流量の25%に達した段階で、呼気相に転じる」ように設定します。そのため、可能であれば、**流量低下割合の設定を調整**します。それでも改善がみられなければ、状態悪化の徴候を見落とさず医師に報告し、換気モードの設定変更や医学的介入を検討すべきです。

このように、人工呼吸器同調性が高いPSであっても、非同調が生じる可能性はあります。

非同調は、呼吸仕事量の増加を引き起こし、酸素消費量が増大する重篤な患者にとっては予後にかかわる問題です。常に患者の傍にいる看護師の観察が、病態改善のカギとなることを、忘れてはいけません。

（本田　稔）

ワンポイント

呼吸補助筋の使用は、特に下部胸郭から腹部の呼息筋群でみられます。

【参考文献】

1）岡本和文，関口幸男，今村浩：急性呼吸不全における最良のPEEP．日集中医誌 2003；10（3）：155-163.
2）横堀將司：頭蓋内圧モニタリングと管理―頭蓋内圧亢進への対処法．INTENSIVIST 2013；5（3）：525-537.
3）Brower RG, Lanken PN, MacIntyre N, et al. Higher versus lower positive end-expiratory pressures in patients with the acute respiratory distress syndrome. *N Engl J Med* 2004; 351（4）：327-336.
4）Amato MBP, Meade MO, Slutsky AS, et al. Driving pressure and survival in the acute respiratory distress syndrome. *N Engl J Med* 2015; 372（8）：747-755.
5）田中竜馬；Dr竜馬の病態で考える人工呼吸管理．羊土社，東京，2014.
6）山下智範，内山昭則：pressure support ventilation（PSV）．INTENSIVIST 2018; 10（3）：609-620.
7）板垣大雅，西村匡司：Patient-ventilator asynchrony（患者－人工呼吸器非同調）．日集中医誌 2017；24（6）：605-612.
8）Richard HK, Michael AM. Hyperoxic acute lung injury. *Respir Care* 2013; 58（1）：123-141.

IPPV（侵襲的陽圧換気）
⑤グラフィックの見かた

グラフィックは、数値に現れる前の異常に気づける有用なツールです。

人工呼吸器は生命維持装置の1つです。しかし、適切に設定・管理されないと院内死亡率が高まる[1]という報告があるように、患者にとって侵襲的な処置でもあります。そのため、人工呼吸管理では、異常を早期に発見し、対応する力が不可欠です。

3つの基本波形：縦軸と横軸の関係をみる 図1

グラフィックの基本波形は、①**圧波形**、②**流量波形**、③**換気量波形**の3つです。

圧波形（圧-時間曲線）には、生体内の圧力を表す「水柱センチメー

アセスメントのヒント

人工呼吸器の圧とは「回路内にかかる圧力」のことで、気道抵抗やコンプライアンスがあります。

図1　3つの基本波形（VCVの例）

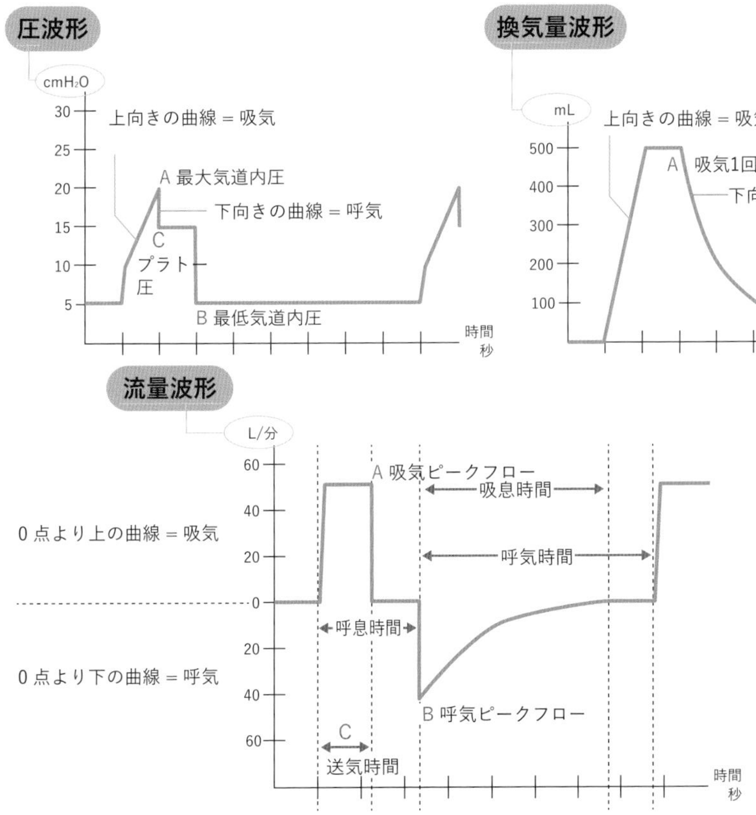

略語

VCV（volume control ventilation）：量規定換気

Vt（tidal volume）：1回換気量

Ti（inspiration time）：吸気時間

EIP（end-inspiratory pause）：プラトー

トル（cmH_2O）」という単位が用いられます。

換気量波形（換気量-時間曲線）には、液体や気体の量を表す「ミリリットル（mL）」という単位が用いられます。

流量波形（流量-時間曲線）には、1分間に流れるガスの量、すなわち空気の流れやすさを表す「リットルパーミニッツ（L/分）」という単位が用いられています。酸素流量計で用いられる単位と同じと考えると、イメージしやすいかもしれません。

> **ワンポイント**
> EIPは「患者と機械の間で空気の流れがない時間」のことです（送気後に吸気弁・呼気弁の両方を閉じることで生じます）。このときの圧が、コンプライアンスの指標の1つである**プラトー圧**です。

正常波形：グラフィックで見る換気様式の特徴

各換気様式の正常波形を理解すると、異常波形が生じた際のすみやかな対応につながります。しっかり押さえておきましょう。

1　VCV（量規定換気）では圧波形と流量波形に注目 図2

VCVは「1回換気量（Vt）、吸気時間（Ti）、吸気フロー、プラトー時間（EIP）」を設定する換気様式です（→p39）。

VCVでは、換気量を設定するため、CO_2のコントロールが容易ですが、コンプライアンスや気道抵抗に影響を受けます。そのため、圧波形と流量波形に注目して観察します。

図2 VCVの正常波形

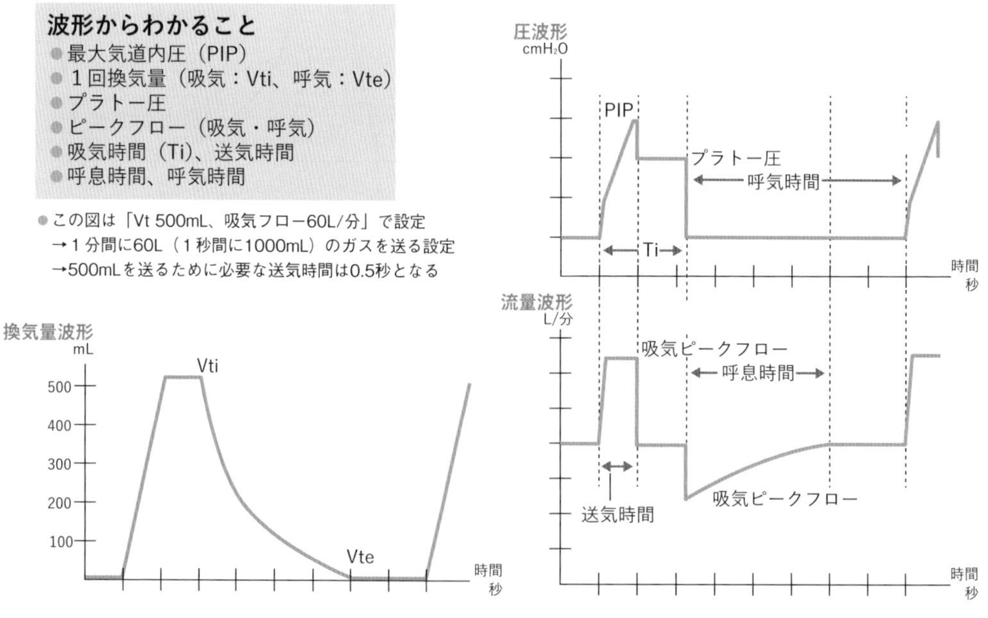

2 PCV（圧規定換気）では流量波形と換気量波形に注目 図3

PCVは「吸気圧（PC）、Ti、吸気立ち上がり時間」を設定する換気様式です（→p43）。設定した圧を、吸気時間のあいだ保持するために必要な吸気フローが調整されます。つまり、送気方法が圧と時間なので、換気量が保証されない、ということです。

基本的に**圧波形は一定**となるため、変化を生じる流量波形と換気量波形に注意した観察が必要です。

ワンポイント

設定圧を吸気時間保つための「吸気フローと送気時間」は人工呼吸器によって調整されます。

略語

PCV（pressure control ventilation）：圧規定換気

PC（pressure control）：吸気圧

図3 PCVの正常波形

波形からわかること

- 最大気道内圧（PIP）
- 送気時間、呼息時間
- 吸気時間（Ti）、呼気時間
- ピークフロー（呼気・吸気）
- 1回換気量（吸気：Vti、呼気：Vte）

●この図は「PC 20cmH₂O、Ti 1.0秒、吸気立ち上がり時間0.2秒」で設定

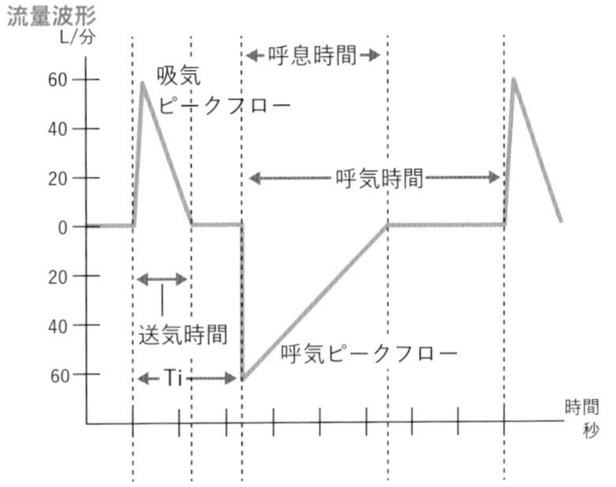

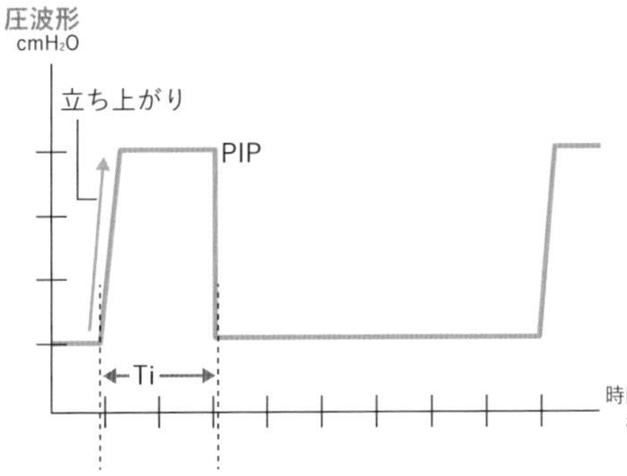

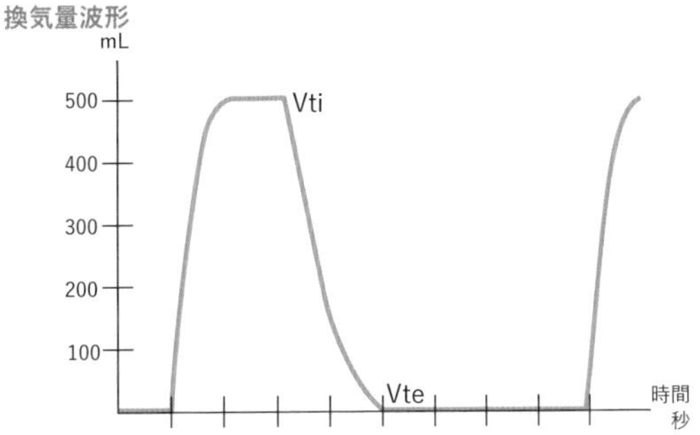

3 PS（サポート圧）を付加するときは、グラフィックだけでなく患者状態にも注目する 図4 （→p66）

PSを付加するときは「サポート圧（PS）、吸気立ち上がり時間、呼気感度（Esens）」を設定します。

患者の自発呼吸を軸とするため、**すべてのグラフィック波形が変化**します。トラブル発生時には強制換気への変更も検討されます。些細な変化にも目を向け、患者の呼吸状態と合わせて観察・評価する必要があります。

略語

PS（pressure support）：サポート圧

図4 PSを付加したときの正常波形

波形からわかること
- 最大気道内圧（PIP）
- 吸気努力（トリガー）
- サイクルオフ（Esens）
- ピークフロー（吸気・呼気）
- 吸気時間、呼気時間
- 送気時間（Ti）＝呼息時間
- 換気量（吸気、呼気）

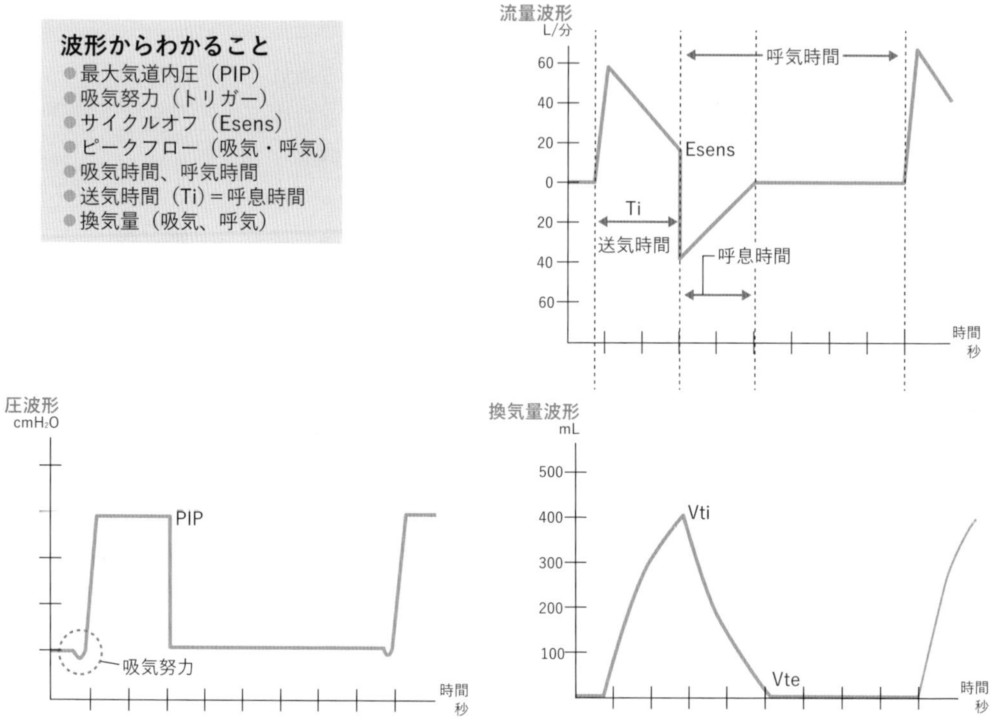

吸気時間はEsensによって変化します図5。Esensは「最大吸気流量を100%としたとき、何%まで低下したら呼気に転じるか」の設定で、サイクルオフ値とも呼ばれます。

アセスメントのヒント
PSは自発呼吸があることを前提とした設定です。「吸気の終了」のタイミングが患者の吸気努力に依存するので、吸気努力がなければ吸気が開始されません。

図5 流量波形でみるサイクルオフ値（Esens）と送気時間

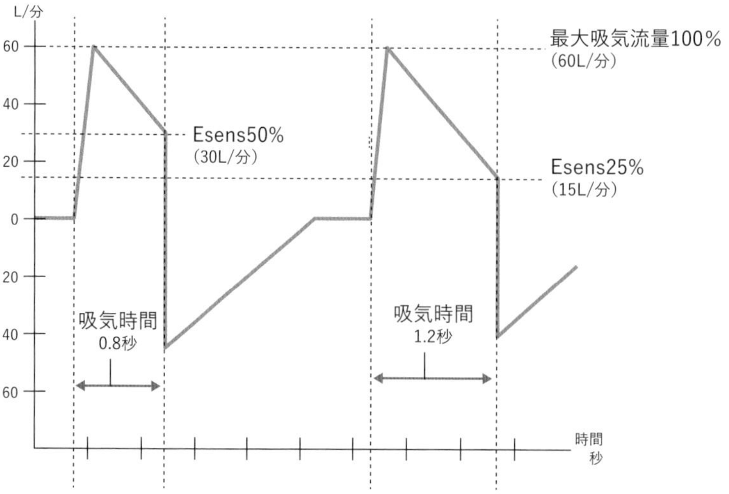

この図は「PS 20cmH₂O、吸気立ち上がり時間0.2秒、Esens 25%」で設定
①患者の吸気努力をトリガーした際、0.2秒で目標サポート圧まで吸気を支持
②吸気フローが最大吸気流量60L/分 の25％（15L/分）の段階で呼気に転じる

異常波形を見たら、まず「時期」を特定する

グラフィックのメリットは「数値では気づけない微細な異常に気づけること」です。常日ごろからグラフィックを見るクセをつけ、「何か変」という懸念をもてるようにすることが重要なのです。

グラフィックの異常について考えるポイントは**「いつ」「何が」変なのか**、という点です。異常の時期を特定すれば、**どの設定が問題なのか**がみえてきます。

ワンポイント

異常の時期は、①吸気の開始（呼気の終わり）、②吸気中、③吸気の終わり、の３つに分けて考えます。

1 よくみられる異常①：換気量・吸気圧の過不足

換気量や吸気圧の不足は、非同調によって患者に苦痛をもたらす可能性があります。以下のような波形が頻発し、酸素化の低下や「苦しそうな表情」がみられた場合は医師に報告します。１回換気量・吸気フローの増加や、吸気時間を短くするなど設定変更を考慮する必要があるためです。

ワンポイント

医師を待つ間、バッグバルブマスクなどを用いて補助換気を行います。自発呼吸がある場合、患者の自発呼吸に合わせて換気を行うのがポイントです。

1 VCV：「吸気中」の圧波形と流量波形に注目 図6

送気フローよりも自発呼吸の吸気流量のほうが多い場合、**流量波形は一定なのに、圧波形の吸気圧が上昇しない**状態となります 図6-A。１回換気量の不足、吸気フローの不足や、吸気時間が長すぎるなどが原因として考えられます。

図6 換気量・吸気圧の過不足：VCVの場合

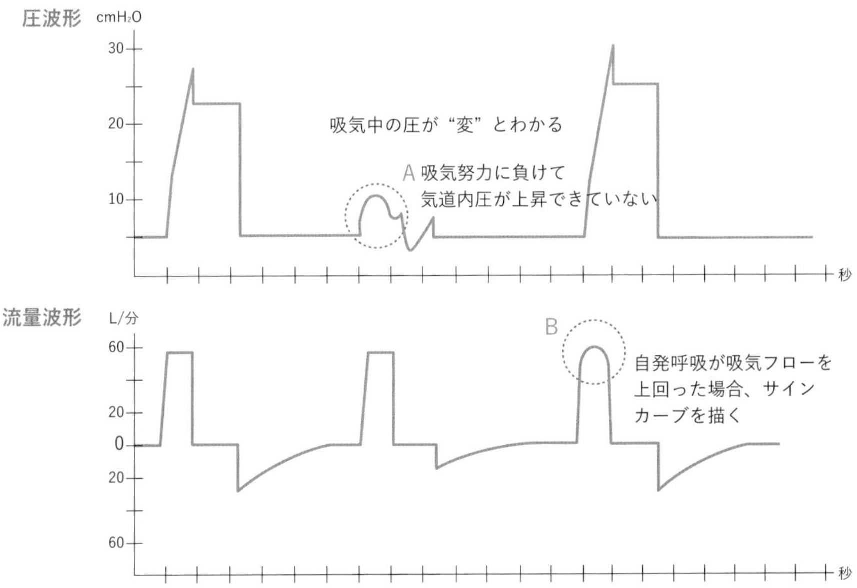

反対に、吸気フローを上回る自発呼吸が出た場合、流量波形が矩形波ではなく**サインカーブ**（弧を描くような波形）となります 図6-B 。

アセスメントのヒント

サインカーブは、自発呼吸における吸気波形の特徴で、努力呼吸の際に認められることが多いです。人工呼吸器のサポートを受けられていない状況なので、設定変更について医師に相談しましょう。

2 PCV：「吸気の開始・終了」の圧波形と流量波形に注目 図7

吸気立ち上がり時間が短すぎる場合、**圧波形の吸気開始時に異常**が現れます 図7-A 。急激に圧が上昇した結果、オーバーシュートしている状態です。

吸気時間が長すぎる場合には、圧波形の「吸気の終わり」に異常が現れます 図7-B 。息を吐き始めているのに呼吸器が空気を押し込んでくるため、吸気の最後で圧が上昇している状態です。このときの流量波形を見ると、**呼息時間が短縮**して、息こらえが生じていることがわかります。

逆に、吸気時間が短すぎて吸い足りない状態の場合には、流量波形の吸気の終わりに異常が現れます 図7-C 。PSを付加したときのグラフィックのように、**基線に戻る前に呼気に転じる**のが特徴です。

ワンポイント

「吸気の開始」の異常は、PCVだけでなくPSを付加したときにもみられます。

図7 換気量・吸気圧の過不足：PCVの場合

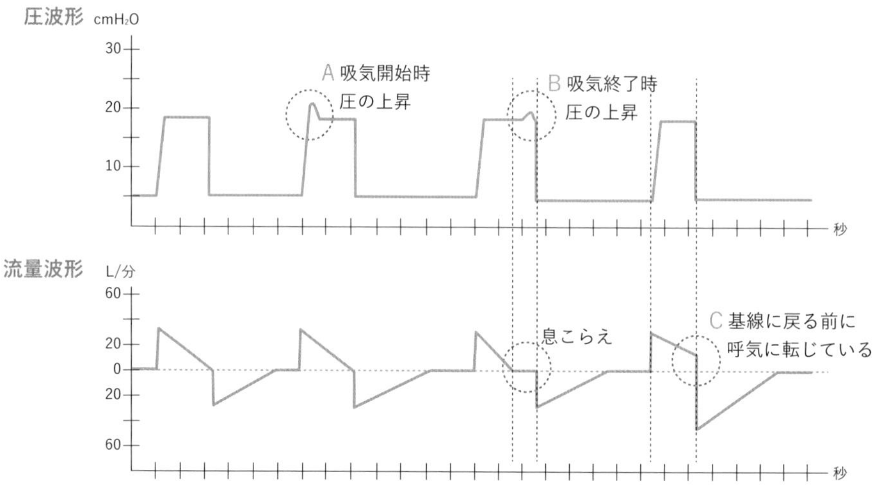

2 よくみられる異常②：コンプライアンスの低下

コンプライアンスは肺の硬さを表す指標です。コンプライアンスが低下すると、肺が膨らみにくく、縮みやすくなります。

コンプライアンス低下の原因は、心不全などによる胸水貯留、肺水腫、肺炎、ARDS、気胸、無気肺などさまざまです。原疾患の治療を行ったうえで、患者の呼吸状態や換気量、最大気道内圧の値など、どこまで許容できるのか、利点と欠点を統合的に考慮しながら設定を変

ワンポイント

肺や胸郭の状態による静的コンプライアンスと、気道抵抗の影響も受ける動的コンプライアンスがあります。

略語

ARDS（acute respiratory distress syndrome）：急性呼吸窮迫症候群

更していく必要があります。

1 VCV：「吸気中」のプラトー圧と呼気ピークフローの上昇に注目 図8

VCVでは、換気量が低下することはありません。しかし、肺が膨らみにくいため、圧波形で吸気の立ち上がりが急峻になり、**最大気道内圧とプラトー圧が上昇**します 図8-A。また、肺が縮みやすいため、**呼気ピークフローが増加**し、呼息時間が短縮します 図8-B。

コンプライアンスを考える際には、**プラトー圧とPEEPに注目**します。PEEPが一定の場合、プラトー圧が上昇するとコンプライアンスは低く、低下すると高くなります。逆に、プラトー圧が一定の場合、PEEPを上げるとコンプライアンスは高く、下げると低くなります。

図8 コンプライアンス低下：VCVの場合（1回換気量500mLの例）

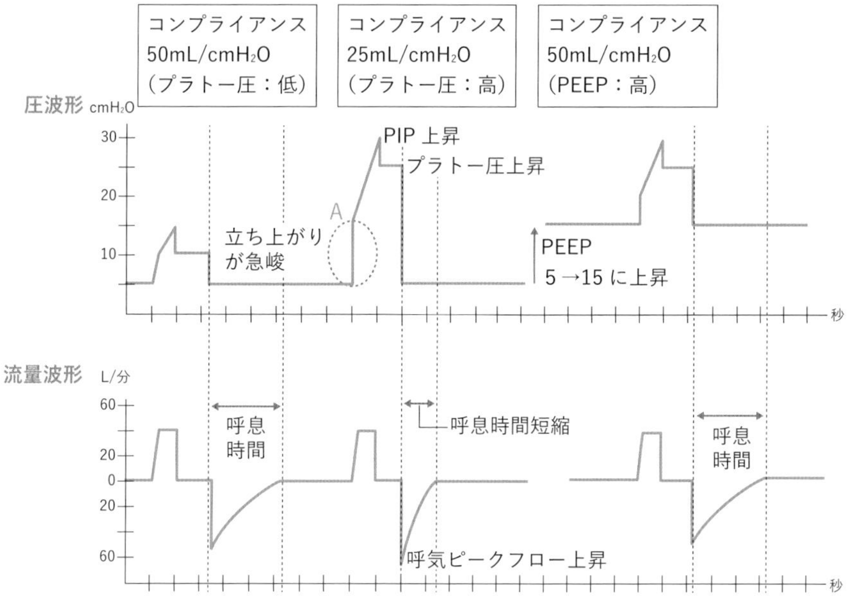

2 PCV：同じ設定圧なら換気量低下を見逃さない

徐々にコンプライアンスが低下した場合の波形を 図9（→p70）に示します。設定圧を変更していなければ、すぐに設定圧に達することで送気時間が短縮 図9-A→B→C するため、1回換気量は低下します。また、VCVと同様に、呼息時間も短縮 図9-A'→B'→C' します。

換気量が低下した結果、**呼気に入る前に、新たに送気が開始される**ことがあります 図9-D。これは2段呼吸といい、患者が「もっと吸いたい」と吸気努力をしたことを感知したことで生じます。患者にとって苦痛なだけでなく、肺胞の圧・容量損傷の要因となるため、早期に介入が必要です。

アセスメントのヒント

コンプライアンスは「容量変化÷圧変化」で求めます。このときの圧変化は「肺胞にかかる圧力」を指すため、プラトー圧を用います。つまり「1回換気量/（プラトー圧−PEEP）」で求める、ということです。**値よりも計算式の成り立ちに注目**してみましょう。

図 9 コンプライアンス低下：PCVの場合（徐々にコンプライアンス低下した例）

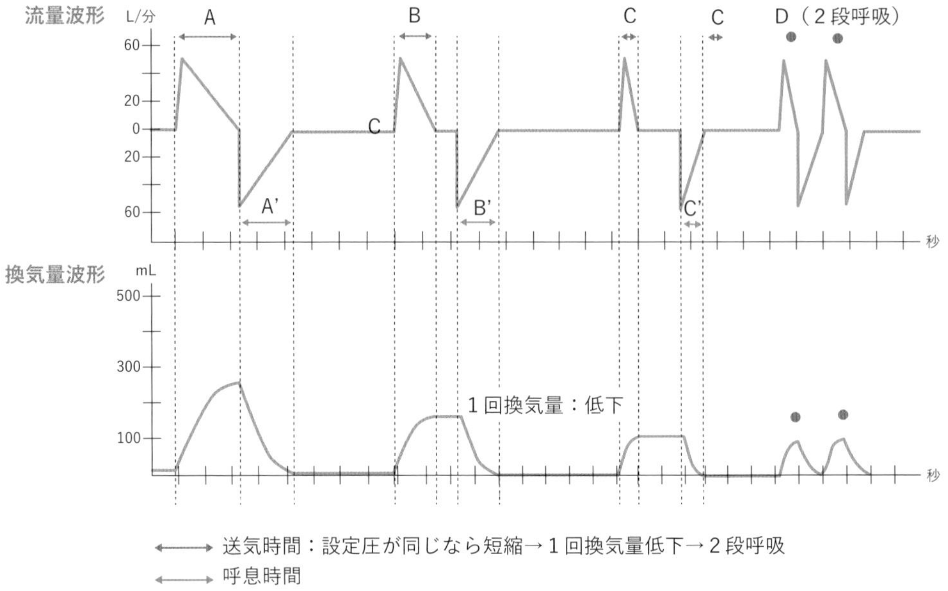

合わせて知りたい：コンプライアンスを「P-Vループ」でみる

コンプライアンスを考慮する際に役立つのが「P-Vループ（圧-換気量曲線）」です。P-Vループでは、吸気開始点と圧-換気量の最高点を結んだ線の傾きの変化をみることでコンプライアンスを知ることができます。

硬い肺は膨らみにくいため換気量が低く、圧は高くなります（C→B→A）。また、コンプライアンスが改善していくと、低い圧で多くの換気量を得ることができます（A→B→C）。

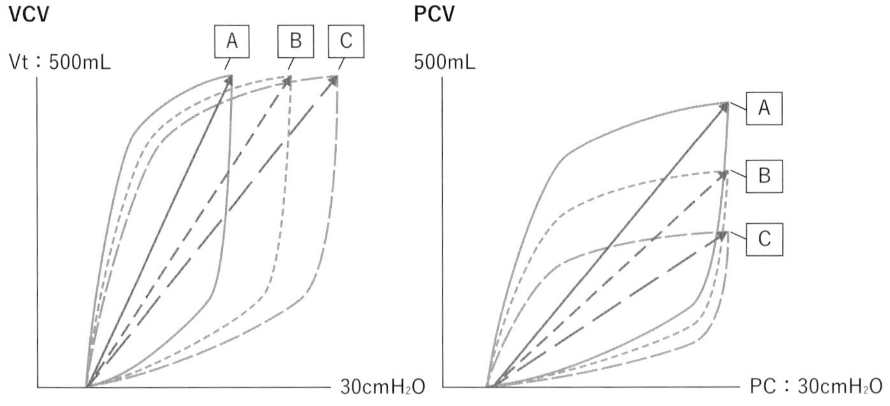

3 よくみられる異常③：気道抵抗の上昇

気道抵抗は、空気の通りやすさの指標です。気道抵抗が上昇すると空気が通りにくくなり、低下すれば通りやすくなります。

1 VCV：「吸気中」の気道内圧上昇、呼気フローの異常に注目 図10

気道抵抗が上昇すると空気の流れが悪くなるため、設定した吸気フローで送気する**VCVでは最大気道内圧が上昇**します。一方、プラトー圧は気道抵抗の影響を受けません。

息が吐き出しにくくなるため、設定できない呼気相において、**呼気ピークフローの低下、呼息時間の延長** 図10-A→A' を生じます。

さらに気道抵抗が上昇すると、呼息時間がもっと延長し、十分に息を吐き出すことができないまま次の吸気に転じてしまうことがあります。これが**「エアトラップ」や「オートPEEP」**と呼ばれる異常です。放置すると胸腔内圧が徐々に増加し、心臓への静脈還流が妨げられ、心拍出量の減少や血圧低下をきたすこともあるので見逃さないようにしましょう。

ワンポイント

気道抵抗が上昇する原因には、喘息や肺気腫、分泌物や気道の浮腫による気道狭窄などの肺の異常、気管チューブの径・先端の位置、気道内分泌物の貯留による狭窄など気管チューブの異常があります。

ワンポイント

気道抵抗は「圧較差/フロー」で求めます。つまり「最大気道内圧−プラトー圧（cmH₂O）/フロー（L/秒）」ということです。**値よりも式の成り立ちに注目**してください。

前半の圧部分が高いほど、後半のフローが小さいほど気道抵抗が高くなることがわかります。

図10 気道抵抗上昇：VCVの場合（１回換気量500mLの例）

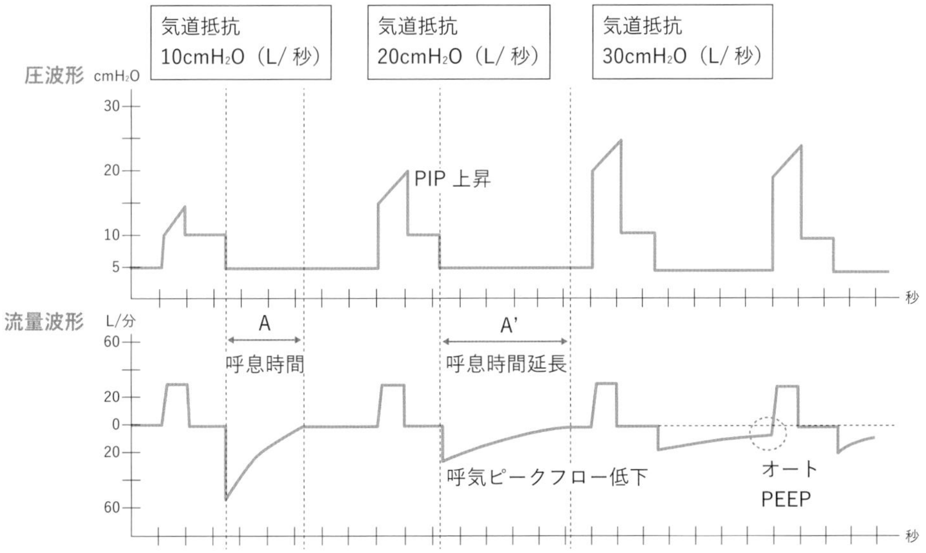

2 PCV：「吸気開始（呼気の終わり）」の流量波形に注目

徐々に気道抵抗が上昇した場合を 図 11 に示します。

空気の流れが悪いため、フロー波形において**吸気・呼気ともにピークフローが低下**し、**送気時間の延長** 図 11-A→A'→A" 、**呼息時間の延長** 図 11-B→B'→B" が生じます。

吸気時間が十分に保てていれば１回換気量は低下しません。しかし、さらに気道抵抗が上昇すると、送気終了前に設定吸気時間を終えてしまう 図 11-A" ため、１回換気量が低下します。

呼息時間も同様で、前述したオートPEEPを生じます 図 11-D 。

図 11 気道抵抗上昇：圧換気の場合

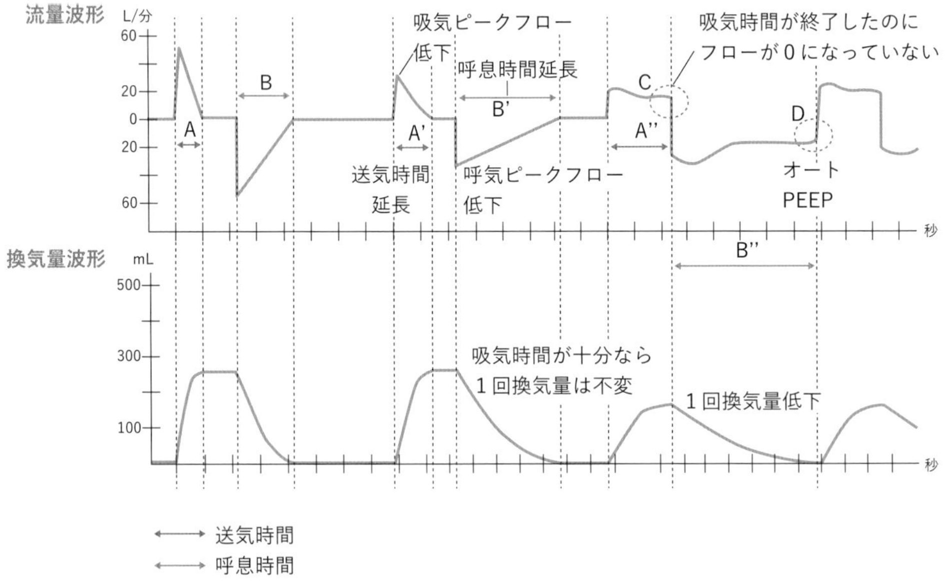

4 よくみられる異常④：ミストリガー

次頁に示した 図 12 のように、**圧波形では基線より下向きの凸**波形、**フロー波形では基線より上向きの凸**波形となっているのがミストリガーです。

ミストリガーは、トリガー感度が高い場合や、自発呼吸の減弱、呼吸筋の低下、オートPEEPなどが原因で起こります。トリガー方法や感度を検討しましょう。

図12 ミストリガー

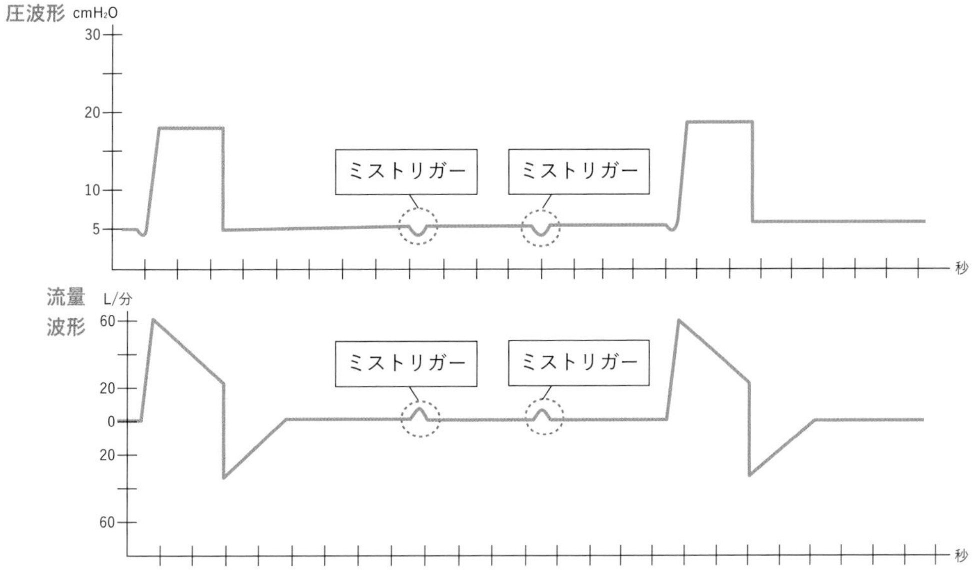

合わせて知りたい：オートPEEPを「F-Vループ」でみる

オートPEEPの特徴は「流量波形において、**呼気が0点に戻っていないのに次の吸気が始まっている**」ことだと述べました。この変化を最も鋭敏に示すのが、フロー換気量曲線（F-Vループ）です。

F-Vループで「呼気が開始点に戻らない場合（A）」は、リークやエアトラップが示唆されます。また、リークの場合、換気量波形において吸気換気量と呼気換気量の差が生じていることに気づけます。

F-Vループで異常が疑われた際には、フロー波形と換気量波形を確認しましょう。

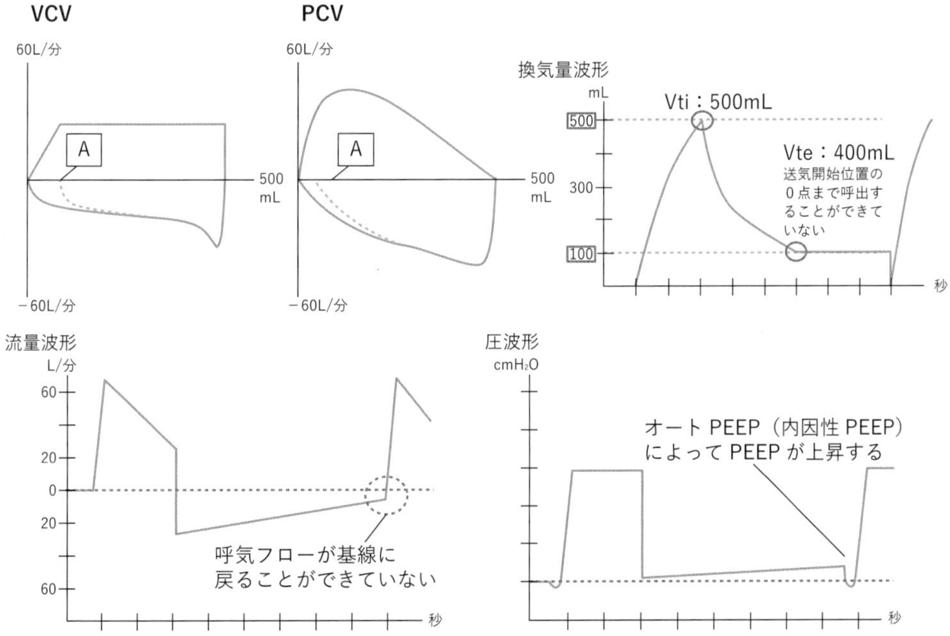

5　よくみられる異常⑤：オートトリガー

図 13 のように、**圧波形で下向きの凸**波形、**フロー波形で上向きの凸**波形が、規則的に出ているのがオートトリガーです。これは、人工呼吸器が、患者の吸気努力以外をトリガーしている状況です。

オートトリガーの原因は、低すぎるトリガー感度、人工呼吸器回路内の結露、気道分泌物などです。

（角田直也）

アセスメントのヒント

図 13 の最後の呼吸はバッキングといい、回路内の結露や、分泌物で咳嗽反射が生じた際に生じます。

図 13 オートトリガー

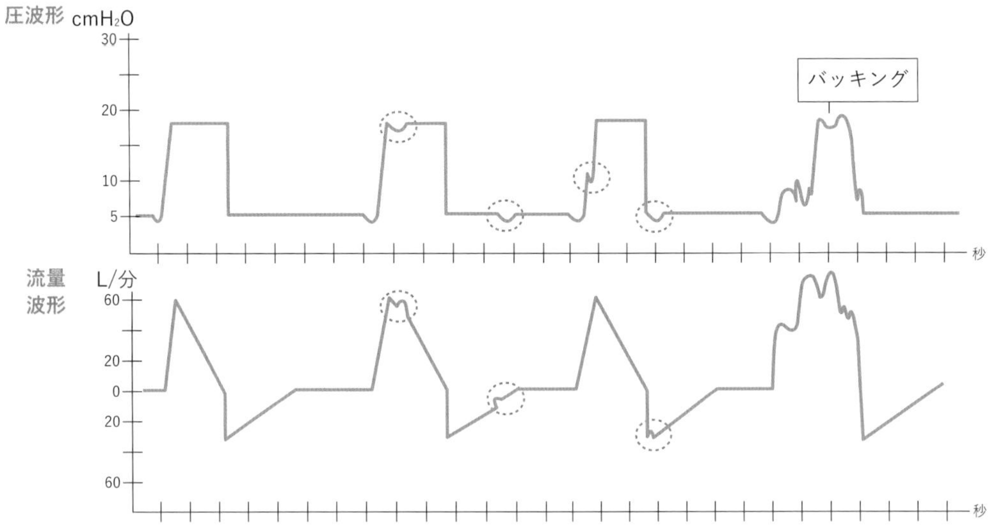

【引用文献】

1）Slutsky AS, Ranieri VM. Ventilator-induced lung injury. *N Engl J Med* 2013; 369: 2126-2136.

IPPV（侵襲的陽圧換気）
⑥トラブルシューティング

人工呼吸器の役割は①**酸素化の改善**、②**換気の是正**、③**呼吸仕事量の軽減**の3つです。

何らかのトラブルを生じた際、これらが維持できないと、患者の生命の危機につながります。落ち着いて対応できるよう、考え方を整理しておきましょう図1。

すべてのアラームをトラブルと結論づけることはできませんが、「何らかの異常が疑われる状態だからアラームが鳴るように設定している」という考え方が大切です。

アセスメントのヒント

アラームは一般的に、緊急時・救命・合併症の3つに分けられます。

アラームが鳴っても対応の必要がない場合、アラーム設定が不適切なこともあります。

適切なアラーム設定が大切です。

Step 1 まず「用手換気」に切り替える

酸素化低下や換気量低下を生じている際には、**バッグバルブマスクによる用手換気**に切り替えます。

用手換気が可能であれば「人工呼吸器側のトラブルだ」ということがわかります。

ワンポイント

高いPEEPで管理されている場合には、肺胞虚脱を招くリスクがあるため、PEEPバルブの使用やジャクソンリースでの換気も検討しましょう。

図1 人工呼吸管理中に生じる代表的なトラブル

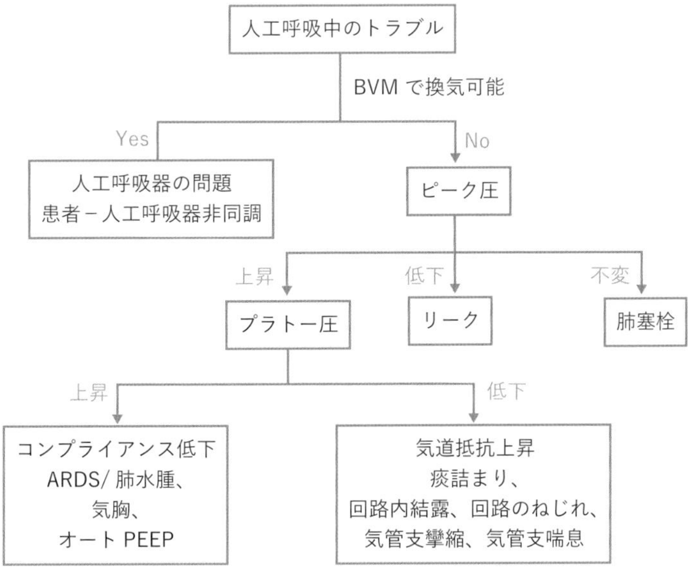

村上大道：人工呼吸中のトラブルシューティング．レジデントノート 2016；18(9)：1743-1749．より引用

Step 2 「DOPE」でおおまかな方向性を決定 表1

DOPEは、気管挿管患者の異常に関連する一般的な４つの原因を示すものです。具体的な原因を明らかにできるものではありませんが、４つのパターンのうちのいずれかという、おおまかな方向性を決定するのに適しています。

アセスメントのヒント

気道の閉塞（DOPEの“O”）では、生体的な気道＋気管チューブ・回路を確認します。

表1 DOPE

D：Displacement	O：Obstruction	P：Pneumothorax	E：Equipment failure
気管チューブ位置異常 →チューブの固定位置確認、E_TCO_2の確認、胸郭の動き・呼吸音確認	気道の閉塞 →気管吸引を行って確認 チューブを噛んでいる、チューブの屈曲・狭窄	気胸 →胸郭の動き（左右差）、呼吸音（左右差）を確認	機器の不具合 →テストラングを装着して動作確認 回路の異常

Step 3 原因に沿って、必要時は設定項目を調整

グラフィック波形から「いつ・何が、おかしいのか」を明らかにしたら、「何を変えれば改善するのか」を考えていきます。

表2 に、各換気様式別の設定項目についてまとめました。「いつ」「何が」と合わせて考えることでどんな設定が影響しているのかがわかることでしょう。

注意したいのは「異常波形のすべてが設定の問題とは限らない」ということです。患者の状態を目で見て確認し、そのうえで緊急度を判断し、すぐに対応が必要ならば医師に相談します。

（角田直也）

アセスメントのヒント

鎮静薬・鎮痛薬の過不足なども人工呼吸管理において重要な因子です。せん妄の評価も必要でしょう。

ワンポイント

余裕があれば、呼吸理学療法やリラクゼーション援助などの看護実践も検討します。

表2 換気様式による設定項目の違い

	PCV	VCV	PSV
酸素化	F_IO_2・PEEP		
吸気の開始	時間と自発呼吸 換気回数 トリガー（圧or量）	量 １回換気量 吸気流量 吸気流量波形	自発呼吸
吸気中の送気方法	吸気圧 吸気の立ち上がり	１回換気量	サポート圧 吸気の立ち上がり
吸気の終了	時間 吸気時間もしくはI：E比	量 １回換気量	流量 Esens
その他		EIP	

NPPV（非侵襲的陽圧換気）

①適応と機械のしくみ

NPPVが適応となるのは「適応条件を満たす場合」に限られる

ガイドラインにおいて、NPPV適応となるエビデンスレベルの高い疾患は、急性呼吸不全ではCOPDの増悪、急性心原性肺水腫、免疫不全例における呼吸不全、COPD患者のIPPVからの離脱、慢性呼吸不全ではCOPD、神経筋疾患などです。

臨床では、以下の２点に関する関係者の共通意識が重要です。

①事前に適応条件 表1 に合致しているかを十分確認したうえで導入すること

②導入30分～１時間の時点で人工呼吸の目的が達成できない場合、もしくは適応条件から逸脱した場合は、すみやかに挿管管理（IPPV）に移行すること

また、**医療者が「NPPVに関する知識・技術・経験をもっていること」は非常に重要な適応条件**といえます。

略語

NPPV（non-invasive positive pressure ventilation）：非侵襲的陽圧換気

COPD（chronic obstructive pulmonary disease）：慢性閉塞性肺疾患

IPPV（invasive positive pressure ventilation）：侵襲的陽圧換気

表1 NPPVの適応条件

- 意識がよく協力的である
- 循環動態が安定している
- 気管挿管が必要ではない（気道が確保できている、喀痰の排出ができる）
- 顔面の外傷がない
- マスクをつけることが可能
- 消化管が活動している状態である（閉塞などがない）

専用機では呼気ポート付き、IPPV機では呼気ポートなしのマスクを用いる

NPPV装置は、NPPV専用機とNPPV機能付きIPPV機に大きく分けられます 表2 （→p78）。

いずれの装置を使用するにしても、**患者インターフェイスはマスク**です。高い気道内圧はリークの増大につながるため、**IPPVに比べ付加できる圧は低く**なります。

表 2　NPPV装置の特徴

専用機	
〈例：製品名（メーカー名）〉 ● V60ベンチレータ（フィリップス） ● NKV-330（日本光電） ● 酸素は高圧配管、空気はタービン式の装置が主流 ● **回路は呼気ポート付き１本回路** →マスク近くで回路内圧を測定している →呼気ポートからは常時リークがある →マスク内ガスは、呼気ポートからのリークで常に洗い流されるため、マスク内空間は死腔とはならない ● 表示される換気量は、回路構成やリーク量をもとに計算された推定値である ● 加温加湿器は、チャンバーを加温するだけのタイプが多い →リークの増大に比例して送気ガスのフローも増大し、マスクに到達するガスの水分は不足する	呼気ポート付きマスク 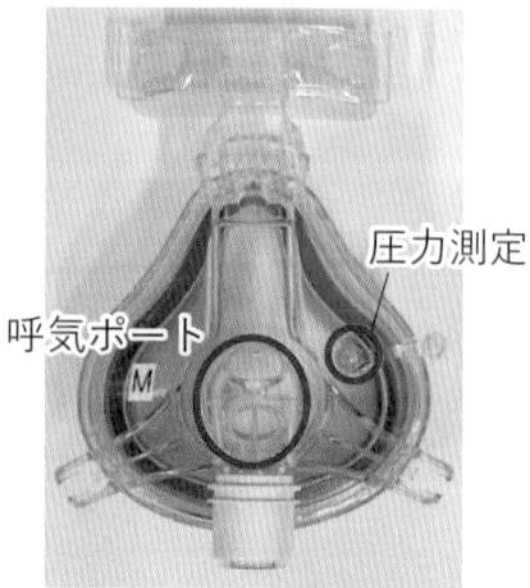
IPPV機	
〈例：製品名（メーカー名）〉 ● PB980（コヴィディエン） ● Servo-u（ゲティンゲ） ●「酸素・空気とも高圧医療ガス配管」のタイプと、「酸素は高圧配管、空気はタービン式」のタイプがある ● 回路は２本回路 ● **呼気ポートなしマスクを使用** →マスク内ガスの洗い流しは少なく、マスク内空間が死腔となる ● 表示される換気量は呼気側実測値	呼気ポートなしマスク 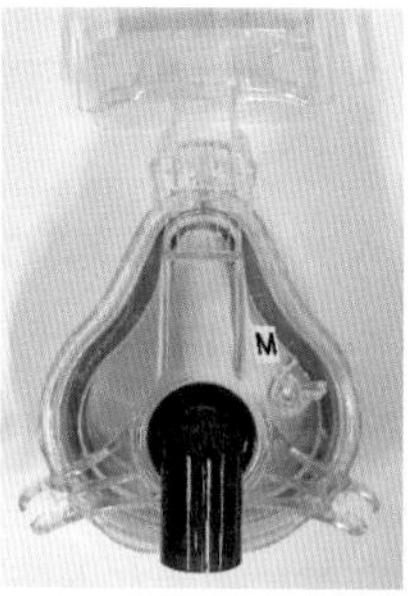

　特に、タービン式の装置では、換気に要する送気能力に加え、呼気ポートからの意図的リークおよびマスク周囲からのリーク分まで十分に補える送気能力が要求されます。

マスクだからこその細やかなケアが必要

　患者と意思疎通を図れる点がNPPV最大のメリットです。そのため、**リークによる不快感の訴え**に対してはマスクの変更やフィッティングの調整、**口腔内乾燥などの訴え**に対しては加湿器温度の調整などで対応します。

　NPPVではIPPVに比べケアに細かな気づかいが必要であるといえます。

（伊香元裕）

【参考文献】

1）日本呼吸器学会NPPVガイドライン作成委員会 編：NPPV（非侵襲的陽圧換気療法）ガイドライン改訂第２版．南江堂，東京，2015.

NPPV（非侵襲的陽圧換気）

②換気モードと付加機能

NPPVも「陽圧換気」であることを忘れない

NPPVは「気道確保がいらない人工呼吸器」です。陽圧換気の目的は、NPPVでもIPPVでも同じですから、ベッドサイドでは、常に**陽圧換気の目的が達成されているか**を評価することが重要です。その際、SpO_2やPaO_2、$PaCO_2$、1回換気量などの**データのみで判断してはいけません**。数値だけでなく患者のフィジカル所見の観察を行い、包括的にとらえ、気づきをアセスメントへつなげましょう 表1。

陽圧換気は生理的な呼吸ではなく、何かしらの負荷がかかります。患者状態とNPPVによるメリットとデメリットを常に考える必要があります。

略語

IPPV（invasive positive pressure ventilation）：侵襲的陽圧換気

NPPV（noninvasive positive pressure ventilation）：非侵襲的陽圧換気

アセスメントのヒント

陽圧換気の「目的を達成できていない」ときは、設定の変更、モードの変更もしくは看護ケアの検討が必要です。

「目的を達成できている」ときには、ウィーニングを考えていきます。

表1 目的からみる観察の視点

酸素化	SpO_2、PaO_2、P/F比（PaO_2/F_IO_2）、Hb、循環（BP、HR）など
換気・呼吸仕事量	呼吸回数、$PaCO_2$
	呼吸様式、呼吸パターン、努力呼吸、胸郭運動、聴診

1 NPPVのモードは「換気をサポートする／しない」で大別できる 図1

臨床でおさえておきたいモードは、①S/Tモード、②CPAP、③PCV、④AVAPSの4つです。

図1 NPPVのモードの分類

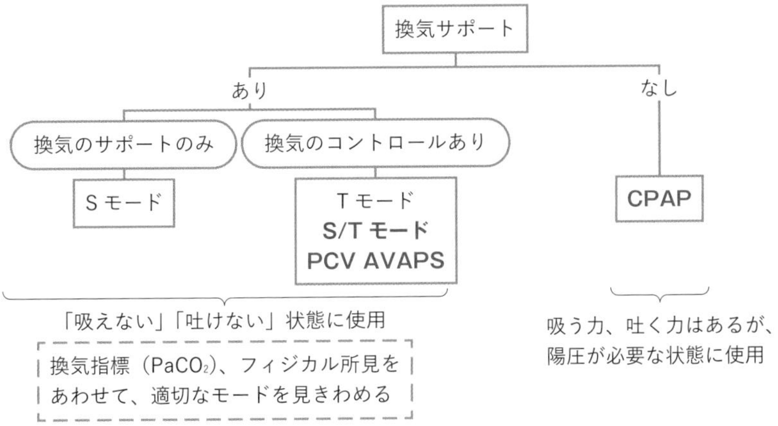

おさえておきたいモード① S/T（spontaneous／timed）

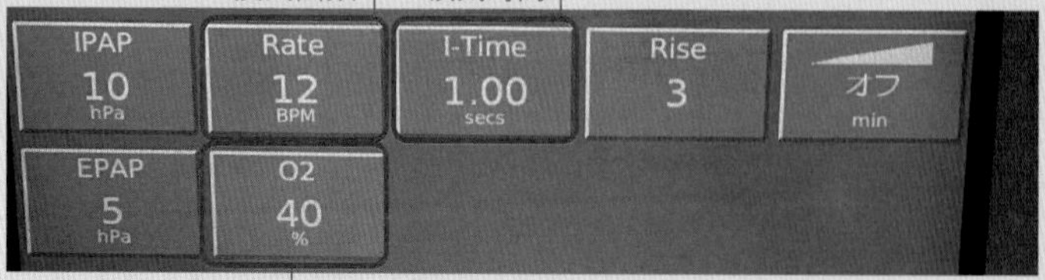

設定例
- IPAP 10cmH_2O
- EPAP 5 cmH_2O
- 換気回数 12回/分
- 吸気時間 1.00秒
- F_IO_2 40%
- Rise 3
- Ramp オフ

〈特徴〉
- **自発呼吸あり**：IPAPでサポートを行う
- **一定時間自発呼吸がない場合**：設定した換気回数、IPAPで吸気時間コントロール

1 吸気と呼気で「圧を切り替えて」換気をサポートするのが特徴

S/Tモードでは、吸気時にIPAP（吸気気道陽圧）、呼気時にEPAP（呼気気道陽圧）と、圧を切り替えて換気をサポートします。

2 設定時には自発呼吸の状況によって、換気サポート状況が調整される

S/Tモードの特徴は、**自発呼吸があるときはSモード**となり、一定時間**自発呼吸がないときはTモード**となることです。

S/Tモードでは、吸気性の努力呼吸がある場合は、IPAPの圧を上げて調整します。そのため、**ウィーニングの過程でIPAPを下げて努力呼吸が出現しないか観察**することは重要です。また、自発呼吸はあるが吸気時間が確保できない場合、Tモードでの換気が多い場合、$PaCO_2$高値の場合には、換気をしっかり調整できるPCVでの管理も考える必要があります。

NPPVでも、**1回換気量が8～10mL/kgとなるように、IPAPや吸気時間を設定**します。吸気性の努力呼吸がある場合はIPAP、呼気性の努力呼吸がある場合はEPAPの調整で改善することもあります。酸素化が低下している場合は、F_IO_2もしくはEPAPを調整します。このときも、数値だけでなく患者の所見の観察は必要です。

略語

IPAP（inspiratory positive airway pressure）：吸気時気道陽圧

EPAP（expiratory positive airway pressure）：呼気時気道陽圧

ワンポイント

Sモードは、IPPVでいうPS（プレッシャーサポート）のことです。自発呼吸に合わせて吸気圧を設定値まで上げ、換気をサポートします。

Tモードでは「設定したIPAPの圧と吸気時間（I-Time）」で換気を保証します。

おさえておきたいモード② CPAP (continuous positive airway pressure)

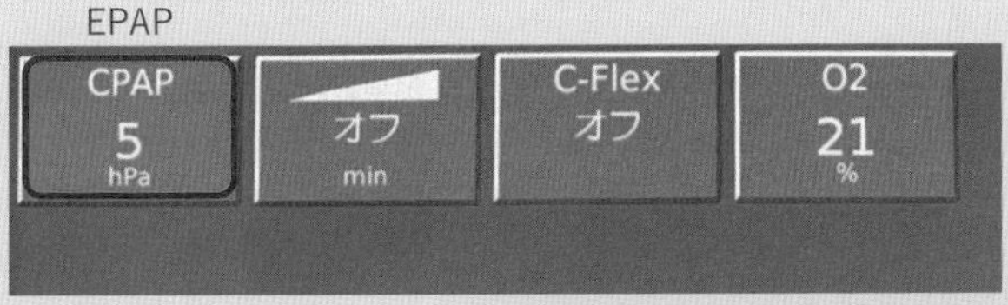

設定例
- EPAP 5cmH_2O
- F_IO_2 21%
- C-flex オフ

※自発呼吸がしっかりある患者に使用

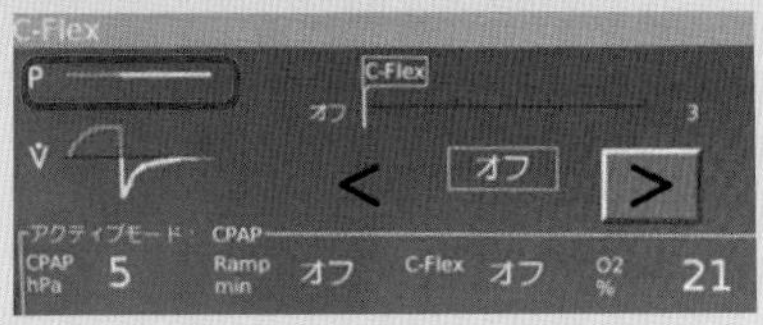

C-flexオフではEPAPの圧の変化なし

〈特徴〉
- EPAPの圧のみかかる

1 常に「一定の圧」で呼吸仕事量を減らすのが特徴

このモードは、吸気時も呼気時もNPPVによる圧変動はなく、常に一定の圧（EPAP）がかかっています。

吸気サポートがないため、吸気性の努力呼吸がある場合は、S/Tモードへの変更を検討する必要があります。また、酸素化が改善しない場合は、EPAPやF_IO_2を変更します。

ワンポイント

CPAPモードは、うっ血性心不全などで使用されることが多いです。胸腔内圧を陽圧にすることで、静脈還流量を減らして心負荷を軽減し、呼吸仕事量を軽減するために使用します。

2 呼気努力がある場合に「呼気時の圧を下げられる」機種もある

NPPV専用機では、CPAPモード使用時にC-flexが設定できる機種もあります（V60ベンチレータなど）。

CPAPモードは、S/Tモードと違って吸気相と呼気相で圧を切り替えず、一定の圧がずっとかかっています。圧格差がないため**S/Tモードより息が吐きにくい**ということです。

C-flexは、呼気時に圧を下げて吐きやすくし、患者のストレスを軽減してくれる機能です。具体的には、呼気を感知して呼気のフローに合わせて圧を下げ、呼気が終わる前にEPAPの設定圧に戻ります。CPAP導入時、呼気努力がある場合、息を吐きにくいなどの訴えがある場合に設定することがあります。

ワンポイント

V60ベンチレータでは「C-flex 1－3」で設定が可能です。数値が小さいほど、呼気時に下がる圧が小さく、数値が大きくなるほど下がる圧が大きくなります。

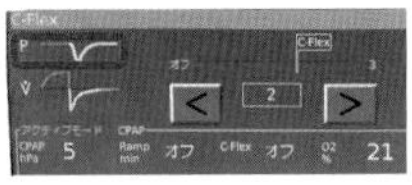

おさえておきたいモード③ PCV (pressure control ventilation)

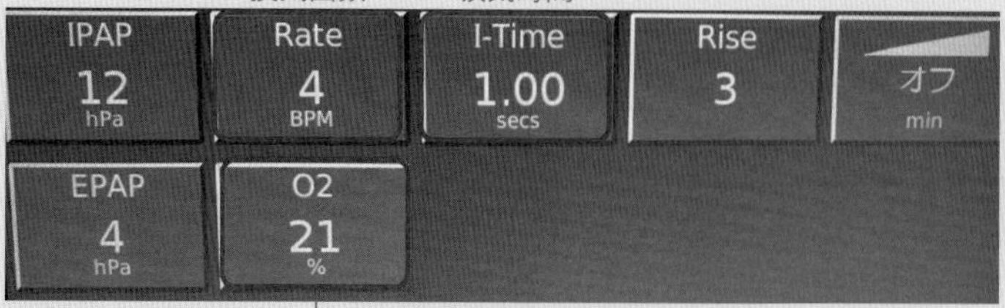

設定例

- IPAP 12cmH_2O
- EPAP 4cmH_2O
- 呼吸回数 4 回/分
- 吸気時間1.00秒
- F_IO_2 21%
- Rise 3
- Ramp オフ

〈特徴〉

- **自発呼吸あり**：IPAPで吸気時間コントロール
- **設定した換気回数で一定時間自発呼吸がない**：IPAPで吸気時間コントロール

1　吸気時の「圧と時間を保証」して換気をサポートするのが特徴

　このモードは、設定はS/Tモードと同じですが、自発呼吸のサポート方法が違います。S/Tモードでは、自発呼吸があるとき、設定圧までサポートしますが、吸気時間は患者任せです。一方、PCVモードは、**設定した圧と時間で吸気を保証し、換気を調整**してくれます。

　臨床でPCVを使用する場合は、自発呼吸が出ているが吸気時間を確保したい場合や、換気量を保証してCO_2を吐かせたい場合などです。

ワンポイント

PCVモードは、IPPVでいうA/C（PCV）のことです。

おさえておきたいモード④ AVAPS (average volume assured pressure support)

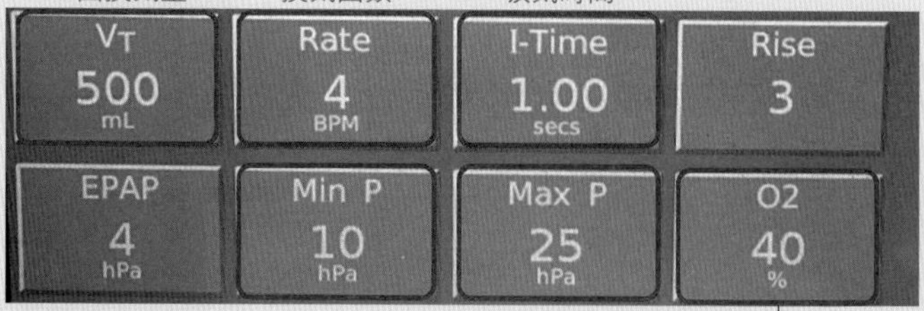

設定例

- 1 回換気量 500mL
- EPAP 4cmH_2O
- 換気回数 4 回/分
- 吸気時間 1.00秒
- F_IO_2 40%
- Rise 3
- IPAP最小値 10cmH_2O
- IPAP最大値 25cmH_2O

〈特徴〉

- **自発呼吸あり**：設定したVTになるように圧を調節してサポート
  →IPAPを最小圧（Min P）と最大圧（Max P）の間で調整
- **設定した換気回数で一定時間自発呼吸がない**：調整したIPAPで吸気時間コントロール

1　「圧を調整」して設定した1回換気量を確保し、換気をサポートするのが特徴

　このモードは、1回換気量を設定し「その換気量になるように

IPAPの圧を変動させる」モードです。具体的には、IPAPの最小値（Min P）・最大値（Max P）を設定し、その範囲内で最適の圧になるように調整することになります。

このモードは、CO_2が貯留している場合、体位などで換気量が変わる場合、睡眠により換気量が低下する場合に使用することがあります。

なお、**頻呼吸がある場合は注意が必要**です。換気量を設定しているので、呼吸仕事量が増大することがあります。

ワンポイント

IPAP圧の調整は、「患者の呼吸ごと」ではなく、1分間など「数分前の平均を計算」して行われています。

呼気努力の軽減につながる「付加機能」もある

1 Rise（ライズタイム）：吸気努力を軽減する付加機能

Riseは、立ち上がり時間（EPAPからIPAPに到達するまでの時間）のことです。

患者の吸気の立ち上がりが早い場合、IPAPの立ち上がりが遅いと吸気努力を助長してしまうため、患者の呼吸パターンに合わせて設定変更します 図2。

急性期患者は**頻呼吸で、吸気の立ち上がりも早い**ため、Riseも早く設定することが多いです。

ワンポイント

V60ベンチレータでは、Rise 1 ～ 5（0.1～0.5秒に相当）まで設定することができます。

2 Ramp（ランプ）：圧による不快感を軽減する付加機能

Rampは、一定期間だけIPAPやEPAPの圧を低くし、徐々に設定した圧まで上げていく機能です 図3。使用頻度は少ないですが、NPPV導入時やNPPVの圧が不快で入眠できない場合など、NPPVの圧に不快感がある患者に使用することがあります。

図2 Rise

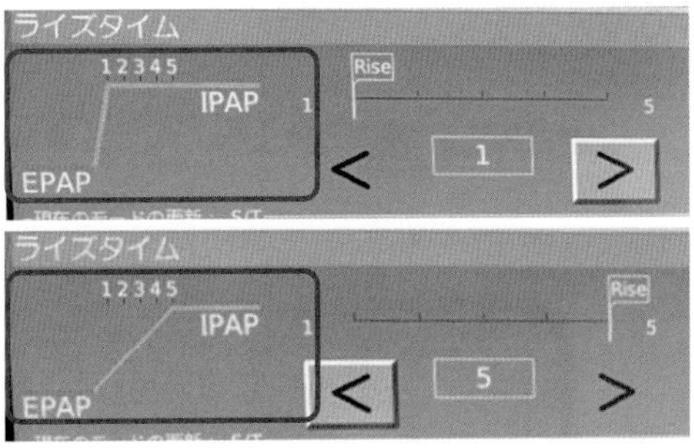

・数字が小さいほどEPAP→IPAPの立ち上がりが早い

図3 Ramp

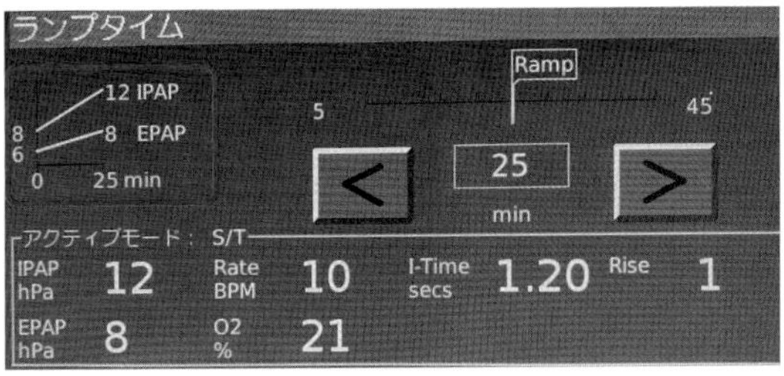

〈S/Tモードで「IPAP12　EPAP8」の場合の例〉
・Ramp 25分に設定すると「IPAP8、EPAP6」から始まり、25分かけて「IPAP12　EPAP8」となる

専用機使用時はフィジカル所見に注目

NPPV専用機はトリガー感知にすぐれています。しかし、必ず**「きちんとトリガーされているか」を確認**しなくてはいけません。

COPDの急性増悪など吸気流速が小さい場合には、自発呼吸を感知しないことも起こりえます。また、リークが多いと、IPAPからEPAPへと移行できない場合もあります。そのため、必ず、フィジカル所見をみて、自発を感知しているかの観察が必要です。

アセスメントのヒント

NPPV専用機は、IPPV機よりグラフィック波形が小さく見にくいため、患者のフィジカル所見の確認は必須です。

IPPV機使用時は回路とモードの違いに注意

最近では、IPPV機でもNPPVやHFNC（高流量鼻カニュラ酸素療法）を実施できます。まれに「気管挿管下に人工呼吸管理を行い、抜管後にNPPVに移行する」こともあるので、注意点をおさえましょう。

略語

HFNC（high flow nasal cannula）：高流量鼻カニュラ酸素療法

1　回路の違い：NPPV専用機よりも「リークをおさえる」必要がある

決定的な違いは、回路です 図4 。NPPV専用機の場合は「吸気側のみの１本回路で、マスクや回路に呼気ポート（呼気排出孔）があり、閉鎖回路ではない」のが特徴です。しかし、IPPV用の人工呼吸器を使用する場合は「吸気側・呼気側の**２本回路で、閉鎖回路**である」のが特徴です。そのため、IPPV用の人工呼吸器でNPPVを行う場合は、リークをおさえる必要があります。

もちろん、IPPVの人工呼吸器にもリーク補正機能がついており、

図4　回路の違い

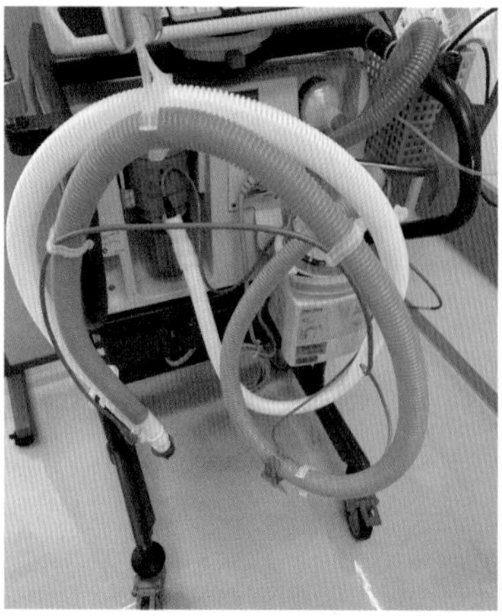

IPPV機

回路は、呼気側と吸気側の２本あり、閉鎖回路となっている

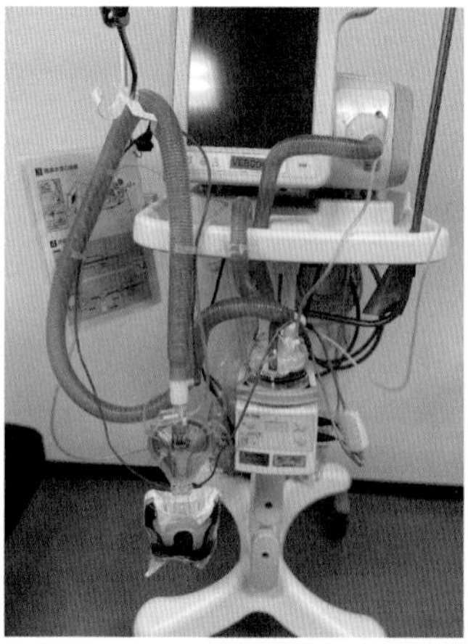

NPPV専用機

回路は、吸気側のみ（呼気側の回路はない）

ある程度のリークは許容できます。しかし、**NPPV専用機よりもリーク許容量が小さい**ことに注意が必要です。

アセスメントのヒント

リークをおさえないと、マスクからリークを避けるために、強く圧迫してしまい、褥瘡が発生する要因にもなります（→p89）。

2 モードの名称が違う：「人工呼吸器に搭載されているモード」となる

IPPV用の人工呼吸器でNPPVを実施する場合、基本的にその機種に搭載されているモードとなります。また、NPPV専用機とは違い、VCVの換気様式も選択することができます。

なお、VCVの換気様式を選択する場合は、リーク量の観察が重要となります。表示されている1回換気量とリークの量を観察し、実際に患者に送られている換気量について確認するようにしましょう。

ワンポイント

例えば、A/C、SIMV、PSVに加えて、PAVやPRVCなど、人工呼吸器に搭載されているモードでの換気が可能です。

略語

VCV（volume control ventilation）：量規定換気

必要時はすみやかに気管挿管できるようにしておく

NPPVは陽圧換気ですが、**確実な気道確保は行っていません**。そのため、効果が乏しい場合はIPPVへ移行する必要があります。「陽圧換気の目的が達成できていない＝NPPVの限界」です **表2**。数値がよくても努力呼吸など呼吸仕事量が増加している場合は、気道確保して確実に陽圧換気を行う必要があります。それらの所見を見逃さないためにも、看護師には、**数値だけではなく患者のフィジカル所見をとらえる力**が、重要となってくるのです。

表2 NPPVの限界を示唆する所見

酸素化	SpO_2・PaO_2・P/F（PaO_2/F_IO_2）の低下、不穏の増悪　など ＊乳酸値の異常も含む
換気・呼吸仕事量	頻呼吸、$PaCO_2$の貯留　など ＊pHが改善しない場合も含む
	努力呼吸、陥没呼吸、自発呼吸減弱　など
マスクフィッティング	マスクサイズが合わない、不穏の増悪　など

（杉島　寛）

【参考文献】

1）鈴川正之，丸川征四郎 監修：急性期NPPVハンドブック．急性期NPPV研究会，東京，2017.
2）日本呼吸器学会NPPVガイドライン作成委員会：NPPV（非侵襲的陽圧換気療法）ガイドライン 改訂第2版．南江堂，東京，2015.

NPPV（非侵襲的陽圧換気）
③マスク選択とフィッティング

気道確保をしていないNPPVでは、気道内を陽圧に保つために、マスクからのリークを最小限にすることが重要です。マスクの種類も多く、その選択とフィッティングが治療に影響を与える可能性もあります。看護師の腕の見せどころともいえます。

略語

NPPV（noninvasive positive pressure ventilation）：非侵襲的陽圧換気

患者の負担を最小限にしつつ、適切な圧を維持できるマスクを用いる

NPPVでのマスクの役割は、気密性と快適性の確保です 表1 。マスクは、急性期や慢性期など患者の状態に合わせて選択しますが、どのような場合でも「陽圧換気を行うために、患者の顔にマスクを密着させ、漏れを最小限に抑えること」は必要となります。そのためには、**適切なサイズ選択が必要**です。

NPPVを使用する患者は、意識レベル清明であることも多く、患者の快適性を考えていく必要があります。不快感が強いと、マスクを外してしまい陽圧が得られなくなったり、興奮して不穏になったりすることもあります。不適切なマスクフィッティングは、飛沫感染やエアロゾル感染を招くことにもなります。

アセスメントのヒント

マスクが小さいと、口や鼻を覆いきれません。また、マスクと皮膚の接触部位に過度に圧がかかり、医療関連機器圧迫創傷（MDRPU）の原因にもなります。

逆にマスクが大きすぎると、皮膚とマスクが密着せずに隙間からリークが生じます。また、ゆるみやマスクの重みで生じた摩擦が、皮膚トラブルの要因にもなります。

表1 NPPVマスクの役割

気密性の確保	顔面とマスクを密着し、空気の漏れを防ぎ気密性を保つ
快適性の確保	適切なマスクの種類とサイズを選択し、ストレスを最小限にし、治療の受容性を高める
飛沫・エアロゾル予防	顔面とマスクを密着し、空気の漏れを防ぎ飛沫やエアロゾルの飛散を防止する

1　NPPVで使用されるマスクの種類と特徴をおさえる

NPPVのマスクには、①**鼻マスク**、②**フルフェイスマスク**、③**トータルフェイスマスク**の3種類があります 表2 。

適切な種類で、適切なサイズのマスクを選択することが重要です。

表2 NPPVマスクの種類と特徴

鼻マスク （ネーザルマスク）	●**使用場面**：慢性期、意識清明な患者 →長期にわたって使用する患者に用いられる ●**メリット**：他のマスクと比べて快適性が高い →顔面を覆う面積が少なく、口から飲食もできる ●**デメリット**：口呼吸では陽圧がかからない →口からリークがあるため、確実な陽圧換気が必要な場面では選択できない	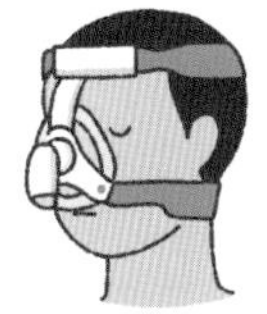
フルフェイスマスク （鼻口マスク）	●**使用場面**：急性期で使用 →確実に陽圧換気が必要な急性期では第１選択とされることが多い ●**メリット**：確実に陽圧換気ができる ●**デメリット**：MDRPUのリスクが高い（鼻梁部など） →フィッティングが悪いと、鼻梁部に過度な圧がかかり、ずれや摩擦からMDRPUが起きやすくなる。**フィッティングがカギ**	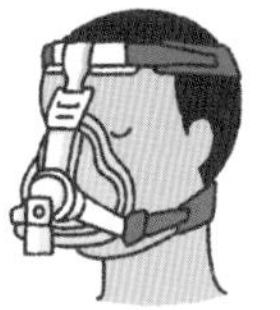
トータル フェイスマスク	●**使用場面**：急性期で使用 →確実な陽圧換気が必要で、鼻梁部などに疼痛や皮膚トラブルがあり、圧迫ができない場合などに用いられる ●**メリット**：確実に陽圧換気ができる →鼻口マスクよりフィットしやすくリークが少ない印象がある →鼻口マスクで不快感が強い場合、トータルフェイスマスクを使用すると落ち着く患者もいる ●**デメリット**：快適性は低い →目の乾燥や刺激が強く不快感を訴えることが多い	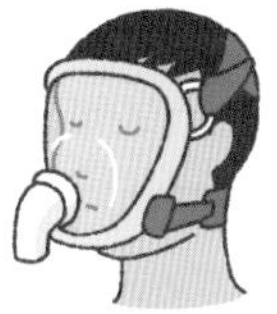

マスク選択時には「人工呼吸器のタイプ」「患者の状況」を考える

1 専用機では「呼気ポート付き」、IPPV機では「呼気ポートなし」を選択する

NPPV専用機とIPPV機、どちらの機器を用いるかによって、使用するマスクが変わります 図1。

NPPV専用機の場合、呼気は呼気ポート（呼気排出孔）から排出されます。呼気ポートがないマスクを使用すると、呼気が排出されずに窒息する可能性もあり、危険です。

一方、**IPPV機の場合、呼気ポートのないマスクを選択**します。IPPV機は吸気側と呼気側の回路が分かれた閉鎖回路なので、呼気ポート付きマスクを使うと、リークしっぱなしということになります。

ワンポイント

NPPV専用機の場合、回路は吸気側の１本しかありません。

2 マスク選択時には「気密性」と「快適性」を考慮する

マスク選択時には、**①確実な陽圧換気が必要であるか、②顔の形状と快適性は保たれているか**、の２点がポイントとなります。

図1 「使用する機器」によるマスクの違い

NPPV専用機で使用する呼気ポート付きマスク

IPPV機で使用する呼気ポートなしマスク

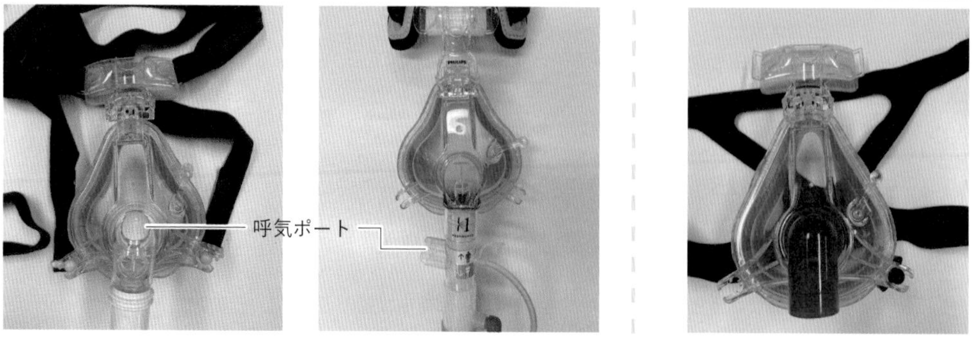

急性呼吸不全の患者の場合、酸素化・換気能の低下、呼吸仕事量の増加から、頻呼吸で口呼吸となるため、確実に口と鼻を覆うことのできるフルフェイスマスクかトータルフェイスマスクを選択します。**急性期では、確実に陽圧換気が実施でき、表情を観察しやすいフルフェイスマスク**が選択されることが多くなります。

アセスメントのヒント

急性期患者は状態変化が生じやすいため、表情や意識レベルなどの観察のしやすさも考慮します。

「気密性の保持」にはフィッティングも重要

1　NPPVでは、ある程度のリークは許容できる

NPPVマスクを「少しも動かないように、しっかり固定」してはいけません。MDRPU（医療関連機器圧迫創傷）や痛みを引き起こす原因となるため、**呼吸に合わせてマスクが少し動く程度**に固定します。

NPPV専用機でもIPPV機でも、ある程度リークを許容できるということを理解したうえでマスクフィッティングを行います。

略語

MDRPU（medical device related pressure ulcer）：医療関連機器圧迫創傷

ワンポイント

NPPV専用機の場合、機種ごとの違いはありますが、約50〜60L/分以下のリークになるようにフィッティングを行います。

2　フィッティング前には「顔の大きさ」「皮膚の状況」を把握する

まずは、**患者の顔の大きさや、顔面・頭部に損傷部位がないか確認**します。高齢者だと転倒歴なども確認しましょう。そのうえで、患者の状態をアセスメントし、適切なサイズのマスクを選択します。

急性期患者や高齢者の皮膚は乾燥していることが多いです。皮膚乾燥があるとバリア機能が低下し、マスクの圧迫や摩擦によって皮膚トラブルが生じやすくなるため、保湿剤のクリームやローションなどを塗布し、皮膚トラブルを予防しましょう。

ワンポイント

サイズ選択には、サイズゲージなどのツールを使用するとよいでしょう。

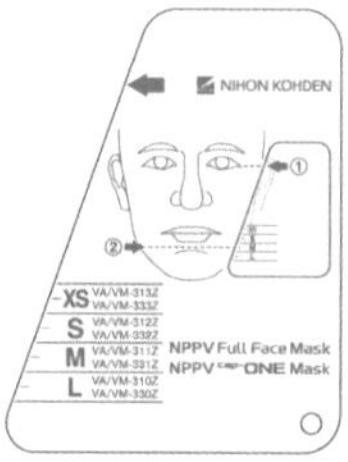

画像提供：日本光電

3 マスクを装着したら「主観的・客観的に」フィッティング評価を行う

マスクフィッティングの基本を 図2 にまとめます。

フィッティングの評価法には、直接患者に問いかける主観的評価と、客観的評価があります 表3 。**NPPV導入時だけでなく、検温時などに定期的に評価を行う**必要があります。患者の不快感が強い場合や、許容範囲以上のリークがある場合など、NPPVの目的を達成できない可能性があるときは、マスクのサイズ・種類の再検討や、フィッティングをやり直す必要があります。

アセスメントのヒント

エアクッションができる状態＝呼吸に合わせてマスクが若干動いている状態ともとらえられます。

図2 マスクフィッティングの基本（フルフェイスマスクの場合）

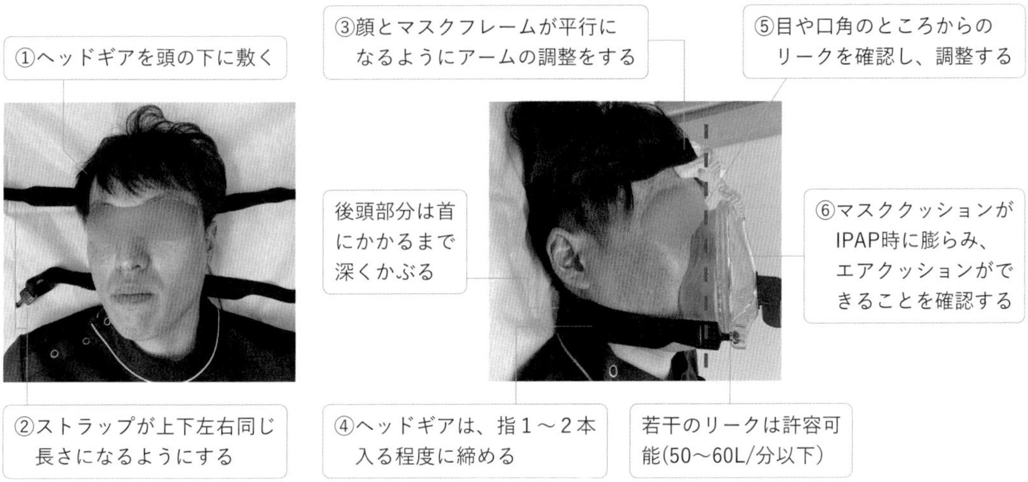

表3 マスクフィッティングの評価

主観的評価	●呼吸困難などの自覚症状　●リークの有無 ●マスクの装着感（痛みやずれ）や不快感　など
客観的評価	●マスク周囲のリークの有無　●気道内圧やリーク量 ●胸郭運動や努力呼吸の有無　●マスクと皮膚の接触部位　など

装着後には「不快感」「皮膚トラブル」に注意

1 不穏や不快感がある場合は鎮静薬を使用することもある

マスクによる不快感が、不穏やせん妄の要因となり、何度もマスクを外してしまって陽圧がかからず、NPPVで狙っている効果が得られない場合もあります。

あまりにも不快感が強い場合などには鎮静薬を投与することもあります。臨床では、呼吸抑制が少ないデクスデメトミジンを使用することが多いです（→p126）。

ワンポイント

NPPVでは確実な気道確保がなされていないので、呼吸抑制が強い鎮静薬は危険です。

2　マスクによる皮膚トラブル予防のため、定期的な観察と除圧を行う

最大の敵は、皮膚トラブルです。最近のNPPVマスクでは、皮膚との密着部分にジェルクッションが使用されており、除圧と摩擦予防などの工夫がされています。しかし、**フィッティングが不適切だと、容易に皮膚トラブル**が生じます。発生しやすい部位を把握し、その部位の観察と除圧が必須となります 図3 。

皮膚トラブル予防には、シリコンゲルドレッシング材やポリエチレンジェルシートなどを貼付した上にマスクを装着するのが効果的です。**皮膚状態を少なくとも2回/日**観察することが推奨されていますが、全身状態が悪化している患者はリスクも高く、それ以上の観察が必要です。

また、常にマスクと皮膚が密着しているうえに加湿をしていることから、皮膚が不潔になりやすい状況です。拭き取りタイプの皮膚洗浄剤を用いた清拭で皮膚を清潔に保ち、保湿が必要となります。

ワンポイント

NPPVマスクによる皮膚トラブルの予防については、日本褥瘡学会の「NPPVに伴うMDRPU予防の予防と管理」にも明記されています。

図3 皮膚トラブル好発部位と除圧の工夫

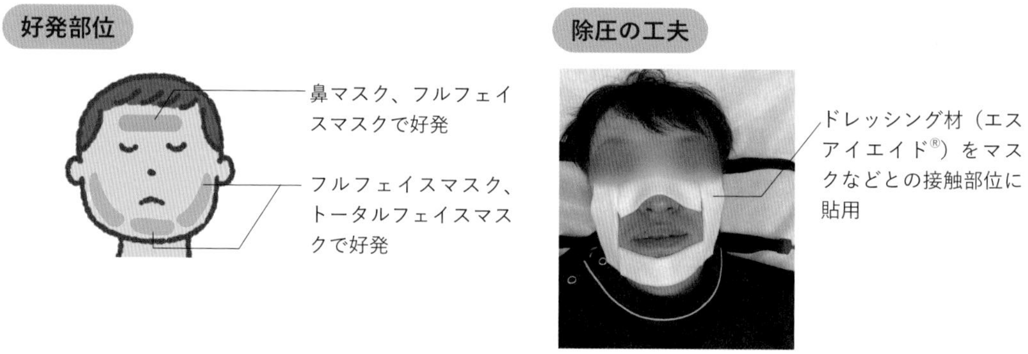

3　マスクを外すときは酸素化の低下を最小限におさえられるよう工夫する

急性期患者の場合、皮膚の状態や患者の観察、マウスケアや食事など、NPPVマスクを外したとたん、みるみる酸素化が低下してしまうことがあります。

短時間で観察やケアを終わらせることはもちろんですが、HFNC（高流量鼻カニュラ酸素療法）を使用すると酸素化の低下を緩やかにすることもでき、患者の負担も軽減できます。

NPPVのウィーニングにHFNCを使用することもあるので、あらかじめ医師と検討しておくのもいいかもしれません。

実際に臨床の場面で、HFNCを用いてNPPVをウィーニングするときには、on-offで実施します。

まずは１～２時間程度HFNCに変更し、呼吸や循環などが問題なければ、翌日は時間を延長し、最終的には夜間のみNPPVとし、それで問題がなければ終日HFNCとします。

観察のポイントは、HFNCに変更しても「表4（→p79 表1 再掲）の指標が悪化していないこと」になります。

略語

HFNC（high-flow nasal cannula）：高流量鼻カニュラ酸素療法

表4 目的からみる観察の視点

酸素化	SpO_2、PaO_2、P/F比（PaO_2/F_IO_2）、Hb、循環（BP、HR）など
換気・呼吸仕事量	呼吸数、$PaCO_2$
	呼吸様式、呼吸パターン、努力呼吸、胸郭運動、聴診

（杉島　寛）

【参考文献】

1）鈴川正之，丸川征四郎監修：急性期NPPVハンドブック．急性期NPPV研究会，東京，2017.
2）日本呼吸器学会NPPVガイドライン作成委員会：NPPV（非侵襲的陽圧換気療法）ガイドライン 改訂第２版．南江堂，東京，2015.
3）日本褥瘡学会：ベストプラクティス医療関連機器圧迫創傷の予防と管理．照林社，東京，2016.

HFNC（高流量鼻カニュラ酸素療法）

①適応と機械のしくみ

HFNCは酸素療法の高流量システムに分類される

酸素療法には、高流量システムと低流量システムがあり、**HFNCは高流量システム**に含まれます 表1 。

高流量システムは「患者が吸いたい量の混合ガス（酸素と空気）を投与できるシステム」です。成人の場合、30L/分以上の混合ガスを供給できるデバイスが「高流量システム」になります。

ワンポイント

HFNCは「high flow＝高流量／nasal＝鼻の／cannula＝カニュラ」つまり「高流量鼻カニュラ酸素療法」という意味です。ハイフローセラピーやネーザルハイフローとも呼ばれます。

表1　高流量システムと低流量システムのデバイス

高流量システム	**患者が吸いたい量の混合ガス（酸素と空気）を投与できるシステム** ● ベンチュリーマスク ● ネブライザー付き酸素吸入装置（インスピロン） ● HFNC
低流量システム	**患者が吸いたい量のガスを投与できず、不足分は室内空気で補うシステム** ● 経鼻カニューレ ● 簡易酸素マスク ● リザーバー付きマスク ● オキシマスク

〈１回換気量が500mL、１回の吸気に１秒かかる成人の場合〉
必要な混合ガスの吸入量（500mL/秒）＝患者が吸いたい量
500mL/秒＝30L/分（500mL/秒×60秒）なので、
30L/分以上の流量があれば、患者が吸いたい量以上のガスを供給できる

1　HFNCは「最大60L/分」で「正確な濃度」の酸素を投与できる

高流量システムのデバイスのなかで、**経鼻投与ができるのはHFNCだけ**です。HFNCは最大60L/分まで流量調整できるガス流量計や酸素ブレンダーを備えており、正確で幅広い酸素濃度（21～100％）の高流量ガスを投与できます。ただし、高流量の酸素による害（鼻腔・咽頭の痛みや気道の傷害）を防ぐために、**加温加湿器を使用する**必要があります。

ワンポイント

経鼻カニューレでは流量5L/分以上は苦痛を伴うため、マスクへの変更が必要です。ただし、HFNCは、加温加湿器を使用して混合ガスの「温度を37℃、絶対湿度を44mg/L程度」に維持することで、鼻腔・咽頭の痛みや気道の傷害を予防しています。

使用物品は「専用機」「IPPV機」で異なる

HFNCでは「流量計と酸素ブレンダー」「加温加湿器」「経鼻カニューレ」の３つを使用します図1。HFNC専用機は、流量計・酸素ブレンダーと加温加湿器が一体化された機器です。

図1 HFNCのしくみ

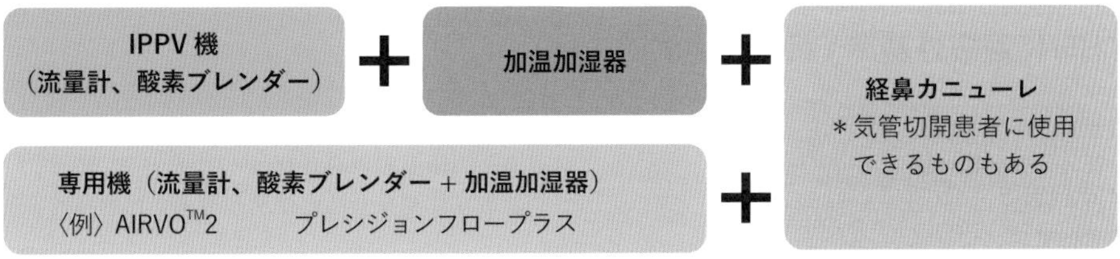

1 流量計・酸素ブレンダーは「酸素濃度とガス流量」を調整する

流量計・酸素ブレンダーは、酸素と空気を混合させて設定した酸素濃度の混合ガスをつくり、設定した流量に調整する働きがあります。

混合させる空気の取り入れ方は、室内空気を取り入れる「ベンチュリー方式」、配管から医療用空気を取り入れる「酸素ブレンダー」、空気を圧縮して送り出す「コンプレッサー方式」があります。

酸素ブレンダーは、100％酸素と圧縮空気を混ぜ、F_IO_2（吸入中酸素濃度）を21～100％の範囲で調整します。配管から医療用空気を取り入れるため、**酸素（緑色）と空気（黄色）の配管が必要**です。

ワンポイント

ベンチュリー方式とコンプレッサー方式は、酸素の配管（緑色）のみで使用可能です。

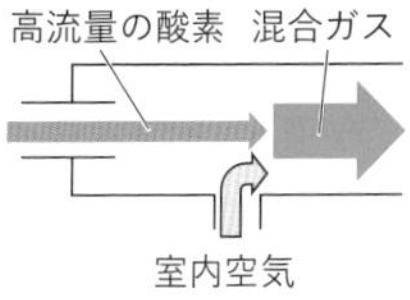

2 高流量のガスを流すため「加温加湿」が必須となる

加温加湿器は、酸素濃度や流量を調節した混合ガスを加温加湿する機器です。加温加湿されることで高流量の混合ガスが経鼻から投与できるようになります。

ワンポイント

専用機では流量計、酸素ブレンダー、加温加湿器が一体化されています。

3 適切なサイズの「HFNC専用」経鼻カニューレを使用する

HFNCで用いるカニューレは、通常の経鼻カニューレに比べてプロング（鼻孔に挿入する部分）が太いのが特徴です。

新生児や乳幼児・小児用や気管切開にも使用可能なものもあります。

ワンポイント

カニューレにはS・M・Lの３種類があり、通常、成人ではMサイズを用います。

「軽度の換気補助・高濃度酸素・気道浄化」が必要な患者に適応となる

1　まずは「適応外」でないことを確認することが大切

適応外基準に当てはまらなければ、HFNCの使用が可能です 表2 。

表2　HFNC適応外基準（新小文字病院の例）

- 気道が開通していない
- 徐呼吸（呼吸回数＜10回/分）、無呼吸
- 繰り返す嘔吐
- 未処置の気胸
- 急性期脳出血
- 患者の協力が得られない
- 看取り体制を含めた使用が不適当と思われる患者

2　「高流量で高濃度の酸素を流す」ことで得られる生理学的効果をおさえる

HFNCの生理学的効果は、**①死腔換気率の改善**、**②正確な吸入酸素濃度**、**③軽度のPEEP（呼気終末陽圧）様効果**、**④気道の加温加湿効果**の４つです 表3 。

この４つの効果からHFNCの適応は、以下の３つとなります。

①軽度の換気補助が必要な呼吸不全：経鼻カニューレでは流量やF_IO_2（吸入中酸素濃度）が不十分な状態

②高濃度酸素が必要な呼吸不全：低酸素血症（酸素6L/分以上が必要な患者）、NPPVができない（拒否）患者、呼吸仕事量が増加している患者

③気道浄化が必要な病態：分泌物が粘稠で水分補給が必要な患者

また、経口摂取可能な終末期患者に対する呼吸困難、低酸素症への緩和ケアなども、HFNCの適応となります。

略語

PEEP（positive end expiratory pressure）：呼気終末陽圧

NPPV（non-invasive pressure ventilation）：非侵襲的陽圧換気

アセスメントのヒント

HFNCにより飲水・食事摂取が可能になれば、空腹感も改善されます。

表3　HFNCの生理学的効果

死腔換気率の改善	死腔の洗い流し効果と吸気サポート ● **吸気時**：HFNCの混合ガスが鼻咽頭腔内のガスを洗い流すことで死腔を減らす ● **呼気時**：吸気量より多い流量の混合ガスがHFNCから送り込まれることで吸気をサポートする
正確な吸入酸素濃度	● 速いスピードで流れてくるたくさんの酸素を吸入できる（流しそうめんをイメージするとわかりやすい）
軽度のPEEP様効果	● 呼気時にも常に高流量の混合ガスが流れてくるため、吸入ガスと呼気との抵抗により、陽圧が発生する（PEEP様効果）とされる ● 酸素化を改善する効果がある
気道の加温加湿効果	● 加温加湿された混合ガスが流れてくるため、気道の乾燥を防ぐことができる ● 気道の繊毛機能が保たれることで、喀痰排出も促される

HFNCには「悪い自発呼吸」を減らし、呼吸仕事量を軽減する効果がある

近年、COVID-19患者の対応に伴い、自発呼吸関連肺傷害（P-SILI）という概念が提唱されるようになりました。P-SILIは「何らかの原因で生じた肺傷害によって、強い自発呼吸（＝**頻呼吸や努力呼吸といった悪い自発呼吸**）が引き起こされ、それを放置すると、上昇した経肺圧（→p45）が、さらに肺傷害を増悪させる」という考え方です。

HFNCによって、正確な吸入酸素濃度の供給ができると同時に、生理学的効果から呼吸仕事量を軽減することができるため、**P-SILIを引き起こす「悪い自発呼吸」を抑えること**が重要となります 図2。

略語

P-SILI（patient self-inflicted lung injury）：自発呼吸関連肺傷害

ワンポイント

COVID-19患者は酸素化が悪くても息苦しさを訴えないことがあり、病態評価が難しいです。しかし、重症化に至る患者は、酸素化の急激な悪化と同時に、頻呼吸や努力呼吸といった「悪い自発呼吸」が出現します。

図2 P-SILI予防のためのHFNCの効果

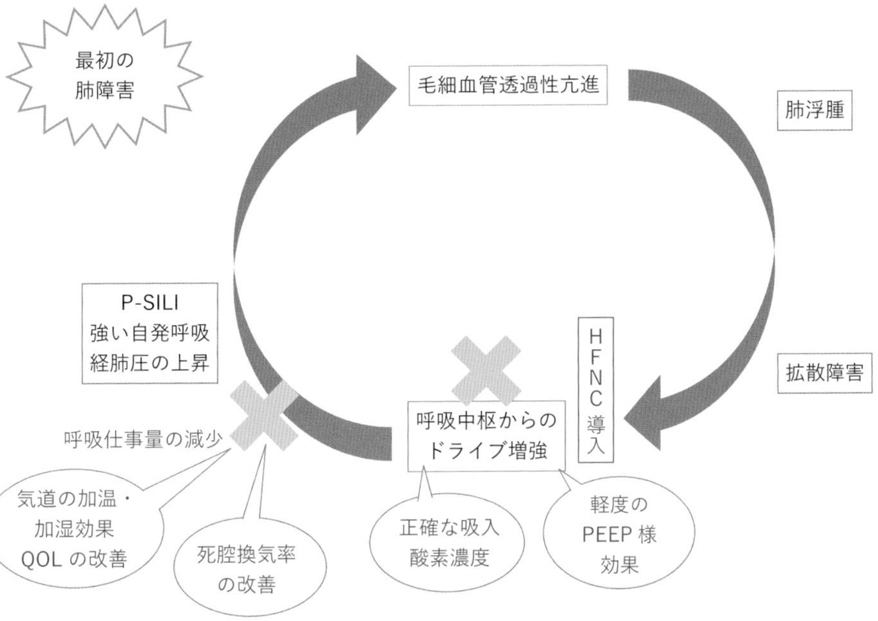

（新井祐介）

【参考文献】

1）山下崇史：COVID-19で増加中！いま知っておきたいハイフローセラピーのこと．エキスパートナース2021；37（15）：16.

HFNC（高流量鼻カニュラ酸素療法）

②導入目的と方法

HFNCは低流量酸素療法とNPPVの中間に位置づけられている

HFNCの導入目的は、**①挿管前の酸素化改善**、**②抜管後の呼吸補助**、**③NPPV休憩**、**④増悪回避**、**⑤挿管回避**の５つです 表１。

HFNC導入の位置づけは、低流量酸素療法とNPPVの間とされていますが、「挿管回避」や「増悪回避」目的のため、低流量酸素療法で安定しない場合、**IPPVを回避できるよう早期からHFNCを開始**することが重要です。

また、**抜管直後から患者の状態に合わせてHFNCを導入**することも、気道浄化や酸素化改善の目的から重要だと考えられます。

ワンポイント

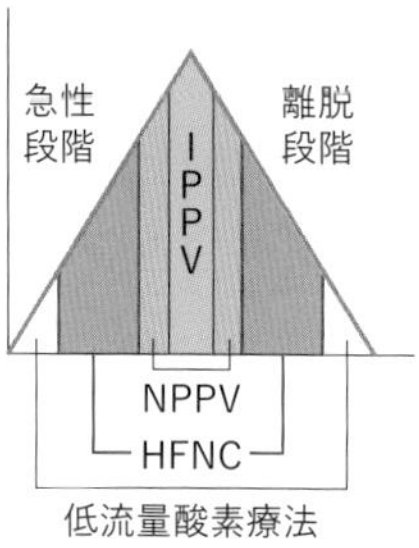

表１ HFNC推奨が示されている海外・国内のガイドライン

	ガイドライン	挿管回避	抜管後	NPPV休憩	増悪回避	前酸素化
海外※	欧州集中治療学会（ESICM）	○	○			○
	欧州呼吸器学会（ERS）		○	○		
	米国呼吸療法学会（AARC）	○	○		○	
	米国内科学会（ACP）	○	○			
	敗血症国際ガイドライン（SSC）	○				
国内	ARDS診療ガイドライン2021	○				
	日本版敗血症診療ガイドライン2020	○	○			
	がん患者の呼吸器症状の緩和に関するガイドライン2016				○	
	COPD診断と治療のためのガイドライン2022	○		○	○	
	小児RSウイルス呼吸器感染症診療ガイドライン2021	○				
	COVI-19診療の手引き	○				
	非がん性呼吸器疾患緩和ケア指針2021				○	
	特発性間質性肺炎診断と治療の手引き2022	○				

※海外ガイドラインの状況についてはフィッシャー&パイケルヘルスケア社資料を参考に作成

海外ガイドラインでは「挿管回避」、「抜管後の呼吸補助」時の導入を推奨、国内のガイドラインでは「挿管回避」、「増悪回避」時の導入を推奨しているものが多い

必ず患者に説明してからHFNCを開始する

HFNCを開始する際には、まず、患者に治療の理解と協力を得なければなりません。そのため、HFNCの**メリット・デメリットをわかりやすく説明する**ことが重要です 表2。

HFNC開始の流れを 図1 （→p98）にまとめます。

略語
HFNC（high flow nasal cannula）：高流量鼻カニュラ酸素療法

表2 HFNCのメリット・デメリット

メリット	デメリット
●酸素化がよくなる（息苦しさが減る） ●食事や飲水ができる ●マスクの閉塞感がなくなる ●会話もしやすくなる ●加湿効果で痰が出しやすくなる	●風の勢いが強い（鼻の痛みが出る可能性） ●加温加湿の効果で少し熱い ●機器の音が気になる

1 蒸留水の残量確認を行って「空《から》焚《だ》き」を防ぐ

蒸留水が空になり、加温加湿器内が空焚き状態になると、乾燥した熱風が鼻腔から入るため、鼻咽頭痛や口腔乾燥、気道クリアランス低下や気道損傷などを起こす可能性があります。

表3 を参考にしながら蒸留水の残量確認をしていく必要があります。また、500mLではなく1Lの蒸留水ボトルを使用することで、交換頻度が減る利点もあります。

表3 加温加湿用蒸留水の流量別使用めやす時間（蒸留水が何時間で空になるか）

＊加温加湿器MR290使用、蒸留水1Lのボトルを用いて、37°C設定時

設定流量L/分	20L/分	30L/分	40L/分	50L/分	60L/分
消費時間	19時間	12.5時間	9.5時間	7.5時間	6.5時間

（フィッシャー&パイケルヘルスケア社資料を参考に作成）

2 適切なサイズのプロングを選択し、定期的に観察する

プロングによって鼻腔が完全に塞がってしまうと、CO_2の排出がスムーズにできなくなるため、**鼻腔の直径50%程度をめやすにサイズ選択**をします。

また、CO_2排出効果を期待する場合や胃管挿入中の患者には小さめのプロング、酸素化改善のためPEEP様効果を期待する場合は、圧漏

アセスメントのヒント
太めのプロングを使用する場合は、プロングによる鼻腔の圧迫創傷を起こすリスクがあるため、注意が必要です。

れを減らせる太めのプロングを使用します。

鼻腔以外にも鼻カニューレ装着による圧迫や摩擦などが原因で起こる皮膚創傷、医療関連機器圧迫創傷（MDRPU）に注意しながら、最低8時間ごとの観察と予防に努めます。

略語

MDRPU（medical device related pressure ulcer）：医療関連機器圧迫創傷

図1 HFNC開始手順（AIRVO™ 2使用時）

❶ 機器をベッドサイドに準備し、患者に「HFNCを開始すること」を説明する

❷ 電源を入れ、「使用準備完了」マークが出るのを確認する（立ち上がるまで数十秒かかる）

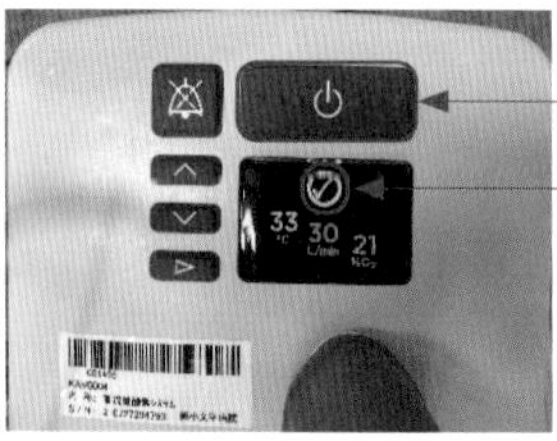

❸ 酸素配管を接続する（空気配管が必要な機器もある）

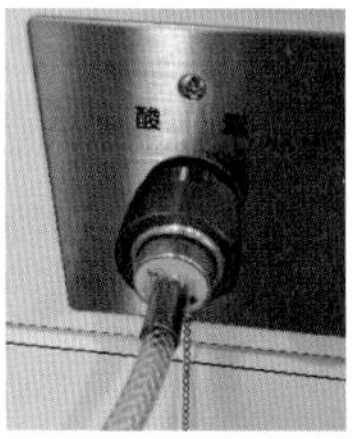

❹ 蒸留水を接続し、加温加湿器の給水チャンバー内に水が入っているのを確認する

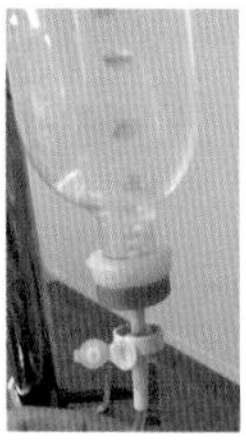

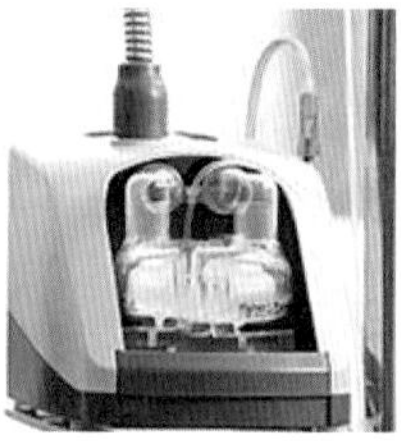

❺ 患者のサイズに合った経鼻カニューレを装着する（成人はMサイズが基本）

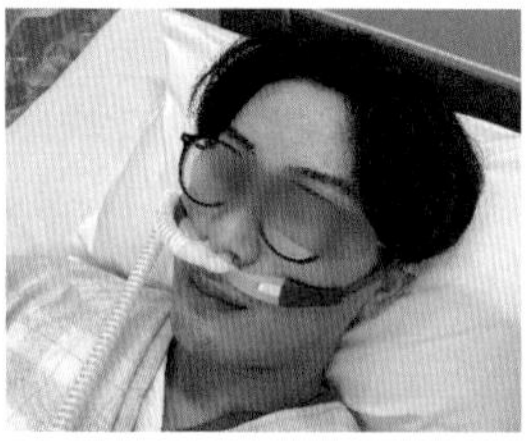

❻ 流量と酸素濃度を設定する

＊酸素流量調節つまみを開き、フロートが上がるのを確認後、ディスプレイ上の酸素濃度が「投与したい酸素濃度」になるようにモードボタンを押して酸素流量調節を行う

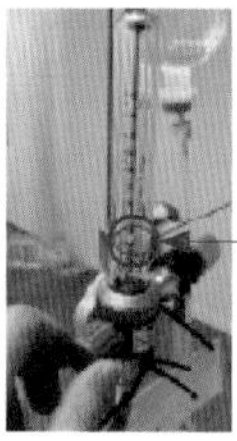

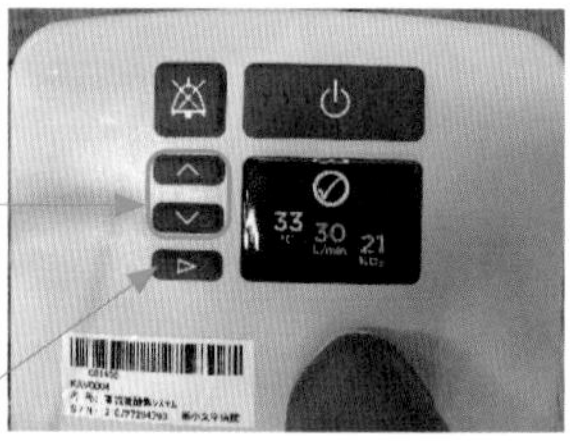

3 MDRPUやエアロゾル感染などを防ぐ 図2

MDRPU発生リスクが高い患者に対しては、**圧迫部位に皮膚保護材の貼付**（デュオアクティブ®やエスアイエイド®、アンダーラップテープなど）を行います。皮膚の保清も重要です。拭き取りタイプの洗浄剤で顔面清拭を行い、皮膚の乾燥がある場合は保湿クリームを塗布します。

COVID-19で懸念されるエアロゾル感染に対しては、サージカルマスクを併用すると、呼気フローと飛沫を減少させることができます。

ワンポイント

気管切開にも使用可能なHFNC製品もあります。気管切開にHFNCを使用することで、排痰の改善や閉塞リスクの軽減、結露の軽減、機械的死腔量の軽減などのメリットがあります。

図2 MDRPUやエアロゾル感染の予防法

MDRPUの好発部位

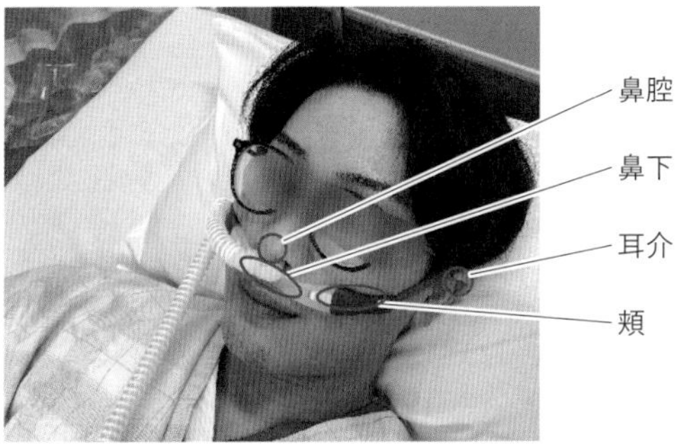

必要に応じて皮膚保護材を貼付

エアロゾル感染予防

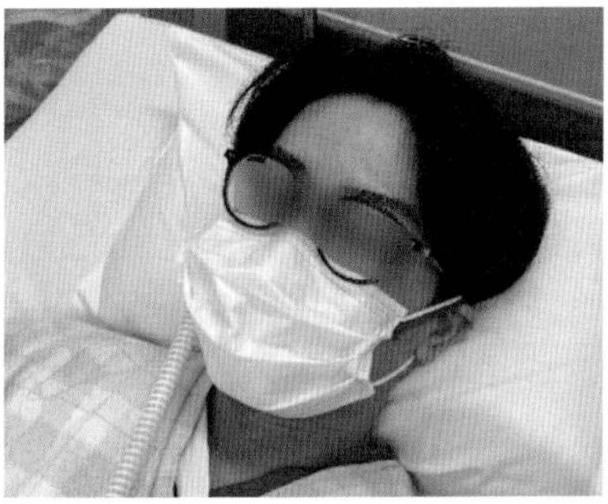

サージカルマスクを併用

HFNC実施時は院内プロトコルを活用する

開始時の流量・酸素濃度設定は、各施設で違うと思いますが、患者を早期に安定させるためには、どの医師や看護師がかかわっても**統一した方法でHFNCが行えること**が大事です。そのためには、院内でプロトコルを作成し活用します。

+α

HFNCプロトコル例

Step 1 適応外基準・開始基準を確認する

外来ER患者・院内入院患者で、適応外基準に当てはまらず、フェイスマスクまたはリザーバーマスクで**酸素投与6L/分以上が必要**と判断された場合、HFNCを開始します。

ワンポイント

HFNC開始前に、できるだけ動脈血液ガス分析を実施します。

Step 2　開始15～30分後にモニタリング項目チェックを行う

温度37℃、流量50～60L/分で開始します。$PaCO_2$ 50Torr以上または慢性閉塞性肺疾患（COPD）の既往がある患者は**酸素濃度：50%**から、それ以外の患者は**酸素濃度90%**から開始します。

開始後、15～30分でモニタリング項目がクリアしているかチェックし、クリアできていなければ、非侵襲的陽圧換気（NPPV）または侵襲的陽圧換気（IPPV）へ変更します。

モニタリング項目をクリアしている場合は、酸素濃度調整を行います。

ワンポイント

気管挿管する場合、前酸素化にHFNCを利用します。流量：50～60L/分、酸素濃度：100%、喉頭展開前の3分間実施します。

略語

NPPV（non-invasive pressure ventilation）：非侵襲的陽圧換気

IPPV（invasive positive pressure ventilation）：侵襲的陽圧換気

Step 3　酸素濃度の調整を行う

酸素濃度を10%ずつ減量し、15～120分以内にモニタリング項目をクリアしているか評価します。クリアできていない場合は**酸素濃度を10%ずつ増量**し、「流量60L/分、酸素濃度90%（低酸素血症の場合）または50%（高二酸化炭素血症の場合）」でクリアできない場合はNPPVまたはIPPVへ変更します。

酸素濃度30%まで減量でき、モニタリング項目がクリアできている場合は、流量調整を行います。

Step 4　酸素流量の調整を行う

流量を10L/分ずつ減量し、15～120分以内にモニタリング項目をクリアしているか評価します。クリアできていない場合は**流量を10L/分ずつ増量**し、60L/分まで増量してもクリアできない場合はStep②へ戻ります。

酸素濃度30%、流量30L/分まで減量できた場合はHFNCを離脱します。患者の状態をみて、**経鼻カニューレ4L/分**へ変更します。

（新井祐介）

ワンポイント

AIRVO™ 2やIPPV機（HAMILTON C-1）の場合、バッテリーを利用して、HFNC機器を装着したまま移動できるため、患者の呼吸状態を変動させずにすみます。

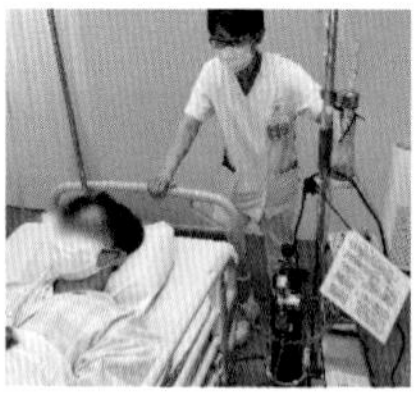

【参考文献】

1）西田修監修，竹田晋浩編：ハイフローセラピー実践マニュアル．ライフ・サイエンス，東京，2014.

2）Brochard L, Slutsky A, Pesenti A. Mechanical ventilation to minimize progression of lung injury in acute respiratory failure. *Am J Respir Crit Care Med* 2017; 195: 438–442.

HFNC（高流量鼻カニュラ酸素療法）

③効果判定と限界

効果は「身体所見と動脈血液ガス」で判定

HFNCが開始されたら、患者の呼吸状態が増悪しているか改善しているかを時間を決めて判定します。HFNCにおいて重要なことは、**気管挿管を遅らせないこと**です。そのためには、素早く簡単に正確に、誰もがHFNCの効果があるかを判定できないといけません。

効果判定の指標として、呼吸回数、SpO_2、呼吸補助筋を用いた呼吸（努力呼吸）、動脈血液ガス（採血ができる場合のみ）、呼吸困難、不快感などがあります 表1 。

略語

HFNC（high flow nasal cannula）：高流量鼻カニュラ酸素療法

ワンポイント

1時間後、6時間後、72時間後に判定を行います。

表1 HFNC効果判定基準（新小文字病院の例）

- 呼吸回数25回/分以上
- ターゲットSpO_2未満
  →Ⅰ型呼吸不全（低酸素血症のみ）：SpO_2 92〜96％
  　Ⅱ型呼吸不全（高二酸化炭素血症も含む）：SpO_2 88〜92％
- 胸腹部非同調や呼吸補助筋を用いた呼吸が継続
- 呼吸性アシドーシス（$pH<7.25$かつ$PaCO_2>50$mmHg）＊採血ができる場合のみ

どれか1つでも満たしたらクリアできない

簡便に評価できる「ROX index」も便利

HFNCの挿管予測因子として知られるROX indexは、以下の計算式で求められます。

ROX index=SpO_2/FIO_2/RR

ROX indexは、P/F（PaO_2/F_IO_2）比のように採血などが不要で、ベッドサイドで素早く繰り返し評価ができるのがメリットです。HFNC開始2時間後、6時間後、12時間後に評価し、**ROX値が4.88以上となった場合は、挿管リスクが低く**なります 表2 （→p102）。

アセスメントのヒント

〈例〉

SpO_2 90％/F_IO_2 0.8/RR 30回/分の場合、ROX index＝3.75

「改善しない場合」のことを話し合っておく

HFNC開始後は、「**1時間後に改善が得られたか**」「**6時間後に目標**

（呼吸回数、動脈血液ガス所見など）に到達したか」、「**72時間後に離脱のめどが立っているか**」を評価し、条件を満たさない、あるいは病態が悪化した場合は、NPPVや気管挿管しIPPVに移行する必要があります。この判断が遅れると、予後を悪くしてしまうため、院内で効果判定基準 表1 （→p101）を作成して使用することが重要です。

また、呼吸状態が改善しない可能性を考えて、早期から今後の方針を本人や家族と話し合い、事前のACP（アドバンスケアプランニング）を含めた意思決定支援を行うことも大切です。　（新井祐介）

略語

ACP（advance care planning）：アドバンスケアプランニング

表2 HFNCを急性呼吸不全の肺炎患者に実施したROX index

項目	時間	成功群（n=123）	失敗群（n=68）	p値（＊：＜0.01）
SpO_2/F_IO_2	HFNC開始前	180	106	＊
	2時間後	155	109	＊
	6時間後	160	115	＊
	12時間後	165	113	＊
	18時間後	176	118	＊
	24時間後	194	120	＊
呼吸数	HFNC開始前	28	32	
	2時間後	25	28	
	6時間後	24	26	＊
	12時間後	24	26	＊
	18時間後	22	25	＊
	24時間後	21	24	＊
ROX index	HFNC開始前	5.81	4.06	
	2時間後	5.71	4.43	＊
	6時間後	6.55	4.86	＊
	12時間後	7.53	4.78	＊
	18時間後	8.6	5.1	＊
	24時間後	8.68	5.5	＊

Roca O, Messika J, Caralt B, et al. Predicting success of high-flow nasal cannula in pneumonia patients with hypoxemic respiratory failure: the utility of the ROX index. *J Crit Care* 2016; 35: 200-205.

【参考文献】

1）山下崇史：COVID-19で増加中！いま知っておきたいハイフローセラピーのこと．エキスパートナース 2021；37（15）：14-42.
2）西田修監修，竹田晋浩編：ハイフローセラピー実践マニュアル．ライフ・サイエンス，東京，2014.
3）Brochard L, Slutsky A, Pesenti A. Mechanical ventilation to minimize progression of lung injury in acute respiratory failure. *Am J Respir Crit Care Med* 2017; 195: 438-442.

Part 3

人工呼吸器装着中の安全管理と回復支援

気道管理

①気管挿管

気管挿管にかかわる操作は、確実かつ迅速な対応が求められます。ここでは、**①準備**、**②挿管実施**、**③評価**について、大事なポイントを確認します。

準備のPoint① 日ごろからの「起こりうる事象」に備えた点検が重要

気管挿管にかかわる物品を、救急カートなどにセット化されている施設も多いと思います 図1 。どこに収納されているか、気管チューブの滅菌期限や喉頭鏡の電池残量など、日ごろから**すぐに使用できる状態にあるか、点検**しておきます。

患者の状態が安定していない場合、**絶飲食による脱水や、鎮静薬など薬剤の使用による循環変動を起こす可能性**もあります。鎮静薬や筋弛緩薬の使用や投与量、血圧低下時の対応など、起こりうる事象を考え、医師やメンバーと確認しながら準備します。

SpO_2や心電図などモニターは術者や介助者が見える位置に置き、**心電図の同期音が鳴るように**しておきます。

ワンポイント

気管挿管操作を誤ると、患者の生命が危険にさらされる可能性が高まります。

気管挿管が開始となった後で不足物品を再度準備することは、気管挿管操作の危険性をさらに高めるため、焦らずに準備を行います。

図1 気管挿管時に準備する物品

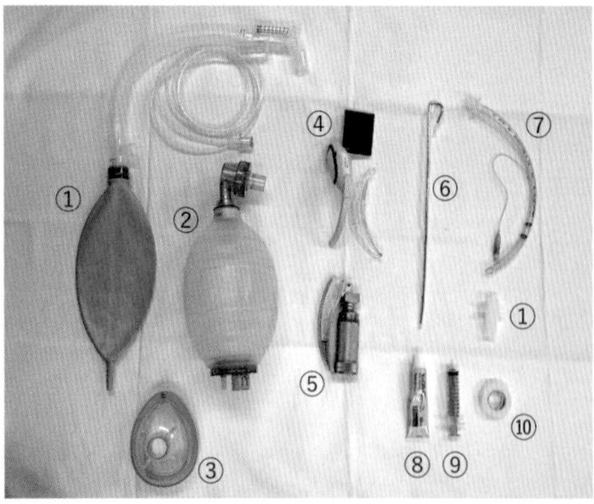

①ジャクソンリースまたは②バッグバルブマスク
③マスク　④ビデオ喉頭鏡または⑤喉頭鏡
⑥スタイレット　⑦気管チューブ　⑧潤滑剤
⑨カフ用シリンジ　⑩固定テープ

〈その他準備するもの〉
聴診器、モニター（SpO_2、心電図）、開口器、マギル鉗子
薬剤（鎮痛・鎮静・筋弛緩・昇圧薬）、人工呼吸器

〈以下、可能であれば準備するもの〉
EDD（食道挿管検知器）、CO_2ディテクター
E_TCO_2（呼気終末二酸化炭素分圧）モニター

準備のPoint② 気管チューブの準備では「サイズ選択」「カフチェック」が重要 図2

気管チューブにはサイズがあります。体の大きさ、施設のルールなどから、医師と使用するサイズについて検討します。

気管チューブを準備するときは、**カフに空気を入れてみて漏れや破損がないか確認**し、問題がなければカフより空気を完全に抜きます。

カフチェックが済んだら、気管チューブ内にスタイレットを挿入し、外側に潤滑剤を塗布します。

これら**気管チューブの準備は清潔操作で**行います。気管チューブにより気道が確保されると、絨毛は気管チューブ内と接触できないため、異物の進入を阻止することができないからです。

ワンポイント

気管チューブはディスポーザブルですが、製造・輸送・保管の過程での欠陥をゼロにすることはできません。気管挿管後に破損が発覚し、気管挿管のやり直しとなった場合、大がかりな操作や患者への負担が発生するため、カフチェックを怠ってはいけません。

図2 気管チューブの準備のポイント

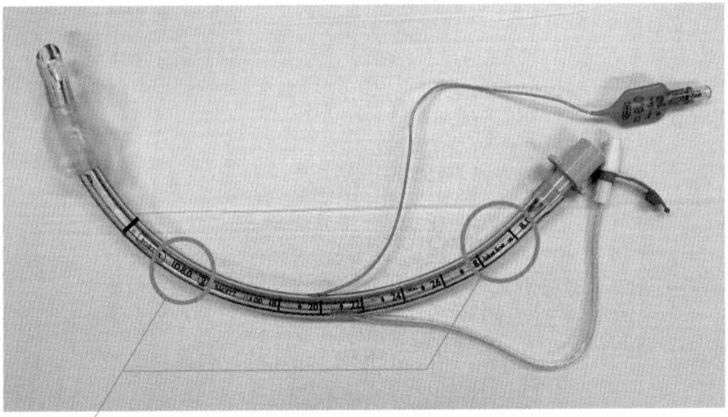

サイズ（内径）はココを確認
＊どのメーカーでもI.D.（internal diameter：内径）○mmと表記されている
＊成人では、男性8.0〜9.0mm、女性7.0〜8.0mmが一般的

スタイレットは気管チューブの外側へ出ないように固定する

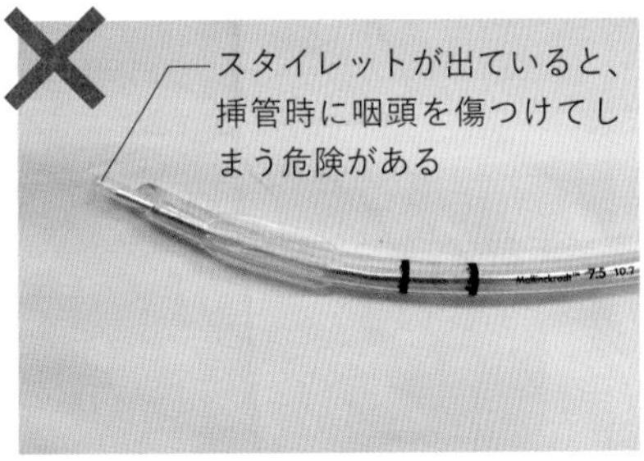

実施のPoint 気管挿管中は「換気が中断されている」ことを意識して介助する

気管チューブ挿入時には用手換気が止まる、つまり患者への換気が中断されるため、**生命の危険に直結する可能性**が最も高まります。

術者と連携し、確実・迅速な介助が必要です 図3 （→p106）。

図3 気管挿管介助の流れ

① 患者をスニッフィングポジションとし、患者の頭側（右側）に立つ

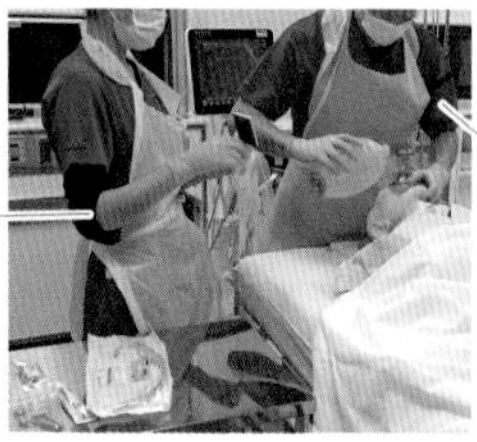

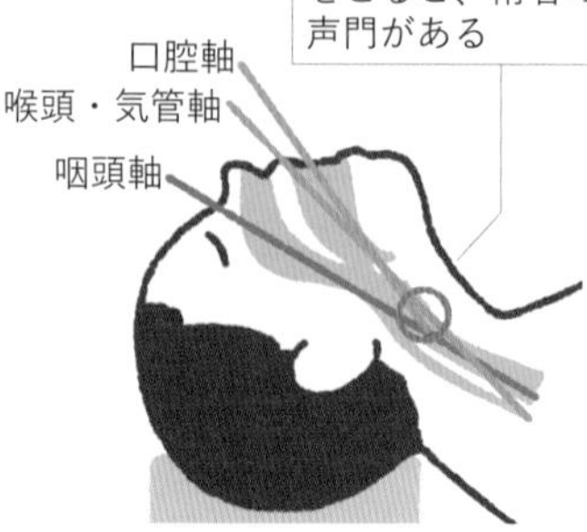

② 術者が喉頭展開をしたら、喉頭鏡を渡す

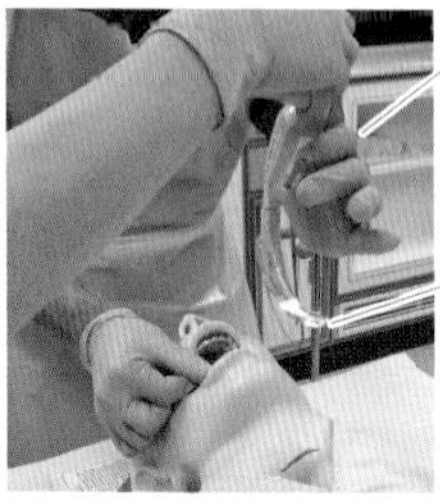

③ 気管チューブを術者に渡す

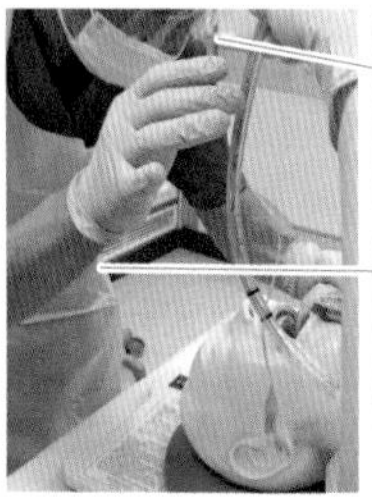

④ 術者が合図したらスタイレットを抜く

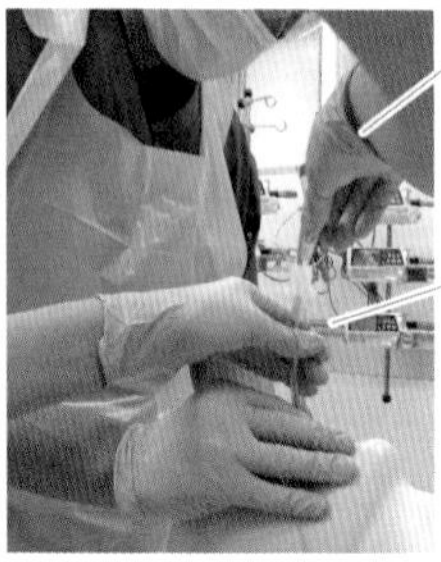

⑤ カフに空気を入れたら、用手換気を行う

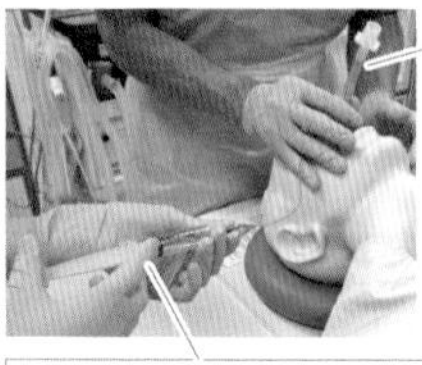

評価のPoint① 「聴診・視診」「気管チューブの観察」「モニター」で多角的に確認

気管挿管の評価は、**食道・胃側、あるいは片側肺への挿管になっていないか**を評価するために行います 図4 。

ワンポイント

評価は、術者と介助者がともに行います。

図4 気管挿管の評価

1 心窩部の聴診（送気音がないことを確認）

- 胃内への送気音が聴取されたら、**食道・胃側への挿管**を疑う
- 食道・胃側への挿管を疑ったら、すみやかに気管チューブを抜去し、用手換気を開始する
  →「**気管挿管開始から換気がゼロ**」となった状態なので、緊急性が高いことに注意する

2 胸部の聴診と視診（左右差がないことを確認）

- 呼吸音（前胸部と側胸部）と胸郭の動きに左右差があれば、**片側肺への挿管**を疑う
- 片側肺への挿管を疑ったら、すみやかに気管チューブの挿入長の調整、あるいは一度抜管して再度気管挿管を実施する
  →「**換気量は通常の1/2**（片側肺は無気肺）」の状態となっていることに注意する

3 気管挿管チューブの観察（くもりの発生を確認）

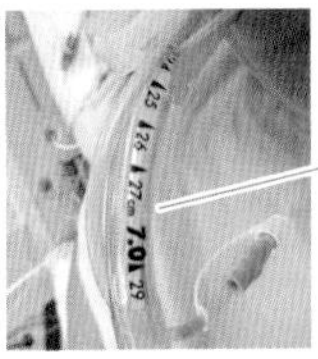

気管に挿管されていれば、気管チューブ内には呼気によるくもりが発生する

4 機器・モニターによる確認

- EDD、CO_2ディテクター、E_TCO_2モニターなどの使用が可能であれば実施する

5 異常がなければ、気管チューブの固定を行う

評価のPoint② 画像による評価も実施する

胸部X線撮影を行い、気管・肺野・気管チューブの位置について、画像による評価を行います図5。

（藤本晃治）

図5 胸部X線画像による評価

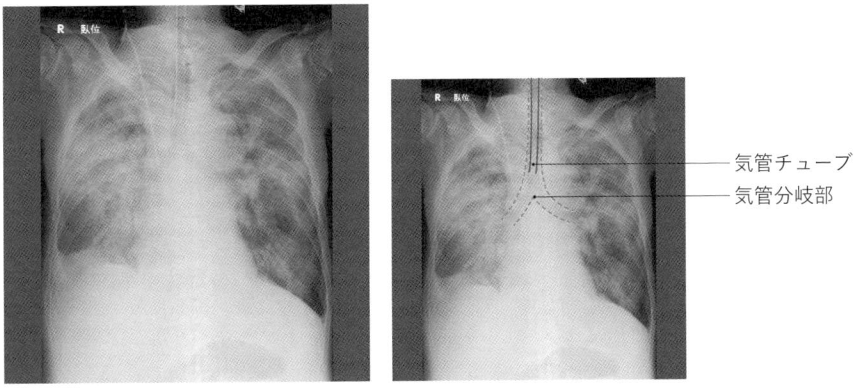

気道管理

②気管チューブの固定

気管挿管によって確実に気道が確保され、安定した換気が行える状態を維持するためには、**気管チューブが適切な位置で固定された状態**になければなりません。

「先端が気管分岐部より5±2cm程度」に留置

気管チューブの位置と挿入長は、胸部X線画像で確認します。先端が気管分岐部より５±２cm程度とされます。

気管支の長さは約10～12cm、門歯から気管分岐部の長さは男性26cm、女性23cm程度です 表1 。つまり、**挿入長は、男性23cm、女性21cm程度**となります。チューブには先端からの長さが表示されているので、これで挿入長を確認します。

ワンポイント

気管は喉頭（第６頸椎、C6）から第５胸椎の位置に存在し、第５胸椎から主気管支に分岐します。

表1 気管チューブの挿入長

	男性	女性
気管の長さ	10～12cm	
門歯～気管分岐部の長さ ＊門歯：中切歯と側切歯、左右上下計８本	26cm	23cm
気管チューブの長さ	**23cm**	**21cm**
外鼻孔～気管分岐部の長さ	29cm	26cm

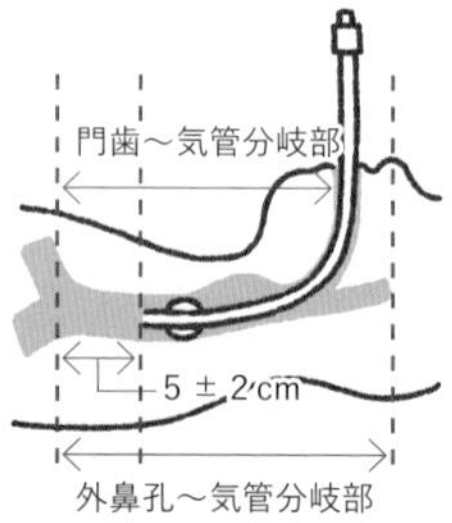

胸部X線撮影時、**頸部の位置は中立位**とします。これは、頸部の位置で気管チューブの挿入長が変化するためです。

臨床で、勤務ごとに胸部X線撮影で確認することは現実的ではないため、気管チューブが適正位置にあるときの目盛りを確認し、スタッフ間で共有しておきます。

アセスメントのヒント

気管チューブの挿入長は、前屈位だと約2cm深く、後屈位では約2cm浅くなります。

固定方法は「テープ」「デバイス」の2種類

1　テープによる固定：皮膚トラブルに注意し、定期的な交換が必要

気管挿管直後や全身麻酔中など、短時間かつ体動が少ない状態での

管理であれば、サージカルテープなど簡易なテープでの固定が行われます。挿管管理が長時間となる場合や体動が増加する場合には、接着性が強く固定面積を広く確保できるテープへ変更します 図1。

テープによる**固定方法や交換時期などに一定の決まりはありません**。しかし、唾液や体液などでテープが汚染すると接着性の低下と感染リスクが増加します。また、テープの接着性は時間の経過とともに低下します。そのため、定期的なテープ交換は必要です。

テープによる固定では、気管チューブの位置を動かすことができないため、**口唇などの接触面の潰瘍、医療関連機器圧迫創傷（MDRPU）を起こす危険性**が高くなります。また、テープを剥離する際に皮膚トラブルを起こす可能性もあります。これらを予防するため、皮膚保護材や剥離剤などを有効活用します。

アセスメントのヒント

一般病院においては、気管チューブとバイブロックに関連したMDRPUが全体の8.8%であったことが報告[1]されています。

略語

MDRPU（medical device related pressure ulcer）：医療関連機器圧迫創傷

図1 テープによる固定

簡易テープでの固定 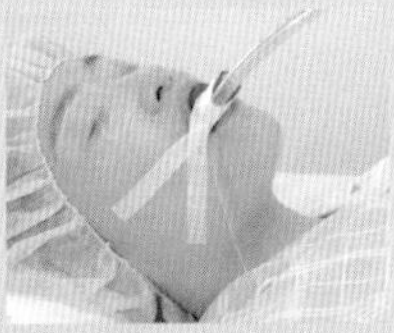	メリット	●手で裁断できる ●ロール状なので、扱いが容易である ●接着と剥離も簡便にできる
	デメリット	●長時間の固定や体動増加時には適さない →不十分な固定となりやすい →計画外抜去につながる
面積の広いテープでの固定 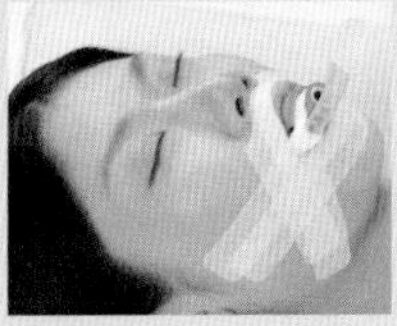	メリット	●長時間の固定や体動増加時でも、十分な固定を維持できる
	デメリット	●テープを剥離する場合に皮膚トラブルが生じる場合がある ●口唇などの接触面の潰瘍、医療関連機器圧迫損傷（MDRPU）を起こす危険性が高くなる（気管チューブの位置を動かせないため） →皮膚保護材や剥離剤を活用する

（画像提供：ニチバン）

2 デバイスによる固定：テープによる固定のデメリットを軽減できる

デバイスを使用すると、気管チューブをより強固に固定することや、皮膚に直接接着せずに固定することも可能となります 図2 （→p110）。

筆者の施設では、長時間の挿管管理が予測される場合には、アンカーファストによる固定を行っています。皮膚への接着部分がハイドロコロイド材なので皮膚トラブルが少なく、気管チューブの位置を左右に動かせるため、口唇や舌の潰瘍を予防し、口腔内の観察と清潔ケアが実施しやすいためです。

デバイスの汚染や、長時間の使用により皮膚への固定が不安定となった際には交換が必要です。

図2 デバイスによる固定

アンカーファスト

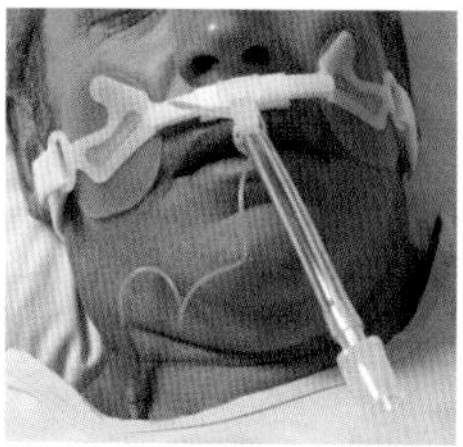

- バイトブロックはない
- 固定部はハイドロコロイド材を使用しているので皮膚トラブルが生じにくい

（画像提供：アルケア）

※アンカーファストはHolister社の商標です

トーマスチューブホルダー

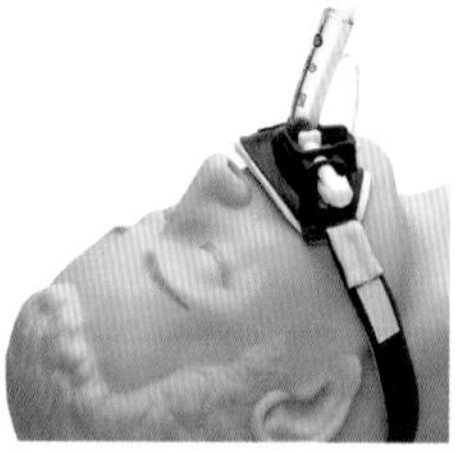

- テープを使わず、バイトブロックを同時に装着できる
- 確実に固定できるが口腔ケアがしづらく、皮膚トラブルも生じやすい

（画像提供：レールダルメディカルジャパン）

「バイトブロック」は必要時だけ用いる

バイトブロックは、患者が気管チューブやカフのインフレーティングチューブを噛み、**チューブの閉塞や破損を起こさないようにする**ものです。

バイトブロックには、気管チューブとともに固定するタイプと外挿式タイプ（チューブにはめ込む）があります（図3）。

バイトブロックは、あくまでチューブの閉塞や破損を予防する目的で使用します。そのため、**歯牙が欠損している患者や、意識レベルが低下し咬合の危険性がない場合、ルーティンで使用しません。**不用意に使用すると、皮膚トラブルのリスク増加や、ケアが十分にできなくなることにつながるため、患者状態をアセスメントし、リスクとベネフィットを考えて使用することが重要です。

（藤本晃治）

ワンポイント

外挿式には、カフのインフレーティングチューブや、カフ上部吸引口のサクションチューブも保護できるタイプもあります。

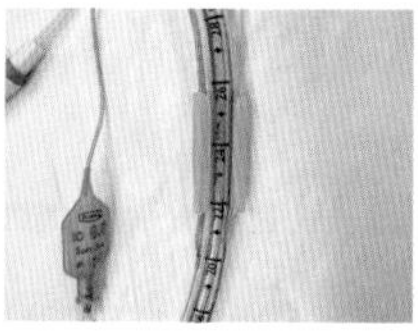

図3 バイトブロックの種類

外挿式タイプ

〈メリット〉
- 口腔内視野への影響が小さい
- アンカーファストと組み合わせると皮膚トラブルを回避できる

〈デメリット〉
- カフのインフレーティングチューブやカフ上部吸引口のサクションチューブを屈曲や閉塞させていないか注意が必要

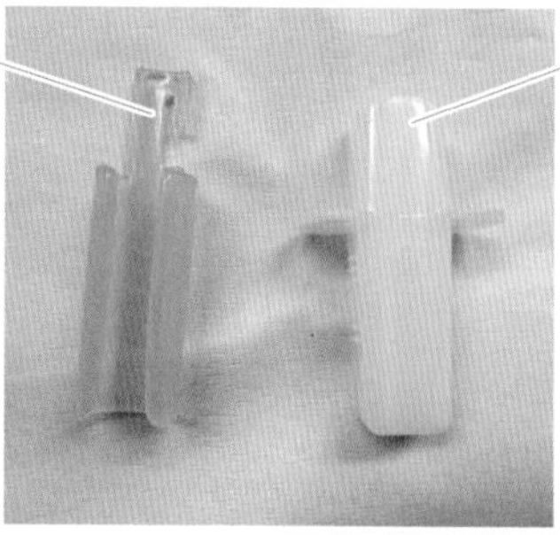

気管チューブとともに固定するタイプ

- 気管挿管直後や全身麻酔中に用いる

〈メリット〉
- テープで気管チューブとともに固定するだけなので、扱いが容易

〈デメリット〉
- 皮膚との接触部分の観察や移動ができない
- 口腔内への視野が縮小する

【引用文献】

1）須釜淳子：第3回（平成24年度）日本褥瘡学会実態調査報告 療養場所別医療関連機器圧迫創傷の有病率，部位，重症度（深さ），有病者の特徴，発生関連機器．褥瘡会誌 2015；17（2）：141-158.

気道管理

③カフ圧の管理

適正なカフ圧は「20〜30cmH$_2$O」

カフの役割は、**気管壁と気管チューブ間のリーク予防**です。

人工呼吸器は気管チューブを通して肺内に陽圧で空気を送り込みます。陽圧換気は、カフが気管壁に密着することで維持されています。

カフ圧は高くても低くても問題があります 図1。

カフ圧が高すぎる（30cmH$_2$Oを超える圧）と、気管支粘膜血流が低下し、場合によっては**虚血や壊死、肉芽や潰瘍形成、穿孔**などを起こす可能性があります。

カフ圧が低すぎる（20cmH$_2$Oを下回る圧）と、カフ漏れやVAP（人工呼吸器関連肺炎）の危険性が高まります。カフには、分泌物の気道内への垂れ込みを防ぐ役割もあります。カフ上部にたまっていた汚染された分泌物が肺内に垂れ込むと、VAPを引き起こします。

ワンポイント

カフは自然に圧が抜ける（空気が抜ける）ため、そのままでは密着性が下がります。

人工呼吸管理中の「カフ漏れ」は、カフによる密着性が不十分となり、エアリーク（陽圧換気が漏れる）による1回換気量の低下、陽圧換気が抜ける音がするなどの症状が起こることをいいます。

略語

VAP（ventilator-associated pneumonia）：人工呼吸器関連肺炎

図1 不適切なカフ圧によるリスク

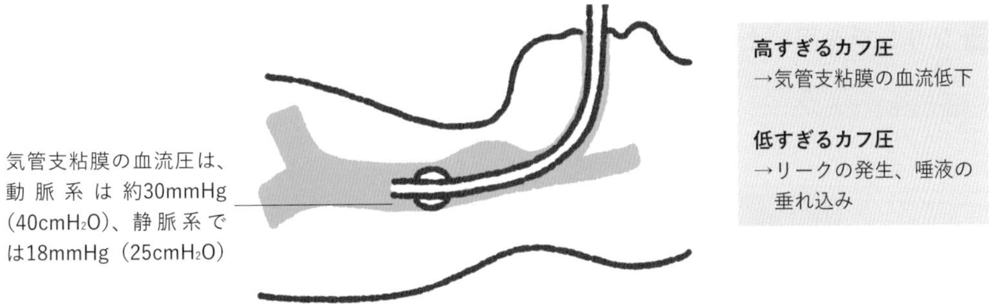

カフ圧の調整には「カフ圧計」か「自動カフ圧計」を用いる

カフ圧は、カフ圧計を用いて数値で管理します 図2 （→p112）。

カフ圧計にはめやすとなる調整域が色分けされているものもありますが、**単位（mmHgかcmH$_2$Oか）を確認する**必要があります。

アセスメントのヒント

圧の単位は「1mmHg＝1.3cmH$_2$O」で考えます。

図2 カフ圧計と自動カフ圧計

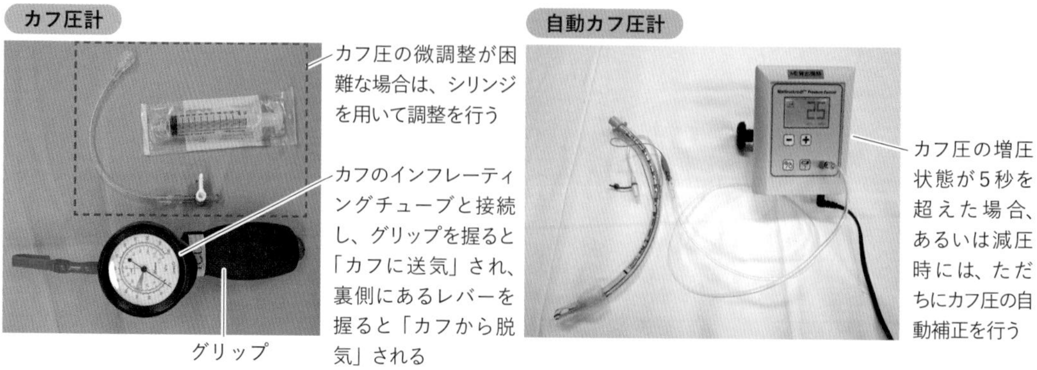

1 微調整が必要な場合は「シリンジを用いたカフ圧調整」を行う

どのようなカフ圧の調整方法でも、カフのインフレーティングチューブと**カフ圧調整デバイスを接続するときは、カフ圧が下がる**可能性があります。これは、圧は、高いほうから低いほうへ抜ける習性があり、カフ圧はカフ調整デバイス内の圧より高いことが多いためです。

シリンジを用いてカフ圧調整を行う場合、三方活栓とシリンジを使用してカフ調整デバイス内の圧を30cmH_2O程度にしておくと、カフ調整デバイスを接続したときのカフ圧低下を最小限にできます 図3 。

カフ圧調整後は、三方活栓でカフとの接続を遮断した後にカフ調整デバイスを外します。

ワンポイント
カフ圧計をカフのインフレーティングチューブに直接つなぐ場合、圧を高くしながら接続できないことに注意が必要です。

図3 シリンジを用いたカフ圧調整

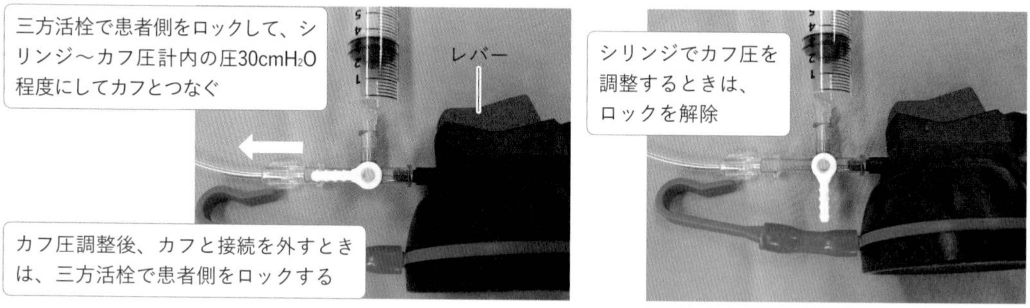

2 自動カフ圧計使用時は、体動による抜去やバッテリー切れに注意する

自動でカフ圧を調整できるデバイスが、自動カフ圧計です。カフのインフレーティングチューブを接続しておくことで、リアルタイムにカフ圧が調整されます。

ワンポイント
自動カフ圧計は常時接続されていることのメリット・デメリットを理解して使用しましょう。

また、急激な変動が続く場合にはアラーム音で知らせる機能や、電力がない状況でも対応できるバッテリー機能もあります。

しかし、気管チューブ、つまり患者とデバイスが常につながった状態となるため、意図しない体動時には気管チューブが引っ張られ、計画外抜去につながる危険性があることや、バッテリーが切れるとカフ圧が脱気される（大気開放）ことに注意が必要です。

3 カフ圧調整のタイミングは「デバイスの種類」によって異なる

カフ圧は、約８時間で５cmH_2O下がるとされています。自動カフ圧計を使用していない場合には、臨床では、８時間に１回、３交代であれば各勤務１回の調整は必要であると考えられます。

しかし、**カフ圧は患者の体動が多ければ多いほど早く抜けます**。定時にカフ圧を調整するだけでなく、カフ漏れ音や人工呼吸器のパラメーターに異変があったとき、カフ圧が変動しやすい離床時など、ルーティンではなく必要に応じてカフ圧を調整します。

（藤本晃治）

気道管理

④気管吸引

気管吸引は、気管挿管患者に対して頻繁に行われる処置の１つです。適切に実施すれば患者にとって有益ですが、苦痛や合併症のリスクをもたらす侵襲度の高い処置でもあります。

気管吸引を行うことで、患者にとってのメリットを最大とし、合併症を最小限に抑えるためには、吸引を行う目的の理解と、正しい手技を身につけることが重要です。

ワンポイント

気管吸引は「人工気道を含む気道からカテーテルを用いて機械的に分泌物を除去するための準備、手技の実施、実施後の観察、アセスメントと感染管理を含む**一連の流れ**」[1]と定義されています。

気管吸引は、必要なタイミングで、必要な患者に対して行う

1　気管吸引の最終目的は「呼吸仕事量を軽減させる」こと

気管吸引の目的は、気管内の分泌物を除去し、**気道の開存を維持すること**です。気道開存を維持することは、ガス交換能を維持・改善させるとともに、安楽に呼吸できる気道環境を整え、呼吸困難や呼吸にかかる仕事量を軽減させます。目の前にいる患者にとって必要なタイミングで気管吸引を実施することが重要です。

2　気管吸引で除去できるのは「主気管支より口側の分泌物」だけ

気管吸引は、気道内の分泌物・血液・異物を自力で喀出できない患者に対して行います。つまり、さまざまな所見 表1 から気道内分泌物の存在が予測され、その**分泌物が吸引できる位置（主気管支より口**

アセスメントのヒント

主気管支より肺胞側に分泌物がある場合は、体位ドレナージなどを行って吸引できる位置まで分泌物を移動させるようなケアを選択します。

表1　気管吸引の適応を示唆する所見

フィジカル所見	●呼吸努力の増強　●気管チューブ内の分泌物（目視できる）　●誤嚥 ●湿性咳嗽　●胸部触診でガスの移動に伴う振動を触知 ●気管から左右主気管支にかけて、副雑音（低音性連続性ラ音）や呼吸音減弱が出現
検査・モニタリング所見	●ガス交換障害　●低酸素血症（動脈血液ガス分析、SpO_2モニター） ●換気量低下や気道内圧上昇　●F-Vループで呼気流量の低下が出現 ●フロー曲線の呼気時に鋸歯状の波形が出現

側）にあり、吸引可能と判断されたときに行う、ということです。

3 気管吸引実施前には、必要性のアセスメントが重要

適応を考えるうえで注意しなければならないのが、低酸素血症や呼吸努力の増強、換気量や気道内圧の変化などは、気管内の分泌物の貯留以外の要因によっても生じうる、ということです。さまざまな情報を総合し、**気管内の分泌物の有無と吸引の是非を検討**します。

また“自己喀出ができない患者だから”とやみくもに気管吸引を行うことや、“2時間ごとにルーティンで”と決めるようなことは避けるべきです。しかし「何時間まで気管吸引をせずに放置してもよいのか」という指針はありません。人工気道の開存性の確認などをどのようなタイミングや間隔で行うのか、各施設で検討する必要があります。

アセスメントのヒント

意識的に観察を行い、小さな変化を見落とさないようにすることで、吸引すべきタイミングや人工気道の開存性を確認するタイミングを見逃さないようにします。

4 気管吸引の合併症を理解し、予防と早期発見・対応に努める

気管吸引は、適切に行われないとさまざまな合併症を引き起こしうる侵襲的な処置です 表2。適切な方法で気管吸引を実施するだけでなく、観察や感染管理も十分に行い、合併症の予防および早期発見と対応に努めることが重要となります。

また、合併症が生じた際に、早急かつ適切に対応するためには、合併症を十分理解し、医師を含めてチーム全体で、対応について検討・共有しておくことが重要です。

ワンポイント

異常のある際は早急に医師に連絡できる体制を整えておくこと、多職種カンファレンスで共有できる場を設けるとよいでしょう。

表2 気管吸引の合併症

呼吸器系	● 無気肺 ● 気道粘膜損傷、出血、肉芽形成 ● 気道感染	● 低酸素血症 ● 気管支攣縮
循環器系	● 不整脈、徐脈、頻脈 ● 冠血管攣縮	● 血圧変動 ● 臓器血流低下
その他	● 頭蓋内圧亢進 ● 精神的、身体的ストレス　など	● 嘔気、嘔吐

準備のPoint① 感染予防を徹底し、必要時には前酸素化を行う

感染対策として、医療者の手洗いやスタンダードプリコーションを徹底します。

必要に応じて、口腔内・鼻腔内・カフ上部に貯留した分泌物などの吸引を行います。

ワンポイント

吸引前に必要物品を準備するのはもちろんですが、まずは、これから行う処置についての説明や声かけを欠かさずに行います。

1　前酸素化は「必要に応じて」実施すればよい

気管吸引は低酸素血症を助長する恐れがあるため、低酸素血症の患者や低酸素血症を引き起こしやすい患者の場合は、事前に高濃度酸素を吸入させてから吸引を実施します（前酸素化）。

高濃度酸素吸入は患者の状態に応じて実施すればよく、必ずしも全患者で必要なわけではありません。

ワンポイント

一時的に100%酸素を吸入できる機能をもつ人工呼吸器も多いです。その機能を使用すれば、吸引前〜中、後にかけて一時的に高濃度酸素を吸入させることができ、過度な低酸素を予防できます。

準備のPoint②　適切なサイズの吸引カテーテルを選択する

気管吸引には、**気管チューブの内径の1/2以下**のサイズの吸引カテーテルを使用します 図1。太すぎる吸引カテーテルを使用すると、気管内の空気を多量に吸い出してしまい、肺胞虚脱や低酸素血症を助長させる可能性があるためです。

また、カテーテルが短いと、気管分岐部付近まで届かないことや吸引操作をしにくくなるため、気管吸引に使用できる長さの吸引カテーテルを選択します。

図1　吸引カテーテルのサイズ選択

気管チューブ（ID　mm）	使用する吸引カテーテル（Fr/mm）
7.0	10Fr/3.3mm　以下
7.5	10Fr/3.3mm　以下
8.0	12Fr/4.0mm　以下
8.5	12Fr/4.0mm　以下

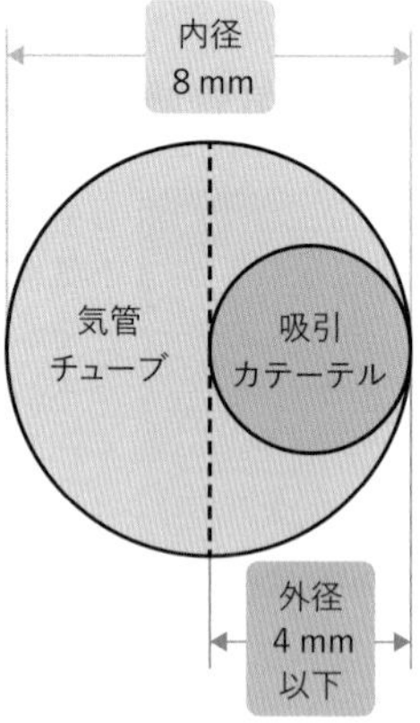

実施のPoint①　実施する方法のメリット・デメリットを把握する

開放式吸引は、気管チューブが大気開放された状態で吸引を行うため、吸引中は、人工呼吸による換気補助や強制換気が中断され、

PEEPも解除されてしまいます。その結果、肺胞虚脱や低酸素血症を招く恐れがあります。また、気道が大気開放されることによる気道感染リスクや、分泌物が飛散することに伴う周囲の汚染や医療者の曝露、周囲への感染拡大、といったリスクがあります。

閉鎖式吸引では気管チューブを大気開放させません。そのため、低酸素血症に陥りやすい患者（重度の呼吸不全やARDS）、易感染状態の患者、気道内分泌物から何らかの菌やウイルスが検出されている患者には特に適しているといえます。ただし、当然デメリットもあるため、十分に理解したうえで実施する必要があります 表3 。

ワンポイント

施設によって異なりますが、筆者の施設では、挿管期間が短いときは、閉鎖式吸引を使用しません。

略語

PEEP（positive end-expiratory pressure）：呼気終末陽圧

ARDS（acute respiratory distress syndrome）：急性呼吸窮迫症候群

表3 閉鎖式吸引のメリットとデメリット

メリット	デメリット
●酸素吸入されない時間が短縮される ●PEEPが解除されない ●分泌物などの飛散を回避できる ●外部から気管内への異物や細菌の流入を防げる ●吸引操作に要する時間を短縮できる	●気管チューブに荷重がかかる ●呼吸器回路制御時の煩雑性が増す ●洗浄水を気管内に流入させる可能性がある ●吸引カテーテルスリーブ側にガスリークする可能性がある

実施のPoint② 適切な吸引圧・挿入長・吸引時間を守る

1 吸引カテーテルを挿入してから吸引圧をかける

適正な吸引圧は、成人では150mmHg（20kPa）以下です。過剰な吸引圧は、粘膜損傷、肺胞虚脱や無気肺による低酸素血症を助長させるリスクがあるため、吸引実施前に必ず適正な吸引圧になっているか確認する必要があります。

カテーテル挿入の際には、開放式、閉鎖式いずれの場合も吸引圧をかけずにカテーテルを挿入し、適正な位置までカテーテルを挿入してから吸引圧をかけるようにします。

ワンポイント

吸引圧は、吸引カテーテルを完全閉塞させた状態で設定します。そうしないと、実際に吸引する際、過度な圧がかかる恐れがあります。

2 吸引カテーテルは「気管分岐部直上となる位置まで」挿入する

気管挿管患者の場合、吸引カテーテルの挿入長は、胸部X線画像で「チューブの先端位置が気管分岐部から何cmの位置にあるか」確認し、その長さをガイドに判断します。ちなみに、気管切開患者の場合、適切な挿入長は12～15cmです。

吸引カテーテルを挿入した際、先端が何かに接触する感覚があった場合は、気管分岐部に接触しています。**繰り返し気管分岐部をカテー**

アセスメントのヒント

カテーテル挿入長の調整は、吸引カテーテルと気管チューブの「目盛りを合わせる」とわかりやすいです。

テルで突くと、粘膜損傷や肉芽形成のリスクとなるため、そこからカテーテルを少し引き抜いた位置で吸引圧をかけるようにします。

カテーテル挿入の長さについて、チーム内で共有しておくことも重要です。気管チューブの位置調整などを行った際は、そのつどカテーテル挿入長を再確認してください。

吸引カテーテルに目盛りがない場合、吸引カテーテルを開封する前にあらかじめ確認しておきましょう。

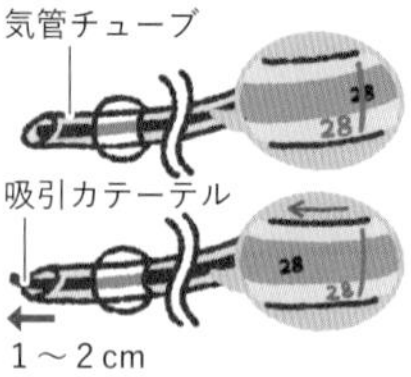

3 吸引圧をかけるのは「10秒以内」がめやすとなる

吸引時間が長くなると、無気肺や低酸素血症のリスクが高まります。そのため、**吸引時間は可能な限り短いほうがよい**です。

分泌物が多い際には、この時間では吸引しきれないこともあるかもしれません。しかし、気管内の分泌物がすべてなくなるまで長時間吸引するのではなく、1回の吸引が終了したら状態観察を行い、再度吸引が必要であれば再吸引するようにします。

ワンポイント

吸引時間のめやすは、カテーテル挿入開始から終了までが15秒以内、吸引は10秒以内です。

実施のPoint③ 実施後は所見の改善・合併症の有無を確認する

終了後には、気管吸引が効果的に実施できたか、安全に実施できたか、新たな問題が発生していないかを評価します 表4 。その際、患者に寄り添った説明や声かけ（処置の結果や、苦痛を伴う処置に耐えたねぎらい）を忘れないようにしましょう。

表4 吸引後の観察項目

- 吸引前に観察された所見が改善しているか
- 吸引した物の性状、量、出血
- 呼吸状態の変化（呼吸回数、呼吸音、呼吸様式、胸郭拡張性、SpO_2、呼吸困難、呼吸努力、換気量、気道内圧、グラフィック波形）
- 循環動態の変化（血圧、心拍数、脈拍数、心電図波形変化）
- 意識レベル、神経所見変化
- 疼痛
- 嘔気、嘔吐
- その他、合併症の有無

（髙橋健二）

アセスメントのヒント

気管吸引を行う前には、患者の状態をアセスメントし「気管吸引をするに至る情報や所見」があるはずです。吸引後、それらの所見が改善していることを確認する必要があります。

ワンポイント

SpO_2はリアルタイムな数値ではありません。30秒～1分は注意深くその変化を観察しましょう。

【引用文献】

1）日本呼吸療法医学会 気管吸引ガイドライン改訂ワーキンググループ：気管吸引ガイドライン2013．人工呼吸2013；30：75-91.

【参考文献】

1）露木菜緒：気管吸引．道又元裕編，新人工呼吸ケアのすべてがわかる本，照林社，東京，2017：162-177.

気道管理

⑤気管切開

気管切開は、上気道の狭窄や長期間の人工呼吸管理が必要な場合など、さまざまな状況下で実施されます。ここでは、適応や術中・術後の管理や注意点などを解説します。

気管切開の適応であっても、すべての患者に実施されるわけではない

気管切開の主な適応は、長期の人工呼吸管理を必要とした場合、気道分泌物が多く頻回な気管吸引を余儀なくされる場合、上気道狭窄・閉塞、頭頸部手術、頭頸部外傷、何らかの原因で気道開存の維持が困難な場合（過剰な出血や意識障害に伴う舌根沈下など）です。

しかし、これらの患者すべてが気管切開を行うわけではありません。侵襲的な処置であるからこそ、必要性があっても望まれない患者やその家族がいます。また、頭頸部手術患者全例が気管切開をするわけでもありません。

気管切開にもメリットとデメリットがありますし、合併症も起こり得ます 表1 。合併症に対し適切に対応するため、十分な観察を行うとともに、チーム内でどのように対応するのかを共有しておく必要があります。

ワンポイント

気管切開の相対的禁忌は、出血傾向や凝固異常、気管切開部の感染・膿瘍、頸部血腫による気管狭窄、甲状腺肥大、短頸肥満、気管切開部の手術歴、緊急性が高い状況で輪状甲状膜切開（穿刺）が可能な場合です。

表1 気管切開のメリットとデメリット

メリット	デメリットと合併症
● 口腔、咽頭部損傷の減少 ● 口腔内の観察と保清が容易 ● 気道抵抗、死腔の減少 ● 呼吸仕事量の減少 ● 気道分泌物の吸引が容易 ● 嚥下、経口摂取が可能 ● 不快感の減少 ● 鎮痛薬・鎮静薬投与量の減少 ● リハビリテーションの促進 ● チューブ交換が容易 ● 緊急時のアクセスが容易 ● デバイスによっては発語が可能　など	● 創部や腕頭動脈からの出血 ● 創部の疼痛や感染 ● 皮下気腫、縦隔気腫、気胸 ● 気管食道瘻 ● デバイスによっては発語ができない ● カニューレの誤挿入（皮下、軟部組織） ● カニューレ閉塞（下顎、マスク、リネン類、先端が気管壁や肉芽に接触など） ● 下顎による人工鼻や人工呼吸器回路の脱落 ● カニューレの予定外抜去 ● 肉芽形成（カニューレ挿入部・先端部）　など

実施時には「体位管理」「呼吸状態」に注意する

1　気管切開術は「頸部伸展位」で実施する

気管切開術を行う際は、必要物品の準備と合わせて体位を「頸部伸展位」に調整します 図1 。頸部の伸展具合やベッドの高さを術者に確認しながら調整したら、無影灯の当たる位置を調整します。

電気メスを使用する場合は対極板の貼付、モニターを装着していない場合はモニター類の装着を行い、清潔野の確保、物品の準備を行います。手術に向けて鎮痛薬や鎮静薬の調整が必要であれば、医師に相談し、指示を確認します。

図1　頸部伸展位

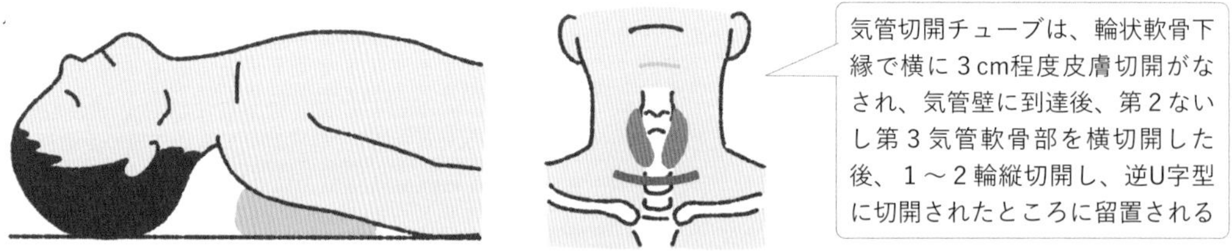

2　術中は呼吸状態を注意深く観察する

手術が開始されたら、常にバイタルサインや人工呼吸器パラメータを含めた呼吸状態の観察を行い、術者や麻酔担当医と共有します。必要に応じて、鎮痛薬・鎮静薬の調整について医師とともに検討します。

また、気管チューブから気管切開チューブに入れ替えを行った場合は、換気量やE_TCO_2波形、胸郭拡張性などを確認し、気管内にチューブがあること、換気が維持されていることを注意深く観察し、異常があればすぐに術者や麻酔担当医へ報告します。

気管切開チューブは、患者の状態に合わせて選択する

気管切開チューブにはさまざまな種類があり、患者の状態に応じて適切なものを選択します 表2 。

表2 気管切開チューブの種類

内筒のあるタイプ	●分泌物が多く気管切開チューブ閉塞リスクのある患者に適する
カフ上部吸引が可能なタイプ	●カフ上部に貯留した分泌物が吸引できるため、気管切開チューブより下部の気管内への垂れ込みを抑制できる
長さを調節できるタイプ	●肥満などで皮膚切開部と気管までの距離が長い場合に検討
スピーチバルブ装着が可能なタイプ	●発声練習をしたい患者に検討するが、分泌物が多いとスピーチバルブを閉塞させるリスクが高まるため注意が必要

術後は「出血」「予定外抜去と迷入」「気管切開チューブの閉塞」に注意する

術後、バイタルサインの変化や呼吸状態（換気、酸素化）、創部の状態、チューブの固定状況、合併症の有無を経時的に確認します。特に、**出血、予定外抜去と迷入、気管切開チューブの閉塞に注意**が必要です。

1 出血は、術直後だけでなく、気管切開チューブによる刺激によっても生じうる

術直後には、創部や粘膜損傷部からの出血が多くみられます。その後、気管切開チューブや吸引カテーテルと気道粘膜との接触に伴う潰瘍や粘膜損傷、肉芽形成とチューブ交換時などの肉芽損傷に伴う出血があります。まれに、気管腕頭動脈に瘻孔が生じ、大出血する危険性もあります。

出血の有無や程度、出血部位について十分な観察を行うとともに、適切なチューブ固定を行い、チューブによる創部や気道粘膜への刺激をなるべく少なくする、適切な方法で吸引を実施して吸引操作による粘膜損傷や肉芽形成を予防する、といった配慮が必要です。

アセスメントのヒント

患者の状態によっては創部からの出血リスクが残存することもあります。

2 予定外抜去は術後2週間、迷入は気管切開チューブ再挿入時に生じやすい

術後２週間程度は、気管壁－皮膚間の組織に通路が確立されていない状態です。そのため、チューブが抜けてしまうと再挿入が困難で、閉塞・窒息のリスクとなります。

また、抜けたチューブを再挿入しようとした際、皮下や軟部組織に迷入してしまうと、換気ができなくなり急激な状態悪化を招く恐れがあります。外見上は正常（気管切開チューブが浮いて見えない）に見えても、チューブ抜去や皮下迷入が生じていることもあるため、注意

ワンポイント

必要に応じて皮膚と気管切開チューブを縫合固定するのも効果的です。

が必要です 図2 。

常に、**気管切開チューブの固定状況や逸脱するようなテンションがかかっていないか観察**すること、体位変換時には左右のフランジをしっかりと固定し、頸部伸展位（後屈）にならないよう頭部を支えるなどの対応を行うことも大切です 図3 。

なお、術創部の保護やフランジと皮膚の隙間を埋めることを目的として、切り込みガーゼを使用することがあります。しかし、チューブ挿入部の観察がしづらく、逸脱していても気づきにくく発見が遅れる可能性があるため、必要がなければ使用は控えるほうがよいとされています[1]。

アセスメントのヒント

創部からの出血や滲出液がある際は、切り込みガーゼを使用すると頸部・衣服の汚染を避けることができ、出血量の計測も可能となります。出血・褥瘡リスクの予防に必要なこともあります。

図2 気管切開チューブの迷入と逸脱

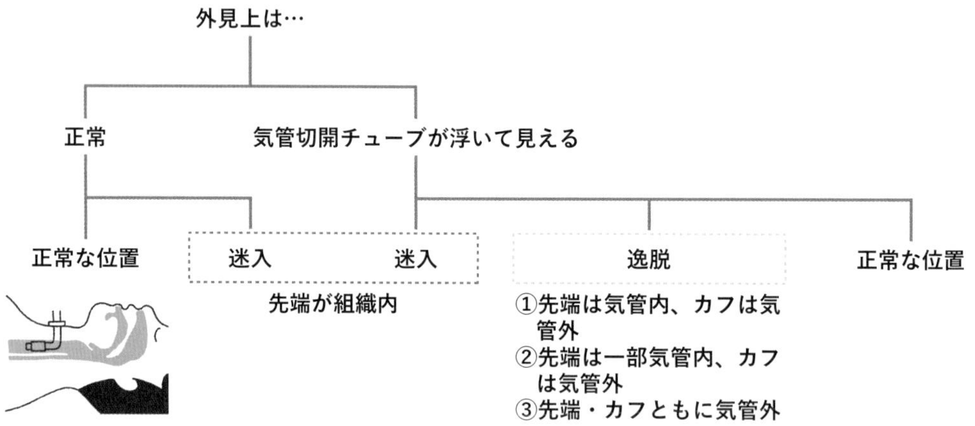

図3 体位変換時の工夫

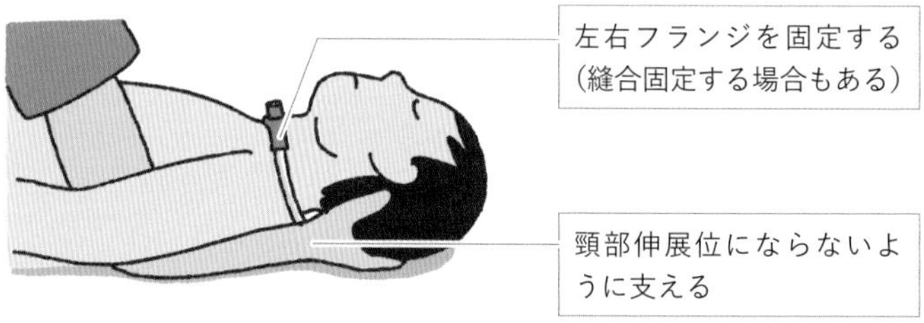

ワンポイント

チューブの予定外抜去は、体位変換時や患者体動時、咳嗽が強いとき、頸部伸展（後屈）時、吸引操作時など、さまざまな場面で発生する可能性があります。

3 逸脱と迷入の見抜き方を知り、発生時にすみやかに対応えできるようにしておく

気管切開チューブの逸脱・迷入の可能性があるサインを 表3 に示します。気管切開チューブの逸脱や迷入をそのまま放置すると、低酸素血症をはじめ、全身性の皮下気腫・縦隔気腫や緊張性気胸などを引き起こし、ショックや心停止といった重篤な病態に直結する可能性があるため、早急な対応が必要になります。

気管切開チューブの逸脱・迷入が疑われる際には、**早急に医師に報告を行うと同時に、呼吸状態・循環動態が維持されているか確認**します。

自発呼吸が維持されており、呼吸に合わせて胸郭の十分な上下動が確認できれば、ある程度の換気が維持できていると考えられます。その際は、酸素吸入と経過観察を行いながら医師の到着を待つことが可能かもしれません。しかし、呼吸状態が不安定であれば、バッグバルブマスクを用いた用手的な換気補助が必要となります。

逸脱・迷入した気管切開チューブから強制換気の継続や用手換気を行うと、皮下気腫や緊張性気胸を招く恐れがあるため、バッグバルブマスクを用いた換気補助は気管孔を閉じて経口から行います。また、これらの対応を行うと同時に、病棟スタッフ内で情報共有し、院内救急コール、救急対応物品の準備、患者の状態変化に応じた対応を行います。

表3 気管切開チューブ逸脱、迷入の可能性があるサイン

- 気管切開チューブが浮いている、飛び出している
- カフが目視できる
- 気管切開チューブ挿入部から空気漏れがある、発声できる
- 吸引チューブが挿入できない
- 換気ができない（E_TCO_2が正常な波形で描出されない、１回換気量低下、気道内圧表示の上昇、胸郭拡張の減弱、SpO_2低下、呼吸努力の増強、呼吸困難）
- 皮下気腫　　など

4 気管切開チューブ閉塞の原因は、分泌物貯留だけではない

気管切開チューブの閉塞は、気道分泌物や血液などだけが原因となるわけではありません。先端側では気管壁や肉芽、後端側ではトラキマスクなどの接触なども、チューブ閉塞を引き起こします。

呼吸状態変化と併せて、常に気管切開チューブ閉塞の可能性を考慮した観察を継続する必要があります。

（髙橋健二）

アセスメントのヒント
頸部が短い患者の場合、下顎で閉塞することもあります。

【引用文献】

1）日本医療安全調査機構編：気管切開術後早期の気管切開チューブ逸脱・迷入に係る死亡事例の分析，医療事故の再発防止に向けた提言，第４号．2018：２．

【参考文献】

1）平林秀樹：気管切開ー成人-小児ー．頭頸部外科 2015；25（3）：297-301.
2）内野哲哉，野口隆之：気管切開の適応と方法．人工呼吸 2009；26（2）：50-61.
3）露木菜緒，塚原大輔：気管切開．道又元裕編，新人工呼吸ケアのすべてがわかる本，照林社，東京，2017：154-157.

鎮痛・鎮静時の薬剤管理

鎮痛薬：人工呼吸管理中には「十分な除痛」が不可欠

人工呼吸管理中の患者は、気管チューブによる疼痛や人工呼吸器装着による不快感、気管吸引や体位変換に伴う苦痛、創部痛などさまざまな苦痛を感じています。それらの苦痛を軽減させるため、静注オピオイドをはじめとした鎮痛薬を使用します。

人工呼吸管理中の患者の鎮痛薬には**静注オピオイドが頻用**されますが、副作用が問題となる場合や鎮痛効果が不十分な場合など、オピオイドの投与量を減らすために、**非オピオイド鎮痛薬を併用することも**あります。各薬剤の特性を理解し、患者の状態に合わせて薬剤を適切に選択し、副作用を最小限に抑えるように管理します。

ワンポイント

十分な除痛ができれば、リハビリも実施しやすくなります。深呼吸や咳嗽による排痰が容易となり、呼吸器合併症の予防につながります。

痛みは不穏の原因となるので、十分な除痛を行うことで鎮静薬の投与量を減らすこともできます。

1　オピオイド：「フェンタニル」「モルヒネ」静注を使用

ICU患者の「痛みの治療」には、静注オピオイドが第一選択薬として推奨されています。オピオイドは、強力にμオピオイド受容体を作動させるため、**脳幹と脊髄に作用することで鎮痛作用を発揮**します。

1 ICUではモルヒネよりフェンタニルを使うことが多い

オピオイドは、薬理学的特徴の違いにより使い分けされます 表1。

フェンタニルは心筋収縮力抑制作用や血管拡張作用が少ないため、循環動態が不安定な場合にも使用しやすい薬剤です。そのため一般的にはICUではモルヒネよりフェンタニルが使用されます。

モルヒネは、腎機能低下患者に使用すると活性代謝物の蓄積が起こり、呼吸抑制などの副作用のリスクが上昇します。そのため、腎機能低下患者では少量から慎重に投与するか、フェンタニルを選択します。肝不全患者では、モルヒネ、フェンタニルはどちらも蓄積が起こる可能性があるため、投与する場合は少量から慎重に使用します。

ワンポイント

オピオイド中毒の際は拮抗薬であるナロキソンを使用します。

アセスメントのヒント

オピオイドの副作用は、呼吸抑制、意識レベルの低下、低血圧、胃・消化管機能の抑制、嘔気・嘔吐、便秘、筋硬直、口渇、排尿障害、瘙痒感、幻覚・錯乱などです。

+α

フェンタニル投与量と投与速度の早見表

2 オピオイド投与中には、副作用に注意して観察を行う

呼吸回数、意識レベル、バイタルサイン（血圧、SpO_2、心拍数など）、血液ガス分析（$PaCO_2$など）、患者の訴え（口渇、嘔気、瘙痒感など）、胃残渣量増加、消化管蠕動運動音の低下、排便回数やブリストルスケー

表1 モルヒネとフェンタニルの薬理学的比較

成分名	モルヒネ	フェンタニル
等価鎮痛必要量	10mg	0.1mg
効果発現時間	5～10分	1～2分
半減期	3～4時間	2～4時間
代謝経路	肝代謝、活性代謝物が腎排泄	肝代謝
投与経路	皮下注・静注	静注
投与量	**【激しい疼痛時における鎮痛】** ● 4～5時間ごとに5～10mg	**【激しい疼痛（術後、がん性疼痛など）に対する鎮痛】** ● 間欠：1～2μg/kgを緩徐に静注 ● 持続：1～2μg/kg/時
特徴	● 肝・腎不全で蓄積する ● ヒスタミン遊離作用（投与部位・顔面・頸部・前胸壁の発赤や蕁麻疹様発赤）を認めることがある	● モルヒネより血圧降下作用が少ない ● 肝不全で蓄積する

ルの変化、尿量減少、せん妄・幻覚の有無などを観察します。

2 非オピオイド：「フルルビプロフェン」「アセトアミノフェン」静注を併用

非神経障害性疼痛に対しては、静注アセトアミノフェン、経口・静注・経直腸シクロオキシゲナーゼ阻害薬などの非オピオイドが使用できます。これらの薬剤を併用することで、**オピオイドの投与量を減量でき、副作用の軽減**が期待されます。

ここでは、静注で使用できるフルルビプロフェンとアセトアミノフェンについて解説します 表2。

ワンポイント

静注ケタミンを使用することもあります。

表2 フルルビプロフェンとアセトアミノフェンの比較

成分名	フルルビプロフェン	アセトアミノフェン
商品名	ロピオン®	アセリオ®
用法用量	【術後】 ● 50mg/回をできるだけゆっくり（1分間以上かけて）静注 適応は鎮痛に対してのみ。解熱目的での使用はできない	【成人における疼痛】 ● 300～1,000mg/回を15分かけて静注。1日総量4,000mgまで ● 体重50kg未満の成人には15mg/kg/回を上限として静注。1日総量60mg/kgまで 【成人における発熱】 ● 300～500mg/回を15分かけて静注。1日最大1,500mgまで
副作用	腎障害、消化性潰瘍・消化管出血	肝障害、血圧低下

1 ICUではアセトアミノフェンを使うことが多い

フルルビプロフェンは、解熱鎮痛作用に加えて抗炎症作用を有します。しかし、腎機能障害や消化性潰瘍・消化管出血の副作用があるため、重症患者が多い集中治療室で積極的に使用される場面は減っています。

アセトアミノフェンには抗炎症作用がないものの、一般的な用量では副作用のリスクが低く、肝障害のない患者では比較的使用しやすい薬剤です。過剰投与や長期使用時には肝障害が起こりうるため、定期的な肝機能のモニタリングが必要です。

アセスメントのヒント

アセトアミノフェンは、体重50kg未満の患者では投与量の減量が必要であること、発熱時の用量が異なることに注意が必要です。

鎮静薬：人工呼吸管理中は最小限度にとどめる

人工呼吸管理中の鎮静薬は、患者の不安をやわらげ、快適性・安全性を確保する目的で使用します。適切に鎮静薬を使用すれば、酸素消費量・基礎代謝量の減少や、換気の改善・圧外傷の減少などの利点を得られることがわかっています。

一方で、**過度な鎮静は人工呼吸器からの離脱を遠ざけ**、ICU入室期間の延長やICU退室後の心的外傷後ストレス障害（PTSD）発症と関連することなどが指摘されています。したがって、鎮静薬の使用量は必要最小限にするように管理します。

略語

PTSD（post traumatic stress disorder）：心的外傷後ストレス障害

1 人工呼吸管理中は「プロポフォール」「デクスメデトミジン」が頻用される

人工呼吸管理に用いられる鎮静薬は、ベンゾジアゼピン系のミダゾラム、非ベンゾジアゼピン系のプロポフォールとデクスメデトミジンの3つです 表3。

長期鎮静または深い鎮静にはミダゾラムが適しています。短期鎮静（48時間未満）または浅い鎮静には、プロポフォールまたはデクスメデトミジン、または両者の併用が適しています。

非ベンゾジアゼピン系鎮静薬は、ベンゾジアゼピン系鎮静薬よりせん妄発症リスクが低く、人工呼吸期間の短縮が期待できます。そのため、人工呼吸管理中の成人患者には**ミダゾラムを第一選択とせず**、投与する場合は可能な限り投与量を減らす必要があります。

+α

ミダゾラム投与量と投与速度の早見表

表3 鎮静薬の比較

分類		ベンゾジアゼピン系	非ベンゾジアゼピン系	
成分名		ミダゾラム	プロポフォール	デクスメデトミジン
商品名		ドルミカム®	ディプリバン®	プレセデックス®
初回投与後の発現		2～5分	1～2分	5～10分
持続時間		2時間未満 ＊長期使用でさらに延長	10～15分	2時間
投与量	初回	0.03～0.06mg/kg ＊5分以上あけて0.03mg/kg追加投与可	0.3mg/kg/時を5分間	6μg/kg/時を10分間 ＊血圧上昇または低血圧、徐脈が生じうるため維持量の範囲での開始が望ましい
	維持	0.03～0.18mg/kg/時	0.3～3mg/kg/時（適宜増減）	0.2～0.7μg/kg/時
	肝機能障害	肝硬変患者では50％減量	－	投与速度の減速を考慮
	腎機能障害	CCr<10mL/分または透析患者では50％減量	－	投与速度の減速を考慮
副作用		呼吸抑制、低血圧、せん妄	注射時疼痛、低血圧、呼吸抑制、高トリグリセリド血症、膵炎、アレルギー反応、PRIS	徐脈、低血圧、気道反射消失

1 ミダゾラム：副作用・配合変化が多いことに要注意

ミダゾラムは**ベンゾジアゼピン受容体にはたらき、鎮静作用を発現**します。鎮静・催眠・抗けいれん・抗不安・健忘の各作用をもちますが、鎮痛作用はありません。

副作用は、呼吸抑制、血圧低下、せん妄などです。特に、オピオイドとの併用では、相互作用により呼吸抑制のリスクが上昇します。また、高齢者はミダゾラムによる鎮静作用の感受性が高いため減量を考慮します。

ミダゾラムを48～72時間以上投与すると鎮静が遷延することがあるので、使用はできるだけ短期間にすべきとされています。なお、突然の中止や大幅な減量により、離脱症状（けいれん、幻覚、嘔吐など）が出現しうるので、中止・減量する際は漸減します。

ミダゾラムは肝臓で代謝を受けます。肝機能障害のある患者では作用の遷延、末期腎不全患者や透析患者では活性代謝物の蓄積により作用が増強するため、減量を考慮します。

配合変化も多いので、同一ルートから他剤を投与する場合は確認が必要です。

ワンポイント

ミダゾラムは、不穏や強い不安のある患者、けいれんやアルコール依存症などの治療が必要な場合に適しています。

拮抗薬であるフルマゼニルは作用が短い（30～60分程度）ため、再鎮静に注意が必要です。

アセスメントのヒント

ミダゾラム投与中の観察項目（副作用）は、呼吸回数、バイタルサイン（血圧、SpO_2、心拍数など）、せん妄、離脱症状（中止・減量時のけいれん、幻覚、不眠、不安、嘔吐など）、過量投与を疑う症状（過鎮静、傾眠、錯乱、昏睡など）です。

2 プロポフォール：12時間ごとの輸液セット交換が必要

プロポフォールは**多数の受容体に結合し、神経伝達を抑制**します。プロポフォールは鎮静・催眠・抗不安・健忘・制吐・抗けいれんの各作用をもちますが、鎮痛作用はなく、健忘作用はミダゾラムよりも弱くなります。

プロポフォールは鎮静作用の発現が早く、短期間投与では作用消失

+α

プロポフォール投与量と投与速度の早見表

もすみやかです。覚醒がすみやかなので、神経学的評価のために覚醒が必要な患者に使用しやすく、**1日1回の鎮静中断の実施に有用**です。一方、長期投与では覚醒が遅延する可能性があります。

プロポフォールは、用量依存的に呼吸抑制や低血圧を引き起こします。この作用は他の鎮痛薬・鎮静薬の併用により増強します。

特徴的な副作用として、高トリグリセリド血症や急性膵炎、ミオクローヌスやPRIS（心不全、不整脈、横紋筋融解症、代謝性アシドーシスなどの全身症状を示す）などがあります。PRISの発症はまれですが、重篤な状態に陥ることがあるため、**4mg/kg/時以上で48時間以上投与しない**ことが推奨されています（小児では重症化する危険性が高いため禁忌）。

添加物として卵黄レシチンと大豆油を含むため、卵や大豆アレルギーのある患者ではアレルギー反応を起こす危険性があります。

また、微生物汚染を受けやすいため、プロポフォールと輸液セットは12時間ごとに交換します。

3 デクスメデトミジン：人工呼吸器装着患者に頻用される

デクスメデトミジンは、選択性の高いα_2アドレナリン受容体作動薬です。鎮静・鎮痛作用と交感神経抑制作用をもちますが、ミダゾラムやプロポフォールと違って抗けいれん作用はありません。

デクスメデトミジンは、軽い刺激で容易に覚醒するため意思の疎通が良好で、**呼吸抑制がほとんどない**のが特徴です。せん妄もミダゾラムやプロポフォールより発症しにくい可能性があります。

初回負荷投与を行うとすみやかに血中濃度を上昇させることができますが、一過性の血圧上昇または血圧低下、徐脈などをきたすことが多くなります。そのため、重症患者には初回負荷投与を行わず、維持量から投与を開始することが推奨されます。**維持量で投与しても低血圧や徐脈が生じうる**ので、注意深い観察が必要です。

（中村　希）

略語

PRIS（propofol infusion syndrome）：プロポフォール注入症候群

アセスメントのヒント

プロポフォール投与中の観察項目（副作用）は、低血圧、アナフィラキシー様症状、トリグリセリド上昇、気管支けいれん、呼吸回数減少、徐脈、PRISの徴候（代謝性アシドーシス、CPK上昇、尿の色調変化、高カリウム血症、急性心不全）です。

+α

デクスメデトミジン投与量と投与速度の早見表

ワンポイント

呼吸抑制が軽微という特徴は、逆に呼吸困難が著しい重篤な呼吸不全患者など、深鎮静を要する患者には不向きという欠点となり得ます。

アセスメントのヒント

デクスメデトミジン投与中の観察項目（副作用）は、低血圧、徐脈、負荷投与時の血圧上昇、不整脈（特に心血管系障害のある患者）です。

【参考文献】

1）日本集中治療医学会J-PADガイドライン作成委員会 編：日本版・集中治療室における成人重症患者に対する痛み・不穏・せん妄管理のための臨床ガイドライン．総合医学社，東京，2015.

2）日本麻酔科学会：麻酔薬および麻酔関連薬使用ガイドライン第3版4訂．https://anesth.or.jp/users/person/guide_line/medicine（2023.9.13アクセス）.

3）安宅一晃，牧野淳 監修，今井徹，前田幹広 編，JSEPTIC薬剤師部会執筆：病棟・ICU・ERで使えるクリティカルケア薬 Essence & Practice．じほう，東京，2021.

4）日本呼吸療法医学会人工呼吸中の鎮静ガイドライン作成委員会 編：人工呼吸中の鎮静のためのガイドライン．http://square.umin.ac.jp/jrcm/contents/guide/page03.html（2023.9.13アクセス）.

鎮痛・鎮静・せん妄ケア

十分な鎮痛を行ったうえで鎮静を行うのが原則

ICUに入室する重症患者は、侵害刺激が過敏な状態（通常よりも痛みを感じやすい）であるため、鎮痛・鎮静が必要です。また、治療に必要となるデバイスや各種チューブ類がもたらす患者の不快感や不安を取り除くことも必要です。

鎮痛・鎮静に伴う影響 表1 を認識し、まずは**十分な鎮痛をベース**に行ったうえで、**快適性が保たれなければ鎮静**を行っていきます。

ワンポイント

痛みは不穏、せん妄、酸素消費量・基礎代謝量の増大、交感神経の過剰興奮、免疫抑制、異化の亢進、不眠などの要因となります。また、不快な体験は精神機能障害（妄想的な記憶やPTSDなど）を引き起こし、長期的なQOLを低下させます。

表1 鎮痛・鎮静に伴う影響

過少鎮痛・鎮静	不穏、せん妄、酸素消費量・基礎代謝量の増大、交感神経の過剰興奮、免疫抑制、異化の亢進、不眠など
過剰鎮痛・鎮静	意識レベルの低下、呼吸抑制、血圧低下、徐脈、不動による褥瘡・深部静脈血栓症・肺塞栓のリスク増加、健忘、記憶障害、ICU退室後の精神機能障害、呼吸筋萎縮、人工呼吸器からの離脱困難、人工呼吸器関連肺合併症の増加など

鎮痛：痛みをスケールで評価し、適切な介入を図る

1 主観的評価ではNRS、客観的評価ではCPOTが適する

ICU患者の60～80％がICU在室中に痛みと不快感を経験[1]しています。

痛みは、日常的なケア（吸引、体位変換、リハビリなど）、デバイス類（気管チューブ、血管カテーテルなど）、組織損傷（手術、外傷、褥瘡など）、精神的な要因（死や治療への不安など）によって生じます。つまり、**痛みを適切に評価し対応することは、日中の早期リハビリ・離床への取り組み、睡眠コントロールにもつながる**のです。

痛みの評価スケールを 表2 （→p130）にまとめます。ICUで人工呼吸器を装着している患者への使用に最も適しているのは、主観的評価スケールでは視覚的なNRS、客観的評価スケールではCPOT 表3 （→p130）です。ただし、人工呼吸器装着の有無にかかわらず、痛みを自己申告できる患者の場合にはNRSやVASを使用します。

なお、NRS≧４、VAS≧４、もしくはCPOT≧３の場合、患者の痛

略語

PTSD（post-traumatic stress disorder）：心的外傷後ストレス障害

QOL（quality of Life）：生活の質

CPOT（critical-care pain observation tool）：重症患者疼痛観察法

表2「痛みの評価スケール」の種類

分類	スケール	内容
主観的評価スケール 痛みを自己申告できる場合に使用	**NRS**	●「痛みがない」を０、「考えられるなかで最悪の痛み」を10として、０～10の11段階で痛みの程度を患者が示すもの ●ICUでは、口頭で確認するより、**スケールを視覚的に見せて示してもらうとよい** 0　1　2　3　4　5　6　7　8　9　10 ●評価：軽度（1～3）、中程度（4～6）、高度（7～8）とし、4以上の場合は、鎮痛薬を使用。3以下であれば適切な鎮痛管理と判断できる
	VAS	●10cmの直線の左端（0mm）をまったく痛くない状態、右端（100mm）を自分の想像できる痛みとして、0～100で評価する ●評価：4以上の場合は、鎮痛薬を使用。3以下であれば適切な鎮痛管理と判断
客観的評価スケール 痛みを自己申告できない場合に使用	**BPS**	●人工呼吸管理中の患者が対象 ●患者の「表情」「上肢の動き」「人工呼吸器との同調性」の3項目をそれぞれ1～4点で評価する ●評価：6点以上で鎮痛薬を使用
	CPOT 表3	●気管挿管の有無にかかわらず評価が可能 ●患者の「表情」「体の動き」「人工呼吸器との同調性または発声」「筋緊張」の4項目をそれぞれ0～2点で評価する ●評価：3点以上で鎮痛薬を使用。2以下であれば適切な鎮痛管理と判断

NRS（numerical rating scale）　CPOT（critical-care pain observation tool）　VAS（visual analogue scale）

表3 CPOT

項目	説明	スコア	
表情	緊張なし	リラックス	0
	しかめる、眉間のしわ、こわばる、筋肉の緊張	緊張	1
	上記に加えて、強く目を閉じている	顔をゆがめる	2
体の動き	動かない	動きなし	0
	ゆっくり慎重な動き、痛いところを触ったり、さすったりする	抵抗	1
	チューブを引き抜く、突然立ち上がる、体を動かす、命令に応じず攻撃的、ベッドから降りようとする	落ち着きなし	2
人工呼吸器との同調（挿管患者）または発声（非挿管患者）	アラームがなく、容易に換気	同調	0
	アラームがあるが、止んだりもする	咳嗽はあるが同調	1
	非同期：換気がうまくできない。アラーム頻繁	ファイティング	2
	通常のトーンで会話	通常の会話	0
	ため息、うめき声	ため息、うめき声	1
	泣きわめく、すすり泣く	泣きわめく	2
筋緊張	受動的な動きに抵抗なし	リラックス	0
	受動的な動きに抵抗あり	緊張、硬直	1
	受動的な動きに強い抵抗あり、屈曲・伸展できない	強い緊張、硬直	2

山田章子，池松裕子：日本語版Critical-Care Pain Observation Tool（CPOT-J）の信頼性・妥当性・反応性の検証．日集中医誌2016；23：133-140．より転載

みに対し、早急に介入すべきです。

2 痛みに対しては非薬理学的介入と薬理学的介入を併用する

1 「神経系の痛み」と「非神経系の痛み」では適する薬剤が異なる

薬理学的介入で主に使われる鎮痛薬は、オピオイド鎮痛薬（フェンタニル、モルヒネ）、非オピオイド鎮痛薬（アセトアミノフェン、NSAIDs、ケタミン）です。これらは非神経系の痛みに用いられます。一方、神経系の痛みにはカルバマゼピン、プレガバリン、ガバペンチンが用いられます。

オピオイド鎮痛薬の副作用（鎮静、せん妄、呼吸抑制、腸閉塞、免疫抑制など）を軽減するため、**複数の鎮痛薬を併用する多様式鎮痛アプローチ**が重要です 表4 （→p132）。

ワンポイント
非薬理学的介入には、マッサージ、音楽療法、冷却療法、リラクセーション技法などがあります。

2 「処置に伴う痛み」に適切に介入することも重要

体位変換、気管吸引、清拭、ドレーン・カテーテル類の挿入や抜去など、ICUでのベッドサイド処置の多くは、痛みを伴います。処置に伴う痛みを防ぐために適切な介入が必要です。

ドレーン抜去や創処置のような**痛みを伴う処置の前に鎮痛薬を使用**することや、リラクセーション技法の活用、介入の前後で痛みを評価することも重要です。

3 ICUの場合は「レミフェンタニル」を使用することも

2022年８月より、集中治療領域における人工呼吸器装着患者に対してレミフェンタニルを使用できることになりました。

レミフェンタニルは臓器障害（肝・腎機能障害）の影響を受けにくく、強力な鎮痛作用をもちながら、超短時間作用性のため用量調節性にすぐれています。鎮痛効果の発現・消失がすみやかであるのが特徴です。

速度を速めた際、呼吸抑制などの症状が発現することがあります。また、ボーラス投与は禁止されているため、注意が必要です。

施設ごとの使用プロトコルに準じて使用します。

+α
レミフェンタニル使用プロトコル例

表 4-1「非神経系の痛み」に用いる薬剤

オピオイド	**モルヒネ** (10mg/1mL)	効果	・発現時間：５～10分 ・持続時間（消失半減期）：３～４時間	
		投与量	・間欠投与量：0.2～0.6mg（１～２時間ごと） ・持続投与量：２～30mg/時	
		Point	・腎不全での用量調整：50％減量 ・ヒスタミン遊離作用：あり	肝・腎不全で蓄積
	フェンタニル (100μg/2mL)	効果	・発現時間：１～２分 ・持続時間（消失半減期）：２～４時間	
		投与量	・間欠投与量：0.35～0.5μg/kg（0.5～１時間ごと） ・持続投与量：１～２（0.7～10）μg/kg/時	
		Point	・腎不全での用量調整：不要 ・ヒスタミン遊離作用：なし ・モルヒネより血圧降下作用が少ない	肝不全で蓄積
非オピオイド	**アセトアミノフェン** (アセリオ®)	効果	・発現時間：15分 ・持続時間（消失半減期）：２～４時間	
		投与量	・325～1,000mg　４～６時間ごと　最大4,000mg/日以下	
		Point	・１日総量1500mgを超す高用量で長期使用する場合は慎重投与	
	フルルビプロフェン (ロピオン®)	効果	・発現時間：10分 ・持続時間（消失半減期）：５～６時間	
		投与量	・点滴静注：１回50mg生理食塩液100mLに溶解し約30分で滴下 ・ボーラス投与：１回50mgを緩徐静注（必要に応じて12時間ごとに追加）	
		Point	・肝障害、腎障害、アナフィラキシー、消化性潰瘍	
	ケタミン (ケタラール®)	効果	・出現時間：30～40秒 ・持続時間（消失半減期）：２～３時間	
		投与量	・初期投与量：0.1～0.5mg/kg ・その後：0.05～0.4mg/kg/時	
		Point	・利点：呼吸・循環抑制が少ない、気管支拡張作用 ・欠点：悪夢、せん妄	臨床使用上はオピオイド扱い

表 4-2「神経系の痛み」に対して用いる薬剤

	カルバマゼピン (テグレトール®)	プレガバリン (リリカ®)	ガバペンチン (ガバペン®)
持続時間	16～24時間	５～６時間	５～７時間
投与量	200～400mg/日 (最大800mg)	初期：75mg×２回/日 (最大150mg×２回/日)	開始：100mg×３回/日 維持：900～3600mg/日を分３
副作用と特記事項	鎮静、めまい、運動失調、汎血球減少、皮疹	めまい、傾鎮静、運動失調、傾眠	鎮静、めまい、運動失調、混迷、腎不全で投与量調整 けいれん

鎮静：適切な鎮静深度を保つ

ほとんどのICU患者には、不安に関連する障害（せん妄や不穏など）が認められます。鎮静は、そのような不安に関連する障害をやわらげ、落ち着けるために行われます。

ワンポイント

鎮静は、酸素消費量・基礎代謝の減少、人工呼吸器の同調性の改善、換気改善、圧外傷の軽減といった目的でも行われます。

主に使用される鎮静薬は、デクスメデトミジン、プロポフォール、ミダゾラムです（→p127）。「調節のしやすさ」は各鎮静薬で大きな差はないものの、以下のような違いがあることに注意が必要です。

①**人工呼吸管理の期間**：デクスメデトミジンとプロポフォールより、**ミダゾラムでは人工呼吸期間が延長しやすい**

②**せん妄の発症率**：**デクスメデトミジンの使用で低下**する傾向にある

③**認知機能保持**：デクスメデトミジンでは認知機能が保たれるが、プロポフォールとミダゾラムでは健忘作用があるため認知機能が保たれない

アセスメントのヒント

意識レベル評価ツール（GCSやJCS）は頭部外傷・脳卒中の評価のために作成されたスケールなので、鎮静中の評価には適さないことに注意が必要です。

1 鎮静深度の評価にはRASSを用いる

ICUでは、鎮静評価にRASSを使用します 表5 。

深い鎮静管理では、患者の死亡率・せん妄リスク・抜管遅延リスクが増加します。患者状態や治療にもよりますが、通常、**鎮静深度は可能な限り浅く**（RASS：－２～＋０）管理します。

略語

RASS（Richmond agitation-sedation scale）

DSI（daily sedation interruption）：毎日の鎮静中断

表5 RASS

評価手順

Step1：患者を観察する（0～＋4の判定）
- 30秒間患者を視診で観察して、0～＋4のスコアを判定

Step2：呼びかけ刺激を与える（－1～－3の判定）
- 大声で名前を呼ぶ、もしくは開眼を指示
- 10秒以上アイコンタクトできなければ繰り返す
- 呼びかけ刺激に対する反応のみで－1～－3のスコアを判定

Step3：身体刺激を与える（－4～－5の判定）
- 呼びかけ刺激に対して反応がなければ、肩を揺するか胸骨を摩擦する
- 身体刺激に対する反応からスコア－4～－5を判定

スコア	用語	説明	
＋4	闘争的	明らかに闘争的であるか、暴力的である。スタッフへの危険が差し迫っている	
＋3	強い不穏	チューブまたはカテーテルを引っ張ったり抜いたりする。または、スタッフに対して攻撃的な行動がみられる	
＋2	不穏	頻繁に目的のない動きがみられる。または人工呼吸器との同調が困難である	
＋1	落ち着きがない	不安、あるいは心配そうであるが、動きは攻撃的であったり、激しく動くわけではない	
0	意識清明で穏やか		
－1	傾眠	声に対して意識清明ではないが、声に対し持続的に開眼し、アイコンタクトがある（10秒を超える）	呼びかけ刺激
－2	浅い鎮静	声に対し短時間開眼し、アイコンタクトがある（10秒未満）	
－3	中程度の鎮静	声に対して何らかの動きがある（しかしアイコンタクトはない）	
－4	深い鎮静	声に対して動きはみられないが、身体刺激で動きがみられる	身体刺激
－5	覚醒せず	声でも身体刺激でも反応はみられない	

日本呼吸療法医学会 人工呼吸中の鎮静ガイドライン作成委員会：人工呼吸中の鎮静のためのガイドライン．人工呼吸 2007；24（2）：153．より転載

浅い鎮静管理には、「毎日の鎮静中断（DSI）」と「看護師主導の鎮静プロトコルを用いた管理」の２種類があります。どちらの方法でも浅い鎮静を達成・維持できますが、DSIでは看護師の業務負担が増加することがあります。

ワンポイント
看護師主導の鎮静プロトコルは、あらかじめ指定された目標鎮静スコアに達するため、看護師が鎮静薬の用量調整を行うことができるよう確立されています。

せん妄予防：早期発見・対処と、予防的ケアを併用する

せん妄は、急性の脳機能不全です。主な症状には、幻覚、妄想、睡眠障害、精神運動異常、情緒障害（恐怖、不安、怒り、うつ、無感情、多幸）などがあります。

ICUでのせん妄の発症は、人工呼吸期間やICU在室日数、入院期間の延長、死亡率の上昇と関連しています[2)]。そのため、重症患者管理においては、せん妄の発症を予防すること、せん妄発症後に長引かせないことが重要となります。

ワンポイント
せん妄では、精神状態の変化や変動、認知機能障害（記憶欠損、失見当識、言語障害など）、注意力障害および思考の混乱または意識レベルの変化がみられます。

1　見落とされやすい「低活動型せん妄」を見逃さない

せん妄は、①**過活動型**、②**低活動型**、③**混合型**の３つのタイプに分かれます。

①**過活動型**：興奮、暴れる、チューブやラインを自己抜去する、攻撃的、不穏状態

②**低活動型**：無気力、無関心、活気がない、鎮静されているかのように動かない、すぐに注意がそれる、一度説明したことをすぐに忘れる、一定のことに固執する、きょろきょろと注意が散漫になる、集中力が下がる

③**混合型**：低活動型と過活動型が合わさったもの

ICUでのせん妄は、**混合型＞低活動型＞過活動型の順**に多くなります。特に、低活動型は適切な評価ツールで評価しなければ見落とされやすいため、注意が必要です。

2　ICUでのせん妄評価には「CAM-ICU」か「ICDSC」を用いる

CAM-ICUは４つの所見で評価し、「所見１」＋「所見２」＋「所見３または所見４」を満たす場合に陽性＝せん妄と判定するツールです 図1。評価には患者の協力が必要となりますが、**評価したその時点でのせん妄の有無を評価できるのがCAM-ICU**のメリットです。

ICDSCは、８時間ごとに定期的に評価していき、評価した時点か

アセスメントのヒント
ICDSCは、４点未満であってもせん妄の強弱（亜症候性せん妄など）を評価しやすいのが特徴です。

図1 CAM-ICUの構造

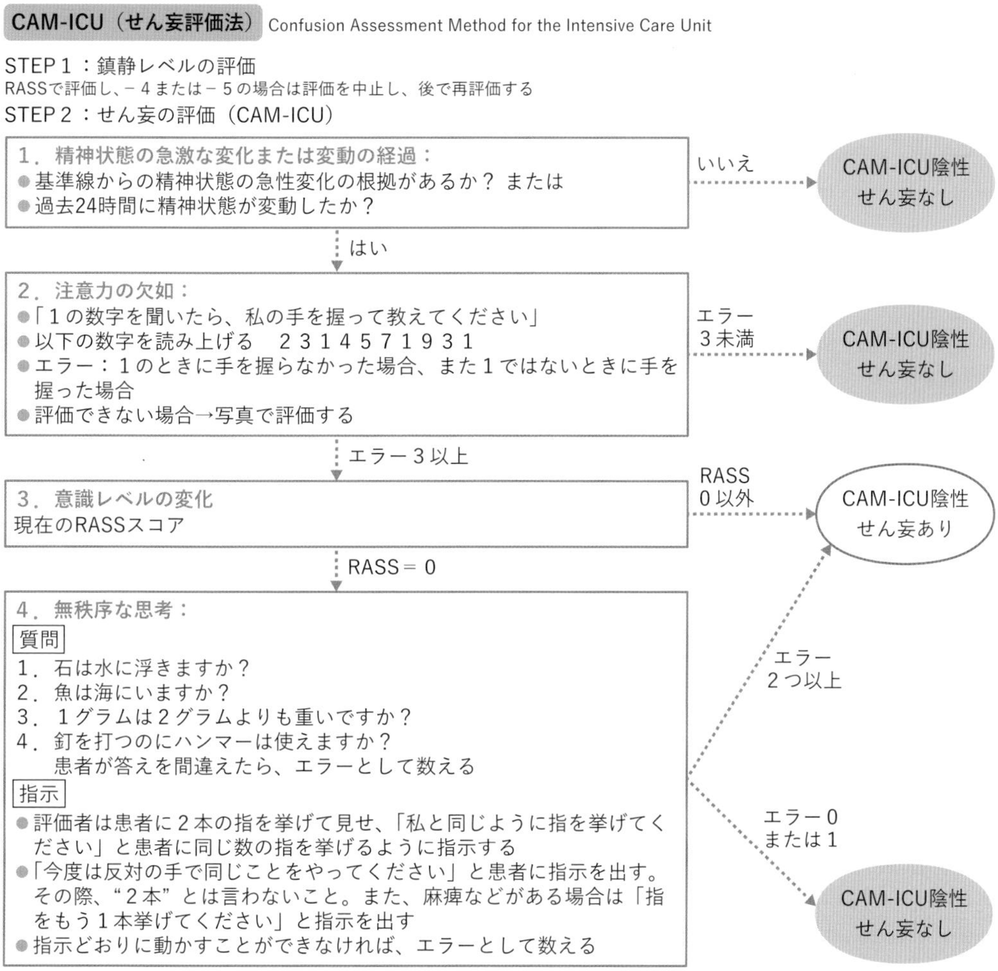

Ely EW 原著，Inoue S 訳：ICUのおけるせん妄評価法（CAM-ICU）トレーニング・マニュアル 改訂版 2014年３月より引用
https://uploadsssl.webflow.com/5b0849daec50243a0a1e5e0c/5bb419cbf487b4d2af99b162_CAM_ICU2014-training_Japanese_version.pdf（2023.11.1 アクセス）

ら24時間以内で得られた情報をもとに点数をつけ、８点満点で４点以上をせん妄と判定するツールです 表6 （→p136）。客観的に評価できるため患者の負担がない反面、**ICDSCでは現時点でのせん妄の有無は評価できず**、過去のせん妄を評価していることに注意が必要です。

略語

CAM-ICU（confusion assessment method for the ICU）

ICDSC（intensive care delirium screening checklist）

3 せん妄ケア：「予防的なケア」「発症後に行うケア」に分けて考える

せん妄の発症機序は、完全に明らかとなっている訳ではありません。重症疾患や身体的な障害によって、生理学的な変動、精神的ストレスなどが脳に影響を及ぼすことで発症します。

表6 ICDSC

1．意識レベルの変化	🄰反応がないか、🄱何らかの反応を得るために強い刺激を必要とする場合は評価を妨げる重篤な意識障害を示す。もしほとんどの時間🄰昏睡あるいは🄱昏迷状態である場合、ダッシュ（－）を入力し、それ以上評価は行わない 🄲傾眠あるいは、反応までに軽度ないし中等度の刺激が必要な場合は意識レベルの変化を意味し、1点である 🄳覚醒、あるいは容易に覚醒する睡眠状態は正常を意味し、0点である 🄴過覚醒は意識レベルの異常ととらえ、1点である	＿
2．注意力欠如	会話の理解や指示に従うことが困難。外からの刺激で容易に注意がそらされる。話題を変えることが困難。これらのいずれかがあれば1点	＿
3．失見当識	時間、場所、人物の明らかな誤認、これらのうちいずれかがあれば1点	＿
4．幻覚、妄想、精神障害	臨床症状として、幻覚あるいは幻覚から引き起こされていると思われる行動（例えば、空をつかむような動作）が明らかにある、現実検討能力の総合的な悪化、これらのうちいずれかがあれば1点	＿
5．精神運動的な興奮あるいは遅滞	患者自身あるいはスタッフへの危険を予測するために追加の鎮静薬あるいは身体抑制が必要となるような過活動（例えば、静脈ラインを抜く、スタッフを叩く）、活動の低下、あるいは臨床上明らかな精神運動遅滞（遅くなる）、これらのうちいずれかがあれば1点	＿
6．不適切な会話あるいは情緒	不適切な、整理されていない、あるいは一貫性のない会話、できごとや状況にそぐわない感情の表出。これらのうちいずれかがあれば1点	＿
7．睡眠・覚醒サイクルの障害	4時間以下の睡眠。あるいは頻回な夜間覚醒（医療スタッフや大きな音で起きた場合の覚醒を含まない）、ほとんど一日中眠っている、これらのうちいずれかがあれば1点	＿
8．症状の変動	上記の徴候あるいは症状が24時間のなかで変化する（例えば、その勤務帯から別の勤務帯で異なる）場合は1点	＿
	合計点	＿

このスケールはそれぞれ8時間のシフトすべて、あるいは24時間以内の情報に基づき完成される
明らかな兆候がある＝1ポイント：アセスメント不能、あるいは徴候はない＝0ポイントで評価し、それぞれの項目のスコアを対応する空欄に0または1で記入する

Bergeron N, Dubois MJ, Dumont M, et al. Intensive Care Delinium Screening Checkllist：evaluation of a new screening tool. *Intensive Care Med* 2001；27：859-864. Dr. Nicolas Bergeron の許可を得て逆翻訳法を使用し翻訳，翻訳と評価：卯野木健（札幌市立大学），水谷太郎（茨城県西部医療機構），櫻本秀明（日本赤十字九州国際看護大学）

せん妄のリスク因子は直接因子・準備因子・促進因子の3つに分かれますが、修正可能な**促進因子に対して多角的な非薬理的せん妄ケア**を行うことが重要です 図2。

しかし、せん妄ケアは、看護師間で統一された介入がなされにくいのが実情です。そのため、各施設の状況に応じた「せん妄ケアリスト」を作成し、具体的ケアを行動レベルで示しておくと、ケアの質を維持しつつ、多角的な非薬理的せん妄ケアを日常的に実践できます。

（劔持雄二）

＋α
せん妄ケアリスト（例）

図2 せん妄のリスク因子

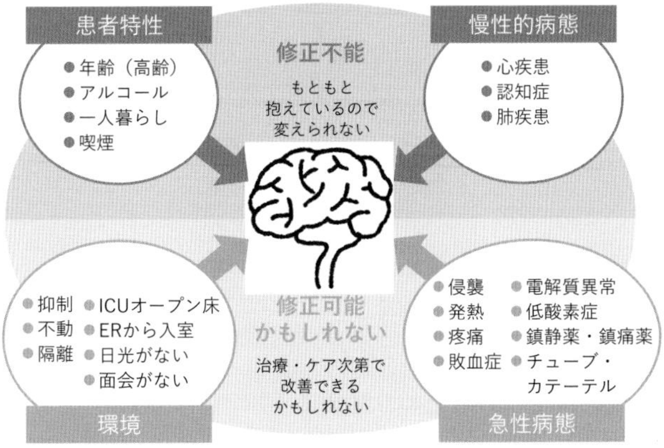

主に、睡眠の改善(アイマスク、耳栓、概日リズムの改善)、覚醒の促進(眼鏡、補聴器、見当識改善)、リラクセーション、早期リハビリテーションなどが挙げられる

Van Rompaey B, Elseviers MM, Schuurmans MJ, et al. Risk factors for delirium in intensive care patients: a prospective cohort study. *Crit Care*. 2009;13（3）: R77.

【引用文献】

1）Granja C, Lopes A, Moreira S, et al. JMIP Study Group. Patients' recollections of experiences in the intensive care unit may affect their quality of life. *Crit Care* 2005; 9: R96-R109.
2）Ely EW, Shintani A, Truman B, et al. Delirium as a predictor of mortality in mechanically ventilated patients in the intensive care unit. *JAMA* 2004; 291: 1753-1762.

【参考文献】

1）Payen JF, Bosson JL, Chanques G, et al. Pain assessment is associated with decreased duration of mechanical ventilation in the intensive care unit: a post Hoc analysis of the DOLOREA study. *Anesthesiology* 2009; 111（6）: 1308-1316.
2）日本集中治療医学会J-PADガイドライン作成委員会：日本版・集中治療室における成人重症患者に対する痛み・不穏・せん妄管理のための臨床ガイドライン．日集中医誌 2014；21：539-579.
3）山田章子，池松裕子：日本語版Critical-Care Pain Observation Tool（CPOT-J）の信頼性・妥当性・反応性の検証．日集中医誌 2016；23：133-140.
4）Marino P著，稲田英一 監訳：The ICU Book 4th ed 第1版．メディカル・サイエンス・インターナショナル，東京，2019：735-752.
5）SEDCOM（Safety and Efficacy of Dexmedetomidine Compared With Midazolam）Study Group. Dexmedetomidine vs midazolam for sedation of critically ill patients: a randomized trial. *JAMA* 2009; 301: 489-499.
6）Jakob SM, Ruokonen E, Grounds RM, et al. Dexmedetomidine vs midazolam or propofol for sedation during prolonged mechanical ventilation: two randomized controlled trials. *JAMA* 2012; 307: 1151-1160.
7）Yousefi-Banaem H, Goharani R, Hajiesmaeili M, et al. A Review of Bispectral Index Utility in Neurocritical Care Patients. *Arch Neurosci* 2020; 7: e96490.
8）Medical Advisory Secretariat. Bispectral index monitor: an evidence-based analysis. *Ont Health Technol Assess Ser* 2004; 4（9）: 1-70.
9）鶴田良介：痛み・不穏・せん妄の評価法．INTENSIVIST 2014；6（10）：9-19.
10）Van Rompaey B, Elseviers MM, Schuurmans MJ, et al. Risk factors for delirium in intensive care patients: a prospective cohort study. *Crit Care* 2009; 13: R77.
11）日本クリティカルケア看護学会 せん妄ケア委員会：せん妄ケアリスト Ver.1. https://jaccn.jp/assets/file/guide/deliriumcarelist_ver1_20201001.pdf（2023.11.9アクセス）.

栄養管理

ヒトは、エネルギーの需要と供給のバランスを保ち、生命活動を維持しています。

エネルギー供給は、**内因性エネルギー供給（生体内から供給）と外因性エネルギー供給（食事や栄養療法）**に分けることができます[1)]。

人工呼吸器装着中の患者は、経口での食事摂取は困難な場合が多く、エネルギー需要と供給のバランスが崩れやすい状況にあるため、栄養管理が必要となります。

人工呼吸管理中は「適切な栄養療法」を行わないと異化亢進が生じる

侵襲を受けると、恒常性を維持するためエネルギー需要が増加します 図1 。内因性エネルギー供給は、増加したエネルギー需要を補って需要と供給のバランスを図るために行われます。

1　エネルギー供給経路は「同化」「異化」の2ルートがある

生体内でのエネルギー生成は、異化と同化によってもたらされます。グリコーゲン・筋タンパク・脂肪組織を分解してエネルギー源を取り出す過程が「異化」、エネルギー源を合成して心筋組織・腎臓・筋骨格で利用する過程が「同化」です[2)]。

三大栄養素と呼ばれるタンパク質・炭水化物・脂質は、異化・同化の過程で必要不可欠な成分です。三大栄養素の代謝のメカニズムを示します 図2 。

ワンポイント

異化＝内因性
エネルギー供給

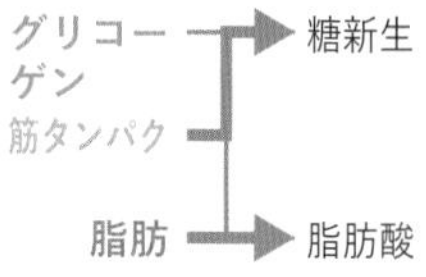

図1 侵襲下でのエネルギー需要

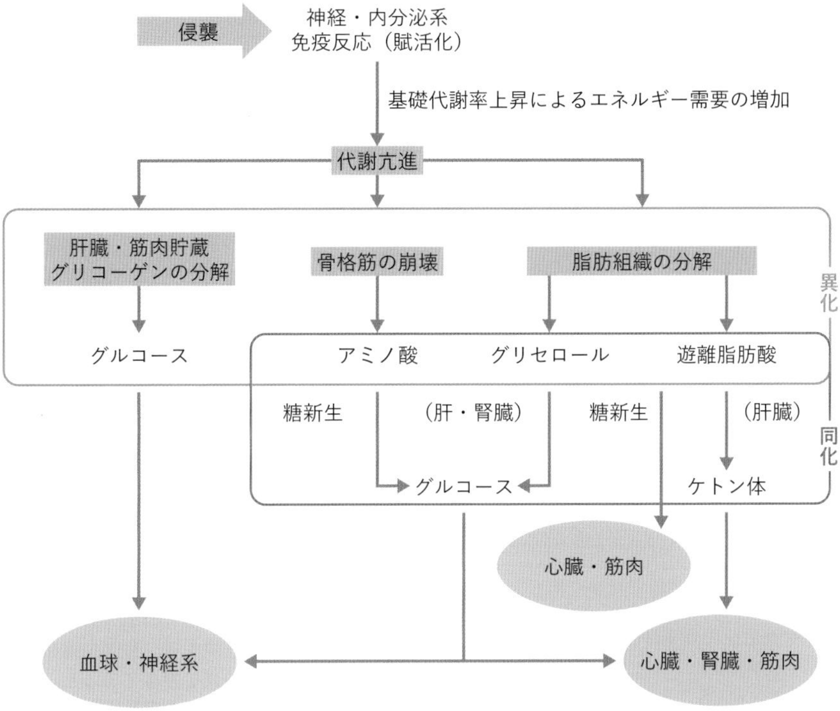

図2 エネルギー代謝のメカニズム

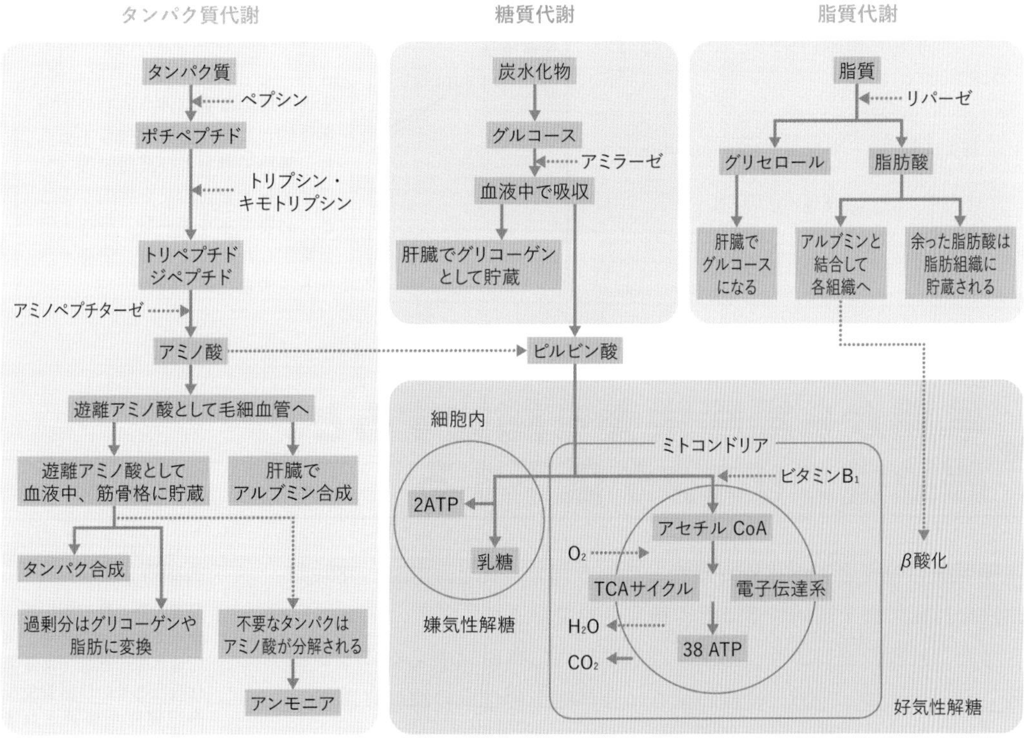

アセチルCoA（アセチル補酵素A、acetyl coenzyme A）、TCAサイクル（クエン酸回路、tricarboxylic acid cycle）、
APT（アデノシン三リン酸、adenosine triphosphate）

2　栄養療法は「栄養摂取不足が1週間以上続く場合」に検討される

栄養療法の目的は、栄養素を投与することで栄養状態を改善し、病態の治療につなげること[2]で、エネルギー必要量あるいは消費量の60%以下しか摂取できていない状態が1週間以上持続することが予想されるときに考慮されます[3]。

栄養素の投与方法は、食事・経腸栄養法・経静脈栄養法に分けられます図3。人工呼吸管理中の患者は、食事によって必要な栄養素を摂取できないため、経腸栄養や経静脈栄養が必要となります。**消化管機能が十分に機能していれば、経腸栄養が第一選択**となります。

ワンポイント

「適切な栄養療法」だけを考えれば、最良の投与経路は食事摂取です。しかし、人工呼吸管理中の患者の場合、現実的ではありません。

略語

PPN（peripheral parenteral nutrition）：末梢静脈栄養療法

TPN（total parenteral nutrition）：中心静脈栄養療法

図3 栄養療法の種類

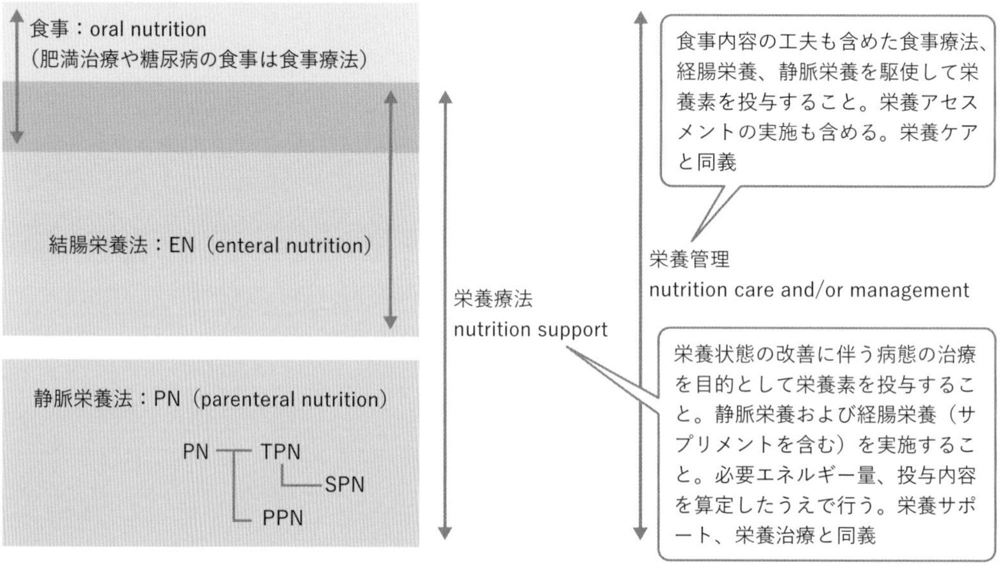

早期から経腸栄養を開始すると、感染症のリスクが低下する

循環動態の安定や消化管が機能している場合、ICU入室24～48時間以内に経腸栄養を開始することが推奨されています[2-7]。

また、経腸栄養により、感染症罹患率や死亡率が低下することが報告されています。一方、経静脈栄養は合併症や死亡率の増加に関与している可能性が示唆されています[4]。

ワンポイント

経腸栄養は経静脈栄養に比べて生理的なので、消化管本来の機能である消化吸収あるいは腸管免疫系の機能が維持されます[2]。

1 腸管免疫が低下するとバクテリアルトランスロケーションが生じる

腸管には全身の60～70%の免疫細胞があります。そのため腸管は、主に腸管関連リンパ組織による免疫学的バリア機構と粘膜の構造による物理的バリア機構によって感染防御の役割を果たします[3]。

絶食（経静脈栄養のみ）の場合、消化管不使用によって腸管粘膜が萎縮し、機械的なバリア機能が低下します。その結果、物理的バリア機構→免疫学的バリア機構の順で機能が低下していき、**バクテリアルトランスロケーションにつながる**ため、注意が必要です[3]。

ワンポイント

バクテリアルトランスロケーションは、腸管内腔に存在する大量の病原体や毒素が侵襲時に腸管の感染防御を越えて体内へ侵入することです。全身感染やMODSの発生・促進因子となるため注意が必要です。人工呼吸管理中は鎮痛・鎮静薬による薬剤性の腸蠕動低下がバクテリアルトランスロケーションの要因となることもあります。

静脈栄養：2週間以上の実施が必要な場合は中心静脈栄養を選択する

経静脈栄養療法の実施を検討するのは、以下のような場合です[2]。

①**入院前の栄養状態は良好**：入院7日間経腸栄養が実施不可能な場合、経腸栄養のみではエネルギー投与量が目標設定量まで到達しない場合

②**入院時の栄養状態が不良**：経腸栄養法が実施不可能な場合

末梢静脈栄養法と中心静脈栄養法に分けられ、投与経路ごとに適応が異なります 表1 。

アセスメントのヒント

経口摂取や経腸栄養と併用して経静脈栄養を施行する場合は、PPNとTPNどちらも選択可能です。投与エネルギー量や投与期間なども考慮して選択します。

表1 末梢・中心静脈栄養法の適応

末梢静脈栄養療法（PPN）	●経口摂取や経管栄養は可能であるが、必要量が充足できない場合 ●術前の栄養状態が比較的良好で、早期に経口摂取が再開できると予想される場合 ●腸閉塞や胃腸炎で一時的に経口摂取を中止するが、短期間で再開できると予想される場合
中心静脈栄養療法（TPN）	●高エネルギー（高浸透圧）の栄養輸液を2週間以上投与する必要がある場合 ●小腸疾患や小腸切除後で十分な消化吸収機能がない、または著しく低下している場合 ●重症急性膵炎、大手術の周術期、消化管瘻や炎症性腸疾患、骨髄移植や化学療法患者など

経腸栄養：不耐性による悪影響を避けるため、持続投与が主流

経腸栄養の投与方法は、以下の3つの方法に分類されます[2]。

①**持続投与法（continuous feeding）**：持続的に投与する

②**間歇的投与法（intermittent feeding）**：決められた量を1日2～3回の複数回に分け、2～3時間程度かけて投与する

③**周期的投与法（cyclic feeding）**：夜間あるいは昼間のみに限定的

アセスメントのヒント

食事と同じ時間（朝昼晩1日3回）に栄養投与を行う間歇的投与法が、わが国では一般的であり、生理的であるという意見もあります[8]。

に持続投与し、投与する時間としない時間を作る

経腸栄養開始後には、**下痢や便秘、腹部膨満、胃内残量増加、嘔吐、誤嚥性肺炎など**が生じることがあります（不耐性）[10]。間歇的投与法で経腸栄養を実施した場合、消化管で吸収が対応しきれないことによる下痢、急激に胃内容量を増やすことによる嘔吐、それに伴う誤嚥性肺炎が懸念されるため、持続投与法が一般的といえます[8]。

当院では、持続投与法で開始して間歇的投与法に移行するのが主流ですが、人工呼吸管理で腹臥位療法を行っている患者の場合、**腹臥位療法を実施していない時間帯に周期的投与法**を実施することもあります。

1　患者の病態によっては「病態別栄養剤」を用いる

病態別栄養剤は、タンパク質・炭水化物・脂質のバランスや質だけでなく、添加されている栄養素も通常の経腸栄養剤とは異なります。原疾患によって病態や臓器障害の程度などが異なるため、適切に選択すると栄養状態・病態の改善につながります。

ここでは、人工呼吸管理を行っている患者に関連する呼吸不全、敗血症とARDSに適した病態別栄養剤を紹介します 図4。

アセスメントのヒント

病態別栄養剤は大半が半消化態栄養剤なので、消化・吸収機能が著しく低下している場合（人工呼吸管理開始時など）や長期間の絶食後、ICUで空腸から経腸栄養を施行する場合などには消化態栄養剤（ペプタメン®AF、ペプタメン®STなど）を使用します。

図4　病態別栄養剤

呼吸不全用
- 糖質を低く、脂質を高めた組成
- 製品例：プルモケア®Ex

腎不全用
- 電解質・タンパク質・水分を減らした組成
- 製品例：リーナレン®LP、リーナレン®MP、レナウェルA、レナウェル3、レナジーbit

耐糖能異常用
- 糖質の割合を減らし、糖質・脂質の種類が調整されている
- 製品例：グルセルナ®Rex、タピオンα、インスロー、ディムス、グルコパル

周手術期用
- 免疫増強効果がある栄養素を配合
- 製品例：インパクト、アノム、イムンα、メイン

肝疾患用
- BCAA（分岐鎖アミノ酸）増量、AAA（芳香族アミノ酸）減量
- 製品例：ヘパス、ヘパンED®

その他
- EPA・DHA配合
- 製品例：プロシュア®、アイソカル プラスEX

1　呼吸不全に用いる栄養剤：二酸化炭素生産量を減らすため「脂質が多め」

呼吸不全やCOPD（慢性閉塞性肺疾患）の患者に対して用いる栄養剤は、**呼吸商を意識した構成**になっています 表2。

VO_2とVCO_2は、栄養投与により増加します[9]。そのため、呼吸不全やCOPDの患者に用いる経腸栄養剤では、脂質含有量が増量されています。なぜなら、燃焼した際に**発生する二酸化炭素の割合は、炭水化物より脂質のほうが少ない**からです[2]。

略語

COPD（chronic obstructive pulmonary disease）：慢性閉塞性肺疾患

表2 三大栄養素の呼吸商（RQ）

【タンパク質】 アルブミン	$C_{72}H_{112}N_{18}O_{22}S + 77\ O_2 \rightarrow 63\ CO_2 + 38\ H_2O + SO_3 + 9\ CO(NH_2)_2$ ＊RQ＝0.8（CO_2…63 / O_2…77）
【炭水化物】 グルコース	$C_6H_{12}O_6 + 6\ O_2 \rightarrow {}_6\ CO_2 + 6\ H_2O$ ＊RQ1.0（CO_2…6 / O_2…6）
【脂肪】 パルミチン酸	$C_{16}H_{32}O_2 + 23\ O_2 \rightarrow 16\ CO_2 + 16\ H_2O$ ＊RQ＝16 CO_2/23 O_2＝0.696）

アセスメントのヒント

栄養素を利用してエネルギーを生産する際には、酸素が消費され、二酸化炭素が産生されます。このときの酸素消費量（VO_2）と二酸化炭素生産量（VCO_2）の比率をみるのが呼吸商（RQ）です。

呼吸商は「$VCO_2 \div VO_2$」で計算され、栄養素の種類によって数値が異なります。

2 敗血症・ARDSに用いる栄養剤：炎症反応を抑制する「EPA・γリノレン酸」配合

敗血症・ARDSの患者に用いられる栄養剤も、炭水化物に比べて脂質の割合が多くなっています。また、抗炎症性エイコサノイド群の産生効果 図5 をもつ**エイコサペンタエン酸（EPA）とγリノレン酸（GLA）を含む免疫調整経腸栄養剤**が使用されます[2, 10]。

略語

ARDS（acute respiratory distress syndrome）：急性呼吸窮迫症候群

ワンポイント

エイコサペンタエン酸とγリノレン酸は、魚油やボラージ油に含まれています。

図5 EPA＋GLA投与による炎症反応制御

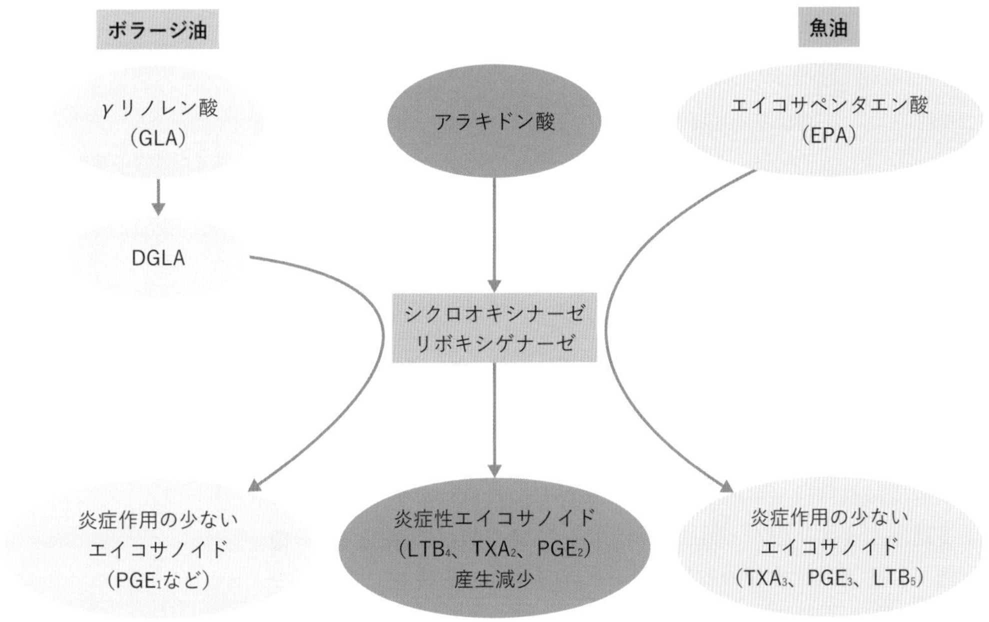

2 投与開始・増量は「施設の実情に合わせた基準」に基づいて実施する

経腸栄養の開始や増量の基準として、施設の実情に合ったプロトコルを作成するのが望ましいとされています[5]。当院では「経腸栄養フローチャート」を作成し運用しています。

なお、当院のフローチャートでは、開始条件は「循環動態の安定」、指標は「カテコラミンインデックスと平均血圧」となっています。

+α

経腸栄養フローチャート（例）

1 リフィーディング症候群のリスクが高い患者は、プロトコルを分けて管理する

栄養療法開始時には、推算式による計算値もしくは間接熱量計による測定結果を用いて目標投与エネルギーを設定することが推奨されています[5]。しかし、個々の重症患者に対する至適エネルギー投与量の算出法は、わかっていないのが現状です[5]。だからこそ、経腸栄養開始時から経腸栄養フローチャートに沿った投与量増量が必要なのです。

ただし、**急激な栄養改善によるリフィーディング症候群**に注意すべきなので、当院ではリフィーディング症候群のリスク因子（表３）のある患者の場合、フローチャートを分けて対応しています。

+α

リフィーディング症候群ハイリスク時の経腸栄養フローチャート（例）

アセスメントのヒント

慢性疾患の急性増悪などでICU入室や人工呼吸管理が必要となった患者は、倦怠感や食欲低下などで絶食となり栄養状態が不良であることが多く、リフィーディング症候群のリスクが高い（表３に該当する）ことが多いです。

表３ リフィーディング症候群発症リスク

	下記の基準が１つ以上該当	下記の基準が２つ以上該当
BMI	16.0kg/㎡未満	18.5kg/㎡未満
体重減少	過去３～６か月で15％以上の意図しない体重減少	減少過去３～６か月で10％以上の意図しない体重減少
経口摂取	10日間以上の絶食	５日間以上の絶食
その他	栄養投与開始前の低K・P・Mg血症	アルコール依存の既往または次の薬剤の使用歴がある（インスリン、化学療法、制酸薬、利尿薬）

NICE clinical fuidelines: 1.4 What to give in hospital and the community. CG32 Nutrition support in adults: oral nutrition support. Enteral tube feeding and parenteral nutrition. 2006

3 不耐性（嘔吐や下痢）の出現に備えて「中止基準」も定めておく

人工呼吸管理を行っている患者の栄養管理であっても、不耐性の出現によって栄養剤投与の中止・中断を検討しなければならない状況にはよく遭遇します。中止・継続の判断は、疼痛や腹部膨満感、その他理学所見、排ガス・排便の有無、腹部X線写真などを確認したうえで総合的に判断し、経腸栄養の不適切な中止を避ける必要があります。

1 嘔吐による誤嚥の予防、下痢発生時の原因検索が重要

経腸栄養の**開始早期に最も注意すべきことは嘔吐**です。嘔吐に伴って誤嚥を発生すると重篤な病態となってしまいます[6]。経腸栄養管理中の嘔吐・誤嚥のリスクを低減するため、当院のフローチャートでは、投与開始前に**胃残量の確認**を行うこと、投与時には**頭側挙上30度**とすること、基準に該当する場合は消化管蠕動促進薬を使用することとしています。

経腸栄養に伴う下痢の多くは、浸透圧の高い栄養剤が投与されることによる**浸透圧性の下痢**です。下痢への予防・対応には 表4 のようなものがあります。

ただし、経腸栄養管理中の重症患者に下痢が生じた場合、「経腸栄養以外の原因 表5 による下痢かどうか」をすみやかに鑑別することが重要です[11)]。

表4 経腸栄養に伴う下痢の予防・対策

開始時	● 少量で開始し、緩徐に増量
投与方法	● 間歇投与から持続投与への変更
投与経路	● 経空腸投与から経胃投与への変更
薬物の投与	● 消化管蠕動促進薬　● 下剤をこまやかに調整する ● 漢方薬・止痢剤を投与する（他の原因を否定したうえで）
栄養剤の種類の変更	● 食物繊維を含有するもの　● 浸透圧の低いもの ● 脂肪/乳糖/乳タンパクを含まないもの ● 窒素源がペプチドであるもの（消化態栄養）
栄養剤の半固形化	● 胃内で半固形化する栄養剤（ハイネイルーゲ）へ変更 ● 粘度調整栄養剤（メイフロー）への変更 ● 消化管内で半固形化させる増粘剤（REF-P1）の追加 ● 半固形タイプの栄養剤への変更（胃瘻の場合）

巽博臣：栄養療法のトラブルシューティング：経腸栄養の安易な中止は不要：逆流や誤嚥、下痢への対処法. INTENSIVIST 2019；11：342. より引用

表5 経腸栄養以外の下痢の原因・危険因子

原因	● 高浸透圧性薬物（ソルビトールなど）の過剰摂取 ● *C.difficile*による偽膜性腸炎 ● 腸管感染症（MRSA腸炎やCMV腸炎）など ● 造血幹細胞移植後の腸管移植方対宿主病（GVHD）	● 広域抗菌薬の使用 ● 炎症性腸疾患 ● 抗がん薬などの薬物
危険因子	● 発熱・低体温 ● 低栄養、低アルブミン血症 ● オープンタイプの経腸栄養ボトル（細菌の混入）	● 感染巣の存在 ● 敗血症、多臓器不全 ● 完全経静脈栄養

巽博臣：栄養療法のトラブルシューティング：経腸栄養の安易な中止は不要：逆流や誤嚥、下痢への対処法. INTENSIVIST 2019；11：341. より引用

栄養管理を行う際は、合併症予防のために「血糖管理」が不可欠

侵襲時には、体内で代謝が亢進し、内因性エネルギー供給が高まりグルコースが各組織へ提供されます。このような状態で、外因性エネルギー供給（必要エネルギーの栄養投与）を行うと、オーバーフィーディングとなり、**ストレスや高血糖による有害事象**が生じます。高血糖が持続すると、免疫能の低下や感染性合併症の発生頻度が上昇するため、血糖値のコントロールが重要となります。

栄養管理中には、血糖値管理プロトコルなどを用いて、積極的な高

ワンポイント

特に、中心静脈栄養を行っている場合は、カテーテル関連血流感染症のリスクが高まります。

表 6 栄養評価指標

身体データ	血液データ
● **身体測定**：身長、体重、上腕周囲長、上腕三頭筋部皮下脂肪厚、上腕筋囲など ● **BMI**：体重kg/(身長m)^2 ● **予測体重**：男性…50＋0.91*〔身長(cm)－152.4〕 女性…45.5＋0.91*〔身長(cm)－152.4〕	● 生化学検査：アルブミン、RTP（トランスフェリン、トランスサイレチン、レチノール結合タンパク） ● 肝機能検査 ● 腎機能検査

基礎代謝量はHarris-Benedictの式、安静時代謝量はWeirの式（ならびにWeirの変式）を用いる

消費エネルギー量

- **基礎代謝量**（BEE）：男性…66.47＋〔13.75×体重(kg)〕＋〔5.0×身長(cm)〕－〔6.76×年齢〕
  女性…655.14＋〔9.56×体重(kg)〕＋〔1.85×身長(cm)〕－〔4.68×年齢〕
- **安静時代謝量**（REE）：3.941×VO_2(L/日)＋1.106×VCO_2(L/日)－2.17×尿素窒素
  ＊3.94×VO_2(L/日)＋1.11×VCO_2(L/日)または〔3.94×VO_2(L/日)＋1.11×VCO_2(L/日)〕×1.44を用いることもある
- **呼吸商**（RQ）：VCO_2/VO_2
  ＊呼吸商＞1.0が持続するときは、脂質不足や糖質の相対的過剰投与などを疑う必要がある
- **窒素バランス**（g/dL）：タンパク質摂取量(g)/6.25－(24時間尿中尿素窒素量＋4)

急性期では一般的に簡易式を使用する

必要エネルギー量

- **簡易式**：低～中等度のストレス患者…20～25kcal/kg/日
  高度ストレス患者（多発外傷、脳障害、重症敗血症など）：25～30kcal/kg/日
  広範囲熱傷などの重度ストレス患者：35～40kcal/kg/日
- **Longの式**：基礎代謝量×活動係数×ストレス係数
  ＊活動係数（寝たきり：1.0、歩行可能：1.2、労働：1.4～1.8）
  ＊ストレス係数：臓器障害…1.2＋臓器ごとに0.2ずつ上昇、4臓器以上は2.0
  熱傷…熱傷範囲10％ごとに0.2ずつ上昇、最大2.0
  体温…37℃で1.2、38℃で1.4、39℃で1.6、40℃で1.8

血糖の是正・低血糖の回避を行うことが推奨されています。**血糖値の目標は120～160mg/dL**（180mg/dLを超えない）です[5]。

侵襲時の代謝は経時的に変化するため、当院では、管理栄養士とともに栄養評価指標 表6 に沿ってカンファレンスし、患者の状態変化に合わせて投与エネルギー量と目標エネルギー量の再設定について主治医へ相談しています。

（野上寛治、山下　亮）

略語

BEE（basal energy expenditure）：基礎代謝量

REE（resting energy expenditure）：安静時代謝量

【引用文献】

1）寺島秀夫：侵襲下の内因性エネルギー供給を考慮した理想的エネルギー投与法の提言．INTENSIVIST 2011；３：423-433.
2）日本静脈経腸栄養学会：静脈経腸栄養ガイドライン第３版．照林社，東京，2014：13-43.
3）東園和哉，深柄和彦：栄養療法における生理学に基づいたアウトカム：低栄養が身体に及ぼす影響および侵襲のメカニズム overview. INTENSIVIST 2019；11：473-480.
4）東別府直紀，大岩孝子，藤谷茂樹：代表的ガイドラインからの標準治療を知る：三大ガイドラインの比較Part2エネルギー投与経路を中心に．INTENSIVIST 2011；３：411-421.
5）日本呼吸療法医学会 栄養管理ガイドライン製作委員会：急性呼吸不全による人工呼吸患者の栄養管理ガイドライン2011年版．日本呼吸療法医学会季刊誌 2012；29（1）：75-120.
6）巽博臣，升田好樹，後藤京子：経腸栄養開始時の条件：循環の安定性の評価，腸管機能評価，合併症対策．日本静脈経腸栄養学会雑誌 2015；30：659-663.
7）清村紀子，有田孝，山下亮：３年目ナースが知っておきたい！ICU重症化回避のワザ83．南江堂，東京，2019：166-176.
8）石塚あずさ，片岡惇：どのような投与経路が推奨されるのか？：持続vs.間欠，胃vs.幽門後．INTENSIVIST 2019；11：273-280.
9）伊藤次郎，東別府直紀：CO_2が上昇しているCOPD患者における栄養療法：エビデンスがないならしてはいけないことから考えよう．INTENSIVIST 2019；11：503-510.
10）真弓俊彦：重症患者の治療の本質は栄養管理にあった！きちんと学びたいエビデンスと実践法．羊土社，東京，2014.
11）巽博臣：栄養療法のトラブルシューティング：経腸栄養の安易な中止は不要：逆流や誤嚥，下痢への対処法．INTENSIVIST 2019；11：335-345.
12）大谷順：適切な輸液とは何か？栄養輸液：reseeding syndrome．臨床雑誌内科 2017；120：109-113.

リハビリテーション

患者にとって人工呼吸器装着中の「早期リハビリテーション」は有益

リハビリテーション（以下、リハビリ）は、日常生活動作を獲得していくためのプロセスです。加えて、近年では**急性期の合併症予防や早期回復への治療の一部**として確立しています。

人工呼吸器装着患者は、全身状態が不安定なことが多く、リハビリ介入が難しいこともあります。ベッド上での臥床期間が長くなるとICU-AWが発生し、ADLが低下するため、原疾患の病勢コントロールの状態、ならびに換気・ガス交換障害などの原因を考慮して、合併症の発生を防ぐために最適な方法（リハビリプログラム）を提供していく必要があります 図1 。

最近、わが国でも気管挿管患者の早期離床とラインや周辺機器との関連を認める報告[2)]が出てきています。しかし「早期リハビリの重要性はわかっているけれど、なかなか離床を進められない」という施設も多いことでしょう。ここでは、**リハビリの視点からみた看護ケアのポイント**を解説します。

略語

ICU-AW（intensive care unit acquired weakness）：ICU神経筋障害

ワンポイント

Morrisら[1)]は、レベル分けした早期リハビリの進め方を紹介しています。

図1 早期リハビリテーションの進め方

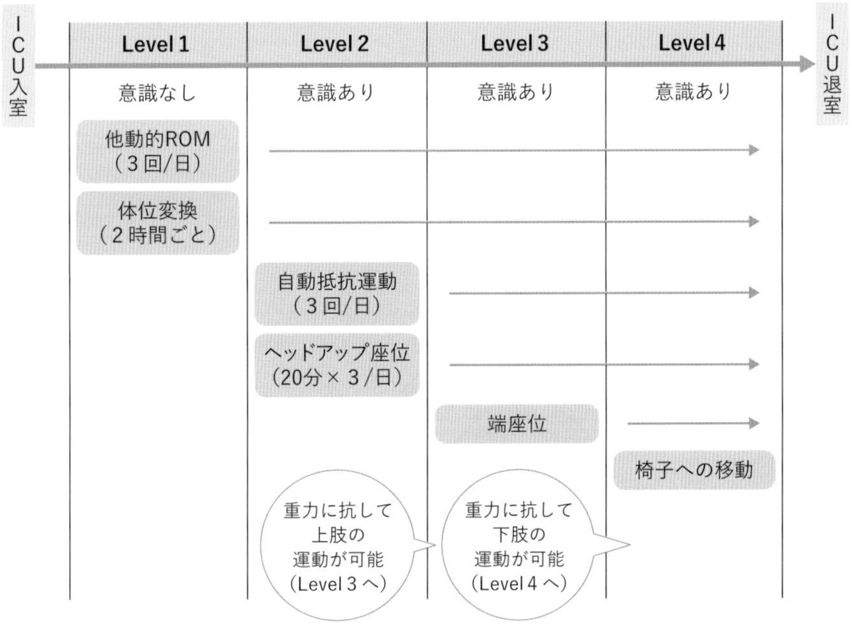

Morris PE, Goad A, Thompson C, et al. Early intensive care unit mobility therapy in the treatment of acute respiratory failure. *Crit Care Med*2008; 36（8）: 2238-2243.

ポジショニング：実施前後の観察・アセスメントが不可欠

ここでは、人工呼吸管理中の患者のポジショニングを考えるとき、特に注意したい「ヘッドアップ」「腹臥位」について取り上げます。ただし、ポジショニングのコツは、どの姿勢でも**隙間を作らないこと**という点をおさえておきましょう。

また、「やって終わり」にせず、実施前後の患者の自覚症状や呼吸回数・換気量などを評価して、効果判定していくことが大切です。

1　ヘッドアップ：呼吸機能によい影響はあるが、褥瘡発生リスクは高まる

人工呼吸管理中の患者の多くは、治療に伴う鎮静や、人工呼吸器・周辺機器の影響で、自発的な体動制限を余儀なくされます。

座位や立位と比較して、仰臥位では、ガス交換に関与する**機能的残気量（FRC）は15～20%低下**し、**横隔膜は4cm程度挙上**するといわれています[2]。つまり、臥床状態が続くと、肺の広がりが制限されるため、呼吸にとって悪影響となります。そのため、非生理的な姿勢（仰臥位）からなるべく早く脱却することが、新たな合併症を予防するためのファーストステップとなるのです。

しかし、「やみくもにヘッドアップをすればいい」というわけではありません。ヘッドアップを安全に実施するためには、さまざまな側面から考える必要があります。

皮膚の側面から考えると、長時間のヘッドアップは、**座骨・仙骨部に圧がかかる**ため、褥瘡発生のリスクは高くなります。そのため、適切なポジショニングが必要になります 図2。

ワンポイント

座位や立位は、抗重力位と呼ばれます。

略語

FRC（functional residual capacity）：機能的残気量

図2　ポジショニングのポイント

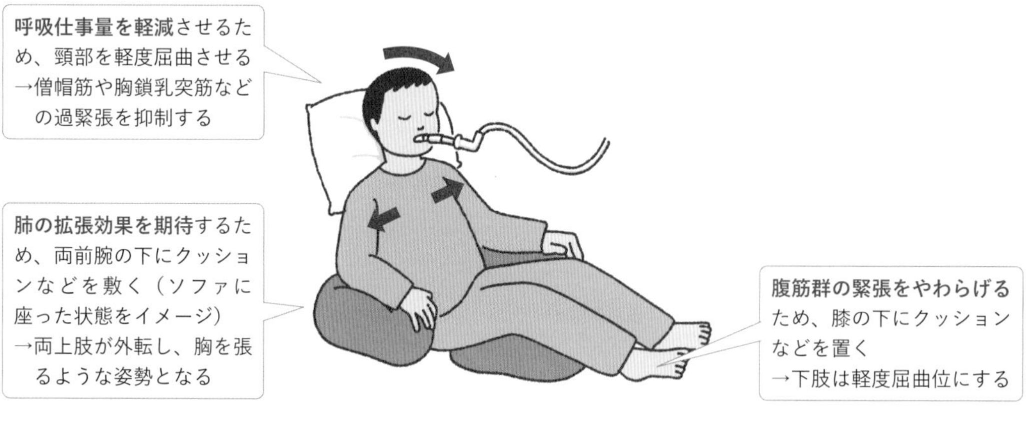

2 腹臥位療法：深い鎮静のもとで行うため褥瘡・神経圧迫に配慮が必要

コロナ禍で一躍話題となった**腹臥位療法は、従来ARDS患者における治療の一環**として用いられていました。

腹臥位療法は、荷重側肺障害に対して病変側を上にすることで、換気・血流比や酸素化の改善を図ることを目的としています。腹臥位は、深鎮静管理下で行う場合が多いため、もちろん患者自身の体動はほぼありません。そのため、**同一姿勢による褥瘡の発生や神経圧迫**など十分注意する必要があります 図3。

略語

ARDS（acute respiratory distress syndrome）：急性呼吸窮迫症候群

＋α

動画でみる！

①腹臥位への体位変換

②腹臥位の日常管理

③仰臥位への体位変換

図3 腹臥位療法のポイント

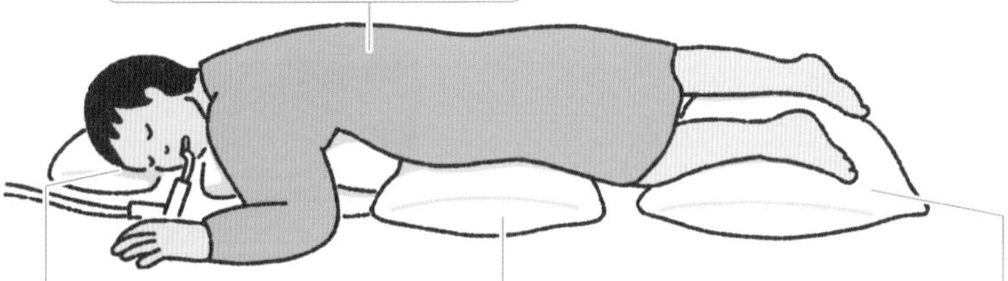

関節可動域訓練：人工呼吸器回路側の肩関節を意識的に観察・ケアする

関節可動域（ROM）訓練は、看護師がケアの合間に少し行うことで、さまざまな効果が期待できます。意識レベルに合わせて、他動運動→自動介助運動→自動運動と少しずつ患者自身に動かしてもらいます。

なお、意識レベルがしっかりしていて従命可能なら、他動運動よりも自動運動優先とします。自動運動で呼吸・循環変動が生じる場合は、他動運動中心とします。

ROM訓練のコツは、**動かしたい関節の近くをしっかり把持すること**です。「関節を動かしたから痛くなった」とならないように、ていねいにやさしく把持して動かすことが重要です。

気管挿管中の患者は、人工呼吸器回路が位置している側の肩関節のROMが制限を受けやすいため、特に気をつけて観察してください。

略語

ROM（range of motion）：関節可動域

ワンポイント

期待される効果は、ROMの維持、固有受容感覚（身体の位置や動き、力の入れ具合を感じる感覚）を刺激、血液循環を促す、筋力の維持など[3] さまざまです。

ベッド上でできる運動：「患者自身が下肢を動かす」ことが大切

気管挿管中の患者を対象として、ベッド上で行えるリハビリと心拍出量との関係を表した研究結果をみると、下肢電気刺激とベッド上で行える自分で漕ぐタイプのエルゴメーターの組み合わせが、有意に心拍出量を増加させていることがわかります 図4。

いかに、ベッド上でも「自分で」動かす運動を取り入れる必要があるかがわかるでしょう。

図4 ベッド上運動における心拍出量の違い

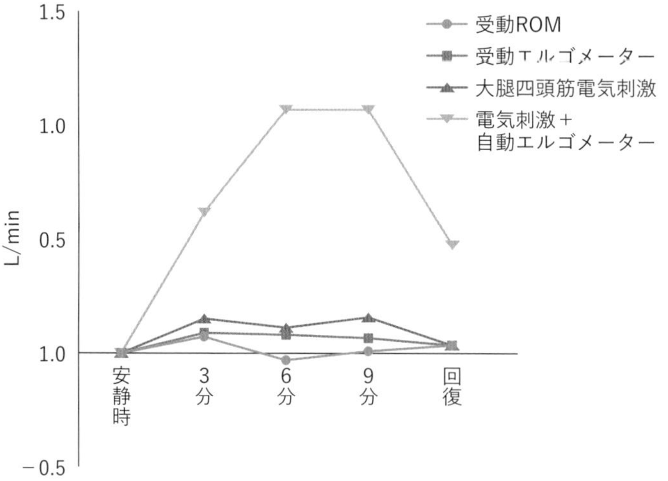

Medrinal C, Combret Y, Prieur G, et al. Comparison of exercise intensity during four early rehabilitation tequniques in sedated and ventilated patients in ICU: a randamised cross over trial. *Critical Care* 2018 22: 110.

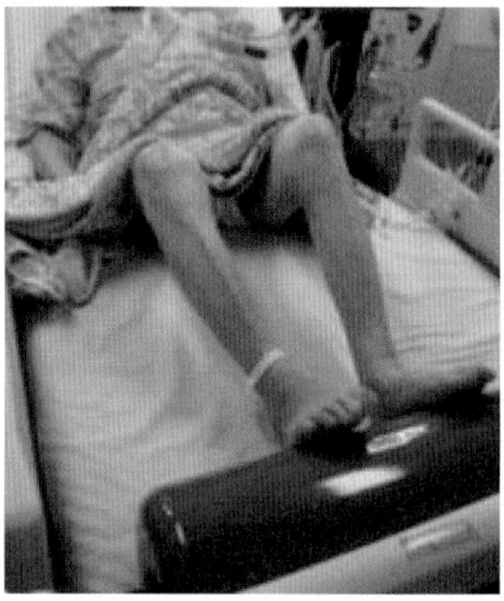

歩行場面を意識した患者自身の下肢運動

離床は段階的に進めていく

人工呼吸器装着患者の離床は、仰臥位→端座位→立位へと段階的に進めていくことになります。

各姿勢において、それぞれ何を評価しながら離床を進めていくか、ポイントをみていきましょう。

+α

離床評価フロー（例）

1 仰臥位からヘッドアップ：呼吸・循環動態が不安定にならないことが大前提

ベッド上仰臥位の状態では、清拭など一般的な看護ケアなどが行われます。褥瘡予防のための体位変換、気道分泌物排出を促すための体位ドレナージによって、血圧低下やSpO_2低下など呼吸・循環動態が

ワンポイント

このタイミングは、24時間患者のそばにいる看護師にしか見きわめられません。

不安定になるようであれば、それ以上の離床はひとまず見送るべきです。

ただし、非生理的な臥床状態（ヘッドアップ０度）は極力避けたいので、可能であれば、看護ケアのなかで頭位を少しでも高く保てるよう、常に患者の評価を行う必要があります。

2 ヘッドアップから端座位へ：呼吸回数・換気量を評価しながら進める

ヘッドアップまで可能になったタイミングで、患者の覚醒レベルがよければ「自動運動」を促します。このとき、理学療法士がみているのは**呼吸回数・換気量の変化**です。

呼吸回数の増加は「換気が促進されている」こと、すなわち、患者の身体がしっかり反応しているということを示します。加えてSpO_2やその他のパラメーターの変化がなければ、患者の予備力があると判断し、次のステップへの足がかりとなります。

反対に、呼吸回数や換気量が過剰に増加し、SpO_2も保てないようだと、まだこの負荷には耐えられないと判断できます。しかし、全身状態が改善傾向にあり、患者の協力が得られ、離床を進めようと判断できる場合は、サポート圧やF_IO_2を調節して再トライ（もしくはあらかじめ調節して実施）するとよいでしょう。

アセスメントのヒント

運動をある程度促すということは、患者がどれだけ負荷に耐えられるか、一種の「運動負荷試験」を常に行っている状態です。

3 端座位：頭頸部を保持でき、浅い鎮静管理となったら実施可能と判断する

1 初回は「血行動態」「フィジカル所見」を注意深く観察

最も重要なのは**「頭頸部の保持」ができること**です。事故抜管リスクにもつながるため、あらかじめヘッドアップした状態で背中に枕を挿入し、患者自身が頭頸部の保持が可能か評価します。また、久しぶりに座位をとる場合、体幹の保持が困難な場合があるため、マンパワーを確保して臨むことも大切です。

端座位になるには、ある程度の患者の協力動作が必要です。そのため、**鎮静レベルがRASS－２～－１程度**にコントロールされていることを確認してから実施します。

なお、端座位で下肢をベッド端に降ろすと、血流が一気に下肢へと流れるため、**初回離床時には十分に血行動態を確認**する必要があります。血圧やSpO_2の測定も行いますが、患者の意識・表情、呼吸回数などのフィジカルアセスメントをまず優先して評価してください。

アセスメントのヒント

血圧やSpO_2を測り終わるのを待っていたら、患者の急な変化への対応に遅れます。フィジカルアセスメントのような「数値に表れない変化」は、最もタイムリーに患者の状態を反映しています。

2 慣れてきたら、立位へのステップアップに備えて「下肢の筋力評価」を行う

座位に慣れてきたら膝の伸展運動などを促して筋力を評価します。**膝がしっかり伸展できるか**をみると、立位での介助量を予測できます。

ワンポイント

「下肢筋力が低下している＝立位に進めない」ではありません。あくまでも介助量の予測になります。

4 端座位から立位へ：最初はベッドを「高め」にし、慣れてきたら低くする

数日・数週間ぶりの立位では、確実に下肢筋力低下が起きていますから、当然、介助量は増大します。

まずは**患者が立ちやすい状況をつくる**ことが大切です。端座位のときは「ベッドを低くして足底がしっかりつくように」するのが基本ですが、患者が立つためには、反対に「**ある程度ベッドを高くすること**」がポイントとなります。例えば、まずは50cmの高さで起立し、慣れてきた翌日は５cm下げてトライすることで、患者の**起立能力の変化を評価**できます。

アセスメントのヒント

殿部の位置を高くし、股関節屈曲角度を浅くすることで、起立時の患者負担、介助量の軽減へとつながり、楽に起立できます。

リハビリは「多職種の協働」があって初めて成立する

人工呼吸器装着患者のリハビリにあたって必要なことは、**常に「評価と介入」を繰り返すこと**です。さまざまなエビデンスに精通することも大事ですが、目の前の患者の病態をきちんと把握し、「リスクと効果」を見きわめながら、適切なタイミングで適切な介入を行うことが重要となってきます。そのためには「**リハビリスタッフだけが離床やADL獲得を図るわけではない**」という意識をもつことが重要です。

段階的にリハビリを進めるためには「連携」が必要不可欠です。

リハビリスタッフが介入できる時間は、多くても1日1～2回、20～60分（24時間のうち5％未満）です。残り95％以上の時間で何ができるかが、患者の身体・精神機能の予後に確実に影響します。

患者を取り巻く環境は常に「チーム医療」ですので、多職種で共通言語を用いたコミュニケーションを常にとり、共通認識のもと、よりよい介入方法を模索することが求められます。

（音地　亮、垣添慎二）

ワンポイント

離床段階を「端座位」以上に進めようとしている患者の場合、リハビリスタッフが来るまで安静臥床のままだと、そこから「ヘッドアップ→端座位」と進めることになるため時間が足りません。

リハビリスタッフの訪室時間に合わせて鎮静・鎮痛コントロールを行い、極力ヘッドアップ位で準備しておくと、短時間で質が高くスムーズなADL向上につながります。

【引用文献】

1）Morris PE, Goad A, Thompson C, et al. Early intensive care unit mobility therapy in the treatment of acute respiratory failure. *Crit Care Med* 2008; 36: 2238-2243.

2）Watanabe S, Hirasawa J, Naito Y, et al. Association between the early mobilization of mechanically ventilated patients and independence in activities of daily living at hospital discharge. *Sci Rep* 2023; 13: 4265.

3）宇都宮明美：体位と呼吸管理. 人工呼吸2010；27（1）：64-67.

4）永崎孝之：関節可動域訓練. 細田多穂監修, 植松光俊, 大川裕行, 大工谷新一編, 運動療法学テキスト, 南江堂, 東京, 2010：70-78.

予防的スキンケア

人工呼吸管理中の患者の皮膚は「脆弱で傷つきやすい」

人工呼吸管理を実施するということは、気管チューブ固定やNPPVマスクの装着をする必要があります。加えて、全身管理を行うために、人工呼吸器以外にもさまざまな医療機器が全身に装着されます。医療機器を装着する際に皮膚には外力が加わるので、適切な皮膚への予防対策が行われていなければ、**医療関連機器圧迫創傷（MDRPU）やスキン-テア（皮膚裂傷）**を生じる可能性が高くなります。

また、ベッド上安静で治療上の体位制限があるのに十分な体圧分散ケアが行われない場合、骨突出部に自重が加わり、**褥瘡を生じる可能性**も高まります。循環動態悪化や使用する薬剤や輸液により、**全身性の浮腫や末梢循環不全**をきたしている患者も少なくありません。

その結果、脆弱で傷つきやすい皮膚状態に変化するため、予防的スキンケアが必須なのです。

略語

NPPV（noninvasive positive pressure ventilation）：非侵襲的陽圧換気

MDRPU（medical device related pressure ulcer）：医療関連機器圧迫創傷

MDRPUの予防ケア：発生要因を1つでも満たす場合は必ず実施する

気管チューブ管理中は、**圧迫による皮膚トラブルを発生させないこと**を目標にケアを行います。発生要因 図1 （→p154）のアセスメントを行い、1つでも該当したら予防ケアが必要です。

1 局所的ケア（外力低減）だけでなく全身管理（栄養、患者教育）の視点をもつ

1 何はともあれ「装着中の皮膚の観察」が不可欠

最低でも1日に2回は装着部位の皮膚の状態の観察を行います。

アセスメントのヒント

発赤・皮疹・びらん・潰瘍・出血・疼痛の有無を観察してください。

2 外力低減ケア：「サイズ選択と固定」がポイントとなる

機器を選択するときは、過剰な圧がかからないよう**正しいサイズを選択**します。

過剰な圧迫が装着部・周囲の皮膚にかからないように固定することも大切です。ポイントを以下に示します。

図 1 MDRPUの発生要因

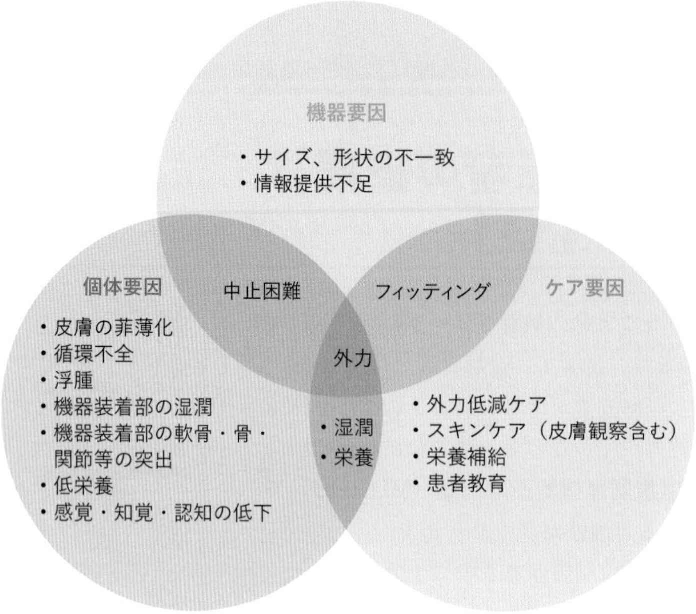

日本褥瘡学会編：ベストプラクティス 医療機器圧迫創傷の予防と管理．照林社，東京．2015：15．より転載

①**固定用テープ**：チューブの固定には、適度に固定力があり、透過性・通気性・伸縮性があるアクリル系のテープを選択する。

②**テープの貼り方**：皮膚を引っ張って緊張がかかるように固定すると緊張性水疱の形成する可能性が高くなるので、引っ張らないように貼付する。

③**被膜剤・剥離剤の使用**：皮膚への物理的刺激を最小限にするため、テープ貼付部には被膜剤を使用する。また、テープ除去時には、皮膚を損傷する可能性があるので、剥離剤を使用し、愛護的に剥離する。

④**チューブの位置**：チューブを口角に押し当てないようにして、数mm隙間があくように固定する。貼り換え時は左右交互に固定し、同一部位の皮膚が圧迫されないようにする。

⑤**NPPVの場合**：マスクが直接当たる部位への摩擦・ずれを低減するため、被覆材を貼付したうえでマスクを装着する。また、医師の判断のもと、マスクを外して除去する時間を設ける。

ワンポイント

口角からチューブを数mm離し、テープは引っ張らずに貼るのがポイントです。

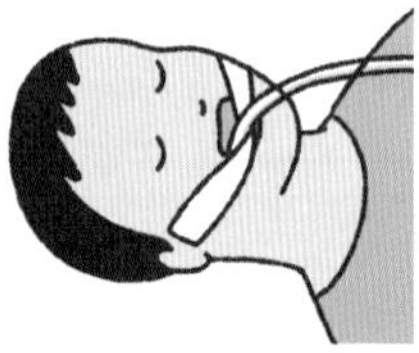

ワンポイント

NPPVマスク装着時、被覆材として用いられるのは、ポリエチレンジェルシート、シリコンジェルシート、シリコンゲルドレッシングです。

3 予防的スキンケア：清潔を保ち、皮膚を保護する

顔面の皮膚（特に額や鼻）には、皮脂腺が多数存在します。テープを貼付している部位は清潔を保ちにくいので、**計画的な貼り換え**を行います。貼り換え時には、剥離剤や唾液・皮脂などの汚れを、洗浄剤を用いて手早く洗浄し、水分を拭き取ります。

NPPVマスクを装着している場合は、加湿によって皮膚が湿潤し、浸軟しやすくなるため、撥水性クリームをマスクが皮膚に接触する部

ワンポイント

予防的スキンケアは1日1回実施します（洗浄しすぎると皮膚のバリア機能が低下するため）。

気管挿管時の顔の清拭は、洗い流さなくてよい洗浄剤（リモイスクレンズ）を使用すると手早く実施できます。

位や覆われている部位に塗布し、皮膚を保護します。

痛みや不快の症状を自覚したら、すぐに医療者に知らせてもらうように説明します。

ワンポイント

栄養管理（→p138）や患者教育も重要です。

スキン-テアの予防ケア：圧迫や摩擦・ずれが生じないようにケアを行う

スキン-テア（皮膚裂傷）は「摩擦・ずれによって皮膚が裂けて生じる真皮深層までの損傷とする」と定義されています。

人工呼吸管理中には、全身の浮腫を生じて脆弱な皮膚状態（個体要因）となること、医療者のケアによって摩擦・ずれが生じる（外力発生要因）ことから、スキン-テアを生じやすくなります。安全な技術とスキンケアを実施し、圧迫・ずれによる皮膚トラブルを予防します。

1 看護ケアによる皮膚への負担（外力発生要因）を最小限にする

1 テープやリストバンドなどの使用を極力避ける

医療用のリストバンドを使用する場合には、筒状包帯や綿包帯を巻いた上に装着するようにします。

固定が必要な場合は、まず、**医療用テープ以外の固定方法がないか検討**します。テープを使用せざるを得ない場合はシリコーン系（低剥離刺激の粘着剤）を選択し、皮膚被膜剤や剥離剤を使用して皮膚を保護し、愛護的に剥離します。

ワンポイント

抑制帯を使用する場合は、締めすぎないように注意し、筒状包帯などで皮膚を保護して装着します。

2 体位変換時には「下から支える」ことを意識する

体位変換・移動介助は、体位変換補助具（スライディングシート、スライディングボートなど）を使用して、2人以上で実施します。

四肢ではなく、**腰や肩を支えながら体位変換**します。また、四肢を保持する際は、握ったりつかんだりせず、下から支えるように保持します。

ワンポイント

下から支える方法（例）

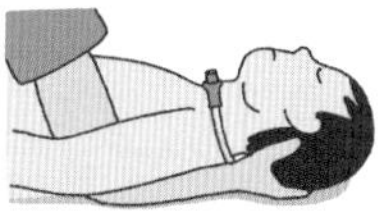

2 皮膚の洗浄・保湿を行い、衣類のサイズ・素材にも気を配る

低刺激性で伸びがよいローションタイプの保湿剤を1日2回以上塗布し、皮膚の保湿を図ります。

皮膚の洗浄には、弱酸性の洗浄剤を選択します。泡のクッションでやさしく手のひらで洗った後、洗浄成分が残らないように洗い流し、やわらかいタオルでこすらずに押さえ拭きをします。

ワンポイント

保湿剤を塗布する際は摩擦が起こらないよう押さえるように塗布します。

衣類は肌触りが柔らかく、伸縮性のある素材を選択し、**関節拘縮のある場合は大きめのサイズ**を選択します。

褥瘡の予防ケア：ヘッドアップ時に圧がかかる部位を意識してケアする

人工呼吸器装着患者の**体位は、基本的に頭側挙上**です。頭側を挙上すると、同一部位への持続的な圧迫とずれが増加し、褥瘡発生リスクが高まります。そのため、体圧分散ケアを行い、褥瘡を予防します。

1 「褥瘡好発部位」を意識して観察・ケアする

褥瘡好発部位の皮膚の観察をします 図2 。

皮膚の洗浄・保湿・保護を実施します。骨突出部には、シリコーンフォームドレッシング材を貼付するとよいでしょう。

高機能の体圧分散マットレス・ポジショニングピローを用います。ポジショニングケア後は、適宜部分体圧測定器による判定を行い、体圧分散レベルに至っているか判断します。**鎮静中の患者の頭部は後屈しやすい**ため、頭部から肩まで支えられる大きめのピローを選択します。

体位変換の頻度は、体圧分散マットレスを使用したうえで**4時間を超えない間隔**で実施します。体位変換やポジショニングケア後はポジショニング手袋を用いて、背抜き・圧抜きを行います。　(田上陽子)

アセスメントのヒント

禁忌でなければ、頭部を30度以上挙上した体位とします（→p148）。褥瘡好発部位は仙骨部と尾骨部です。

ワンポイント

洗浄・保湿・保護のポイントは、スキン-テアと同様です。

栄養不良があると、褥瘡発生リスクが上昇するため、栄養管理も重要です（→p138）。

図2 褥瘡好発部位

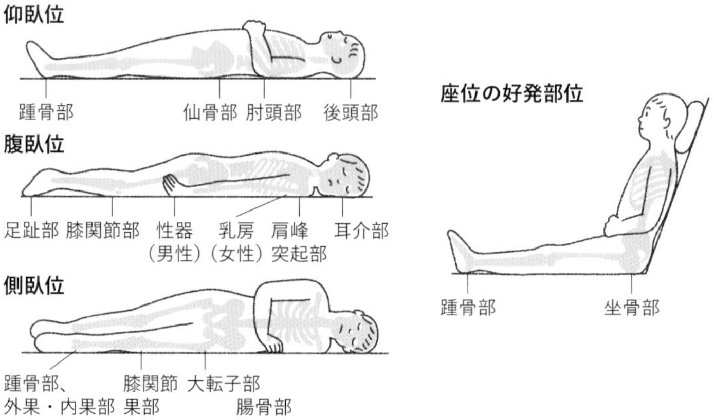

【参考文献】

1）日本褥瘡学会 編：ベストプラクティス医療機器圧創傷の予防と管理．照林社，東京，2016.
2）日本創傷・オストミー・失禁管理学会 編：ベストプラクティススキン-テア（皮膚裂傷）の予防と管理．照林社，東京，2015.
3）日本創傷・オストミー・失禁管理学会 編：スキンケアガイドブック．照林社，東京，2017：156-162.
4）内藤亜由美，安部正敏 編：スキントラブルケアパーフェクトガイド．学研メディカル秀潤社，東京，2013：212-216.
5）田中マキ子 編：日常ケア場面でのポジショニング．照林社，東京，2014：88-94.

精神的ケア

人工呼吸器装着は、PICSの発生頻度を高める

ICU入室中あるいは退室後に生じる患者の身体的・精神的・認知的障害はPICS（集中治療後症候群）と呼ばれます 図1 。PICSの発症率は50～70%と高く、長期的な予後にも影響することが知られています。

ICU患者のなかでも、**人工呼吸器の装着期間はPICS発症の独立因子**であることが明らかにされています[1]。

図1 PICS

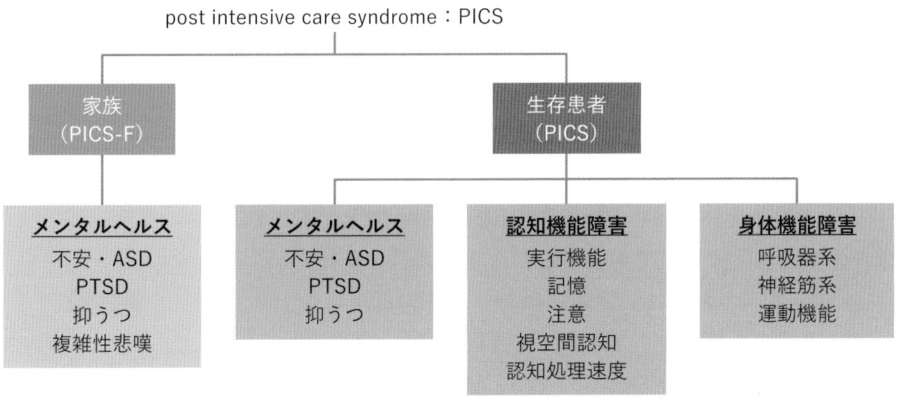

1 ICU患者のメンタルヘルス障害は、退院後の長期にわたって続く

PICSの１つに含まれるメンタルヘルス障害には、**不安や急性ストレス障害、抑うつ、PTSD**（心的外傷後ストレス障害）などが含まれます。

イギリスで行われた大規模多施設調査[2]により、ICU患者に生じたメンタルヘルスの障害は長期化することが明らかになりました。さらに、１つの精神障害を有する場合、65%の確率で他の２つの障害のいずれかを併発することや、抑うつがICU退院後２年間の死亡リスクを1.47倍高めるとの重要な結果も示されました。

わが国では、ICU退院患者のメンタルヘルスに関する調査報告は少なく、その実態が十分に把握されているとはいいがたいものの、卯野木ら[3]が行った多施設調査は、わが国の現状を捉える重要な調査の１つです 図2 （→p158）。

略語

PTSD（post traumatic stress disorder）：心的外傷後ストレス障害

ワンポイント

この大規模多施設調査[2]は、イギリスの26のICUで24時間以上ケアを受けた重症患者を対象に行われたものです。退院後３か月後に、不安・抑うつ・PTSDの症状を有する割合は、45.7%・41.0%・22.0%で、12か月後もその割合はほとんど変わりませんでした。

図 2 ICU退院患者の12か月後のメンタルヘルス障害の有症数

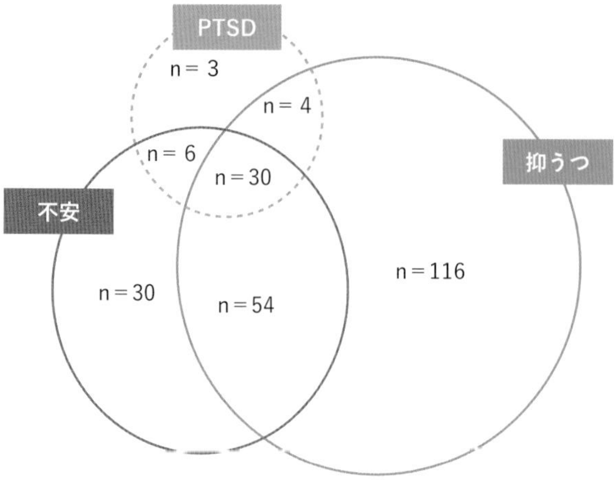

- ICUに 3 日以上入室し、その後12か月自宅で生活していた778名の患者の不安・抑うつ・PTSDの有症率は、16.6%・28.1%・6.0%
- 33.8%はこれら 3 つの精神障害のうち1つの症状を有する
- 不安症状を有する患者の70.0%に抑うつ症状が併存する
- PTSDの症状を有する患者の69.8%が不安と抑うつの両方の症状を有する

Unoki T, Sakuramoto H, Uemura S, et al. Prevalence od and risk factors for post intensive care syndrome: Multicenter study of patients living at home after treatment in 12 Japanese intensive care units, SMAP-HoPe study. *PLoS One*2021; 16（5）: e0252167.

2　メンタルヘルス障害は、人工呼吸器装着患者の半数以上に生じている

国内外いずれの調査によっても、ICU患者のメンタルヘルスの障害は重大な問題であることが示されています。

また、いずれの調査においても**対象者の50～60%以上がICUで人工呼吸器を装着**していたことを鑑みると、人工呼吸器を装着することのメンタルヘルスへの影響は、長期にわたるQOLの低下にも大きな影響をもたらす深刻な問題であると言っても過言ではありません。

ゆえに、メンタルヘルスの障害への予防と早期介入は、人工呼吸器装着患者を担当する医療者にとって重要な臨床課題です。

略語

QOL（Quality of Life）：生活の質

患者の苦痛をアセスメントし、メンタルヘルス障害の予防・早期介入を図る

メンタルヘルス障害の予防や悪化を防止するためのケアについては、十分な有効性が確立していないのが現状です。ゆえに、現在の知見をもとに、今できることを着実に実行するほかありません。

低血糖やベンゾジアゼピン系薬剤の使用は、抑うつ症状と関連することが明らかになっているので[4]、**適切な血糖管理を行い**、**ベンゾジアゼピン系薬剤の使用を控える**ことは考慮すべきです。

加えて、人工呼吸器の装着を必要とする重症患者は、敗血症やARDS（急性呼吸窮迫症候群）など重症病態に加え、治療や処置・ケアなどによって**日常的に何らかのストレスに曝露**されています[5-6]。患者のストレスや苦痛をアセスメントし、予防や早期介入につなげる

略語

ARDS（acute respiratory distress syndrome）：急性呼吸窮迫症候群

ワンポイント

メンタルヘルスの障害が生じた際には、抗不安薬などの薬物療法が行われることもあります。

ことが重要です。

1 患者の苦痛をアセスメントして「身体的苦痛の緩和」を図る

1 ツールだけでなくバイタルサインや外観のアセスメントも重要

既存の研究では、人工呼吸器装着患者の身体的苦痛として、**口渇やチューブの違和感、息苦しさ、不眠**などが高頻度に報告されています。しかし、臨床ではしばしばこれらの症状が見逃され、適切に対応できていないことも少なくありません。身体的苦痛が存在する状態で、精神的な安寧を得ることは困難なので、患者が経験している苦痛の把握から始めることが重要です。

VASなど定量的に評価できるスケールを用いて経時的な変化を評価することも大事ですが、バイタルサインや外観などのアセスメントも大切です。人工呼吸器装着患者では、苦痛を自ら表出できないこともあるため、**客観的に評価できるツールを活用**することも苦痛を把握するポイントです。

苦痛の存在が明らかになった場合には、目標の鎮痛・鎮静レベルに応じた適切な薬物療法や、症状に応じた緩和策（口腔ケアなど）を講じます。

略語

VAS（visual analogue scale）：ビジュアルアナログスケール

RDOS（respiratory distress observation Scale）：客観的呼吸困難感評価スケール

アセスメントのヒント

例えば、呼吸困難感の評価にRDOS（客観的呼吸困難感評価スケール）[7]を活用するのも有効です。

2 適切な鎮痛・鎮静を行って、不要な身体拘束は避ける

人工呼吸器など生命維持装置を装着している患者の身体的苦痛として「自由に身動きが取れないこと」など**身体拘束に伴う苦痛**の報告も見られます[8]。

安全と安楽との間でしばしば倫理的葛藤を生じる身体拘束ですが、**せん妄やPTSDとの関連**も指摘されており[8]、不要な身体拘束は避けるべきです。目標の鎮痛・鎮静管理を達成すること、不要なライン類は抜去すること、短時間でも外せる時間を確保するように意識することなど、身体拘束を解除できる状況を作っていく取り組みが重要です。

2 「コミュニケーションの取り組み」を行って患者の声を汲み取る

人工呼吸器装着患者は、声が出せないため、言語でのコミュニケーションが取れません。症状や苦痛、要望などが他者に伝えられない状況はストレスフルで、メンタルヘルスの障害を増大させることにつながります。

適切な鎮痛・鎮静管理のもとで、**ノンバーバルなコミュニケーションスキルを活用**して、患者の声をていねいに汲み取ることが重要です。

アセスメントのヒント

覚醒レベルがよければ、紙に書いてもらうことや、タブレット端末などの活用も検討できます。

患者と対峙するときには、忙しさを見せず、余裕のある態度で接します。

患者に合ったコミュニケーション手段を見つけましょう。医療者とコミュニケーションが取れることは、患者にとって精神的な安寧につながります。

3　適切な情報提供により「現状理解の促進」を図る

一般的に、**不確かさは不安を増強させる**要因となります。人工呼吸器を必要とする重症患者は、身体的苦痛や鎮静薬投与など、さまざまな要因によって自分自身の病状や治療経過を把握しづらいため、不確かさはより一層強くなっています。

自分の置かれている現状や見通しを把握できることは、心理的安寧にとって重要です。適切な鎮静レベルを維持しながら、適度な分量の情報を繰り返し提供することが必要です。

4　「記憶整理の支援」は、ICU退室後のフォローアップにつながる

ICU入室患者の多くが**幻覚や妄想的な侵入記憶**を経験することが知られており、その割合は70％を超えるとの報告もあります[9]。妄想的記憶には患者自身が記憶を整理していくことが大切であり、ICUダイアリーがICU退出後のフォローアップに活用されています。

アセスメントのヒント

妄想的記憶とは、幻覚や悪夢など真実ではない誤った記憶のことであり、不安や抑うつ、PTSDとの関連が指摘されています[10]。

ICUダイアリーとは、患者に代わって、病状の変化や日々の様子などを医療者が日記として記すものです。ICUダイアリーがPTSDの軽減に有益であった[11]との報告がある一方で、有益性を否定する報告[12]もあり、介入としての根拠は一定の見解に達していません。

しかし、日記に記す内容を検討したり、ICUダイアリーに対する患者の反応を見ながら活用するかを決定したり、医療者とのコミュニケーションの一部として使うなど、工夫しながら活用するとよいでしょう。

5　「面会調整と面会中の支援」は、効果的な面会時間を過ごすことにつながる

ICUでは時間や人数など、家族の面会に何らかの制限を設けている施設が多いと思います。患者と家族は密接に関連しており、**面会は患者・家族双方に心理的安寧をもたらす**貴重な時間といえます。

とはいえ、ただ面会するだけではその効果は発揮されません。患者や家族のニーズに合わせた面会調整とともに、人工呼吸器の装着に

よって話すことのできない患者と家族との間に入り、コミュニケーションを支援することにより、家族の面会を有益な時間とするよう努めることが大切です。

（立野淳子）

【引用文献】

1）Hatakeyama J, Inoue S, Liu K, et al. Prevalence and Risk Factor Analysis of Post-Intensive Care Syndrome in Patients with COVID-19 Requiring Mechanical Ventilation: A Multicenter Prospective Observational Study. *J Clin Med* 2022; 11: 5758.

2）Hatch R, Young D, Barber V, er al. Anxiety, Depression and Post Traumatic Stress Disorder after critical illness: a UK wide prospective cohort study. *Crit Care* 2018; 22: 310.

3）Unoki T, Sakuramoto H, Uemura S, et al. Prevalence of and risk factors for post intensive care syndrome: Multicenter study of patients living at home after treatment in 12 Japanese intensive care units, SMAP-HoPe study. *PLoS One*2021; 16（5）: e0252167.

4）Dowdy DW, Dingkas V, Mendez-Tellez PA, et al. Intensive Care Unit hypoglycemia predicts depression during early recovery from acute lung injury. *Crit Care Med* 2008; 36: 2726-2733.

5）Samuelson K. The Stressful Memory Assessment Cjecklist for the Intensive Care Unit（SMAC-ICU）: Development and Testing. *Healthcare* 2022; 10: 1321.

6）Daniels M, Povoli A, Mattiussi E, et al. Understanding patients' experiences of being mechanically ventilated in the Intensive Care Unit: Findings from a meta-synthesis and meta-summary. *J Clin Nurs 2020*; 29: 2107-2124.

7）Campbell ML, Templin TN. Intensity cut-points for the Respiratory Distress Observation Scale. *Palliat Med* 2015; 29: 436-442.

8）Franks ZM, Alcock JA, Lam T, et al. Physical Restraints and Post-Traumatic Stress Disorder in Survivors of Critical Illness. A Systematic Review and Meta-analysis. *Ann Am Thorac Soc* 2021; 18: 689-697.

9）Wade DM, Brewin CR, Howell DC, et al. Intrusive memories of hallucinations and delusions in traumatized intensive care patients: An interview study. *Br J Health Psychol* 2015; 20: 613-631.

10）Kiekkas P, Theodorakopolou G, Spyratos F, et al. Psychological distress and delusional memories after critical care: a literature review. *Int Nurs Rev* 2010. 57: 288-296.

11）Sayde GE, Stefanescu A, Conrad E, et al. Implementing an intensive care unit（ICU）diary program at a large academic medical center: Results from a randomized control trial evaluating psycholofical morbidity associated with critical illness. *Gen Hosp Psychiatry* 2020; 66: 96-102.

12）Garrouste-Orgeas M, Flahault C, Vinatier I, et al. Effect of an ICU Diary on Posttraumatic Stress Disorder Symptoms Among Patients Receving Mechanical Ventilation. A Randomized Clinical Trial. *JAMA* 2019; 322: 229-239.

【参考文献】

1）Myers EA, Smith DA, Allen SR, et al. Post-ICU syndrome: Rescuing the undiagnosed. *JAAPA* 2016; 29: 34-37.

2）Kawakami D, Fujitani S, Morimoto T, et al. Prevalence of Post-Intensive Care Syndrome among Japanese intensive care unit patients: a prospective, multicenter, observational J-PICS study. *Crit Care* 2021; 25: 69.

在宅移行と家族ケア

在宅人工呼吸療法は「生活の一部」として家族が中心となって行う

在宅人工呼吸療法（HMV）とは、人工呼吸器を用いた呼吸管理を、医師や看護師などの支援のもと、在宅療養の場で行うものです。

在宅人工呼吸器は、慢性呼吸器疾患や神経筋疾患に伴う呼吸不全に用いられます。在宅で用いるものは病院と比べてコンパクトかつ軽量で、外出にも適しています。機器の設定は在宅療養に必要なものに限定されており、家庭での利用に配慮してバッテリーを内蔵するなど安全対策が講じられています。

在宅医療では、医療は生活の一部として位置づけられています。病院と同等の管理を家族へ求めてはいけません。また、家族が医療者へ依存しすぎると在宅医療は破綻するため、在宅医療に移行するための準備が必要不可欠です。

略語

HMV（home mechanical ventilation）：在宅人工呼吸療法

ワンポイント

在宅人工呼吸に用いられる機器は高額ですが、健康保険の適用となっており、医療機関を通じて専門業者からレンタルすることができます。

1　適応疾患は「肺胞低換気で高二酸化炭素血症を伴うⅡ型呼吸不全」

適応疾患は、成人と小児で差異はなく、肺胞低換気で高二酸化炭素血症を伴うⅡ型呼吸不全が中心となります。呼吸障害の原因となる疾患は、**筋萎縮性側索硬化症（ALS）や筋ジストロフィー、脊髄損傷など**さまざまです表1。小児の場合、肺結核や筋萎縮性側索硬化症のような疾患はなく、間質性肺炎や慢性呼吸不全、気道の軟化症・狭窄、低酸素性虚血性脳症後などが挙げられます。

小児在宅医療の対象となる児は、成人の在宅患者（療養者）と比べ

略語

ALS（amyotrophic lateral sclerosis）：筋萎縮性側索硬化症

ワンポイント

低酸素血症が重度の場合、在宅酸素療法（HOT）を併用し、酸素濃縮器で発生させた酸素をチューブで人工呼吸器に送る場合もあります。

表1　在宅人工呼吸療法の適応疾患

中枢神経疾患	中枢性肺胞低換気症候群、脳出血、脳腫瘍、頭部外傷、脳炎、低酸素性虚血性脳症後など	
神経筋疾患	末梢神経疾患	筋萎縮性側索硬化症、ポリオ、脊髄外傷、脊髄腫瘍、ギラン・バレー症候群、末梢神経炎、横隔神経麻痺など
	神経筋接合部疾患	重症筋無力症など
	筋疾患	筋ジストロフィー、膠原病に伴う筋炎、ミトコンドリア病など
呼吸器疾患	肺疾患	慢性閉塞性肺疾患、突発性肺線維症、間質性肺炎など
	胸郭疾患	肺結核後遺症、脊椎カリエス、脊椎後側弯症など
その他	喉頭軟化症、気管・気管支軟化症、気管狭窄、睡眠時無呼吸症候群など	

て圧倒的に医療依存度が高く、成長に伴って病態が変化し、頻回の再評価を必要とします。また、本人と意思疎通や希望を聴取ができない場合も多く、保護者からの情報や代理意思の聴取も必要となります。

成人・児ともに長期生存した場合、介護者・親もまた加齢していき、それまでの在宅介護が困難になっていくケースも、今後、在宅医療の人口増加とともに増えてくることが示唆されます。

ワンポイント

なるべく気管切開は行わず、適切な時期からのNPPV導入と気道クリアランス、胸郭の可動性維持を行い、終生NPPVが可能な筋ジストロフィーの療養者も多いです。

2 成人ではNPPV、小児ではTPPVが主流だが、HFNCも使用可能となった

呼吸器・マスクやオキシメーターの発達に伴い、在宅でのNPPV（非侵襲的陽圧換気）療養者が増加しています。特に近年のNPPV利用の増加から、NPPVからTPPV（気管切開下陽圧換気）に移行する数も増えてきています。

一方、小児ではTPPV例が多いです。日本人の乳幼児（特に新生児期）にフィットするマスクが少ないため、NPPVが行いにくいことがその理由です。

2022年４月の診療報酬改定で**「在宅ハイフローセラピー指導管理料」が新設**され保険適用となり、これまで病院で行っていたHFNC（高流量鼻カニュラ酸素療法）が在宅でも行えるようになりました。適応は在宅酸素を行っている慢性閉塞性肺疾患の療養者に限られ、適応基準もかなり狭いです。

在宅で使用する機器は病院のブレンダータイプと違い、机の上におけるくらいのサイズです。また、酸素は在宅酸素で使用している酸素濃縮装置につなげます。

略語

NPPV（noninvasive positive pressure ventilation）：非侵襲的陽圧換気療法

TPPV（tracheostomy positive pressure ventilation）：気管切開下陽圧換気

HFNC（high flow nasal cannula）：高流量鼻カニュラ酸素療法

アセスメントのヒント

在宅で使用する酸素濃縮装置の酸素流量は通常７L/分までで、病院で使用するHFNC機器と違い、高濃度酸素（$F_iO_2$100%など）投与はできません。酸素投与量は、病院と違って、在宅では「F_iO_2」ではなく、「L/分」になります。

病院から在宅への移行では「イメージの共有」が重要となる

在宅人工呼吸療法の導入は、医療機関において行われます。

慢性の経過をたどる疾患の場合、自身の今後の機能低下や喪失に直面することになるため、緩和ケアを提供することになります。今後どのような生活になるのか、また、支える介護者はどのような介護が必要になるのか、どのような支援体制がつくられるかなどのイメージを共有し、**十分な情報提供のうえで自己決定ができるように支援**します。

アセスメントのヒント

緩和ケアは、診断されたときから提供を開始します。

1 「準備・訓練」の評価は、在宅移行後にも繰り返し行う

在宅移行支援にあたっては、本人・家族の意思確認、介護者と環境

の確認、条件整備（療養支援体制や必要な機器・機材、看護方法など）、関係者間の連携・情報交換、試験外泊など調整や準備を行います 表2 。

在宅療養における機器の導入と管理について 表3 にまとめます。

ワンポイント
準備と訓練の評価は、準備段階だけではなく、在宅人工呼吸療法移行後も繰り返し継続する必要があります。

表2 準備・指導・訓練チェックリスト

準備	●中心病院の決定　●定期検診体制　●救急応需体制 ●支援体制（訪問看護、理学療法、デイケア施設、ホームヘルパーなど） ●必需物品整備　●介護者の確保 ●身体障害（肢体機能・呼吸器機能）：特定疾患認定手続きなど
指導・訓練	●人工呼吸器の取り扱い　●用手人工呼吸法（バッグバルブマスク） ●気管内吸引法　●カニューレ挿入　●人工呼吸器回路交換 ●チューブトラブルへの対応　●介護方法　●緊急時の対応 ●AAC（補助・代替コミュニケーション）の練習　●試験外泊

表3 在宅療養へ向けての在宅人工呼吸療法（導入期・維持期）

<table>
<tr><th></th><th>NPPV</th><th>IPPV</th><th>HFNC</th></tr>
<tr><td rowspan="5">導入期</td><td colspan="3">●疾患や状態によって導入基準は異なる
●検査値や呼吸困難などの状況から、呼吸不全の状態を見きわめて導入のタイミングが判断される
●適応が決まれば、療養者や家族による意思決定を進めるため、説明を行う
●退院前に療養者・家族への指導、自宅の療養環境の確認と場の設定を検討、在宅支援体制を確認</td></tr>
<tr><td>●今後想定される状況も含めた説明
→目的・利点・副作用、合併症のリスクと対処方法、中止や続行、TPPVへの変更の可能性など
●導入が決まったら適切な機種・インターフェイスを選択。短時間で開始し、段階的に試しながら導入を進める</td><td>●基本的にはNPPVに準じる
●TPPVを受ける療養者において重要なのが「発声と食事の困難」についての説明と支援
→構音機能が保たれていればスピーキングバルブや気管切開チューブのカフエアの量を減らすと発声可能な場合がある</td><td>●NPPVと同様（状況を含めた説明）
●HFNCが使用できない場合、中止後の酸素療法やNPPVへの変更についても事前に説明しておく</td></tr>
<tr><td colspan="3">●機器の（設置・作動）状況の確認（電源/バッテリーの切り替え、回路の接続や亀裂の有無、条件や設定が医師の指示通りになっているかなど）</td></tr>
<tr><td>●機器の手入れ
●皮膚に触れるマスクは、布などで拭き、清潔に保つ</td><td>●機器の手入れはNPPVと同様
●TPPVでは、気管切開チューブの固定状態、カフ圧確認、入浴時の湯の流入、気管切開チューブ・回路の清潔保持</td><td>●機器の手入れはNPPVと同様</td></tr>
<tr><td colspan="3"></td></tr>
<tr><td rowspan="3">維持期</td><td colspan="3">●異常の早期発見と急性増悪・合併症への対応（基礎疾患の症状、バイタルサイン、呼吸法、呼吸困難などの自覚症状を確認し、全身状態の変化を観察）
●導入後の対象の状態・機器の作動状況・管理状況を確認
●合併症の発症、異常時など緊急対応や連絡体制を本人・家族、関係者と事前に協議</td></tr>
<tr><td>●気道感染が多いため、日ごろから感染予防（感染予防策・感染源を持ち込まない）</td><td>●TPPVでは、気管切開部の管理、気管切開チューブの管理と交換、排痰ケア、抜管時などの緊急時の対応</td><td>●対象の多くはII型呼吸不全もしくはそのリスクがあるため、過度な酸素投与に注意
●口の開閉により内圧が変化
●装着後も呼吸や酸素化が改善しなければ、気管挿管（病院での処置）やNPPVへの切り替えを考慮</td></tr>
<tr><td colspan="3">●災害時の備え→日頃からバッテリーの充電、バッテリーの劣化・稼働、時間を確認、蘇生バッグの備え、酸素ボンベ、吸引器（充電式・手動式）を準備
●BCP、マニュアルの策定、災害訓練（療養者、家族、関係者含めて）、長時間の停電に備えて外部バッテリー・発電機などの準備を検討</td></tr>
</table>

2 在宅で頻用される「排痰法」に関する説明も行う

在宅人工呼吸療法を利用する療養者に頻用される排痰法は、体位ドレナージ、咳嗽補助、用手的呼吸介助、気管吸引などです。

喀痰を中枢側に移動させるため、バッグバルブマスクを用いた**肺の吸気量を増やす方法**や、**排痰補助装置を使用**した機械的な咳介助（MAC）を実施することもあります 図1 。

ワンポイント

バックバルブマスクで、吸息時、通常の換気量よりも多めに空気を送り込みます。普段は使用されない肺胞や無気肺になっている肺胞が拡張し、呼気の流れで気道に貯留していた痰が中枢側に移動します。

略語

MAC（mechanically assisted coughing）：機械的な咳介助

図1 排痰補助装置の使用法（カフアシストE70の例）

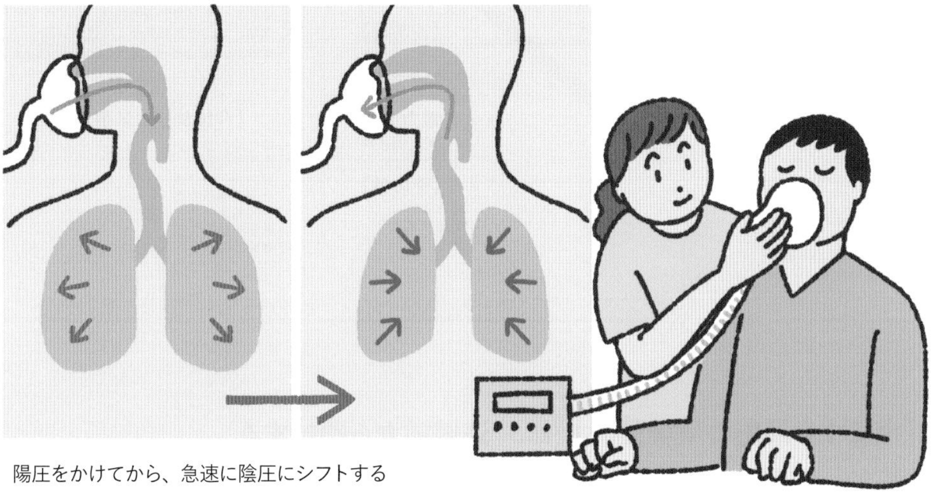

- 咳嗽と同じような空気の流れを作り、末梢側の痰を中枢側へ移動させる
- ブラの存在、気胸や肺気腫の既往、気胸・気縦隔が疑われる場合、人工呼吸による肺障害がある場合は禁忌

3 トラブル発生時にすみやかに対応できるよう、支援体制を構築する

在宅人工呼吸療法を受ける療養者は、入院中の人工呼吸療法の患者と比べ、全身状態はおおむね安定しています。しかし、特に自発呼吸が消失した療養者の場合、**呼吸トラブルが発生すると死に至る可能性**があります。そのため、在宅人工呼吸療法の管理には、24時間とぎれることのない支援を行う必要があります。

家族だけではなく、医師（在宅医、専門医）や訪問看護師、介護職員、医療機器供給会社の職員などの専門家が連携し、**在宅人工呼吸療法を安全に行える体制を整備**することが必要です 図2 （→p.166）。

在宅人工呼吸療法の長期経過においては、病状や体調変化を予測的に判断した健康問題への早期対処が求められるため、積極的に訪問看護サービスを利用することを勧めます。

ワンポイント

地域で安全に安心して生活するためには、保健・医療・福祉領域の支援に加え、緊急・災害時などに備える消防署や電力会社などとの関係構築も必要です。

図2 在宅人工呼吸療法を行う患者の支援体制

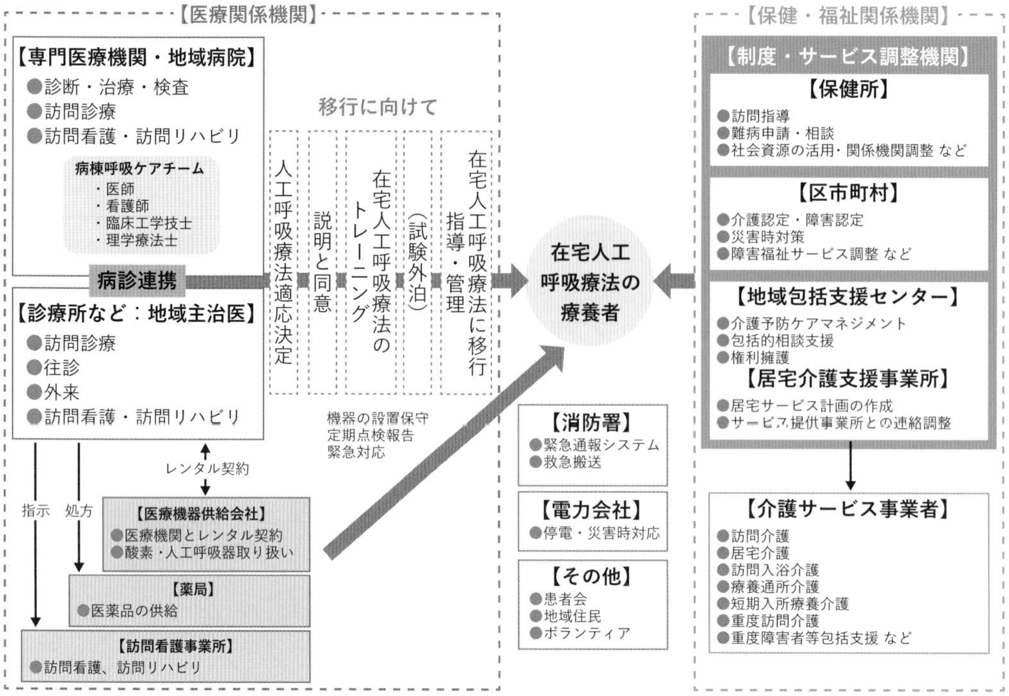

4 「療養する部屋の環境整備」は、退院前から開始する

自宅療養へ向けて、**患者の療養の場をどこにするか**を検討しながら、療養の場を整備していきます 表4 。

部屋の広さやコンセントの位置など「部屋の作り」は家庭によってさまざまなので、退院前に自宅環境を確認しておく必要があります。

在宅人工呼吸器設置のポイントを 図3 に示します。

アセスメントのヒント

家族の目が届きやすい居間にベッドを設置、またはプライバシーの保護で専用の別室に設置するなど、生活空間に医療機器をどうなじませるか、各家庭の工夫が必要になります。

表4 療養の場の整備でチェックすべき項目

①医療機器（人工呼吸器や吸引器、アンビューバックなど）の設置場所
②部屋の広さ、段差、移動範囲
③電源（室内のコンセントの位置、プラグコードの整理など）
④浴室
⑤衛生材料の保管場所
⑥食事場所
⑦人工呼吸器など医療機器の点検に使用するチェックリストの準備・設置場所
⑧スロープへの改築などの必要性の有無

図3 在宅人工呼吸器の設置のポイント

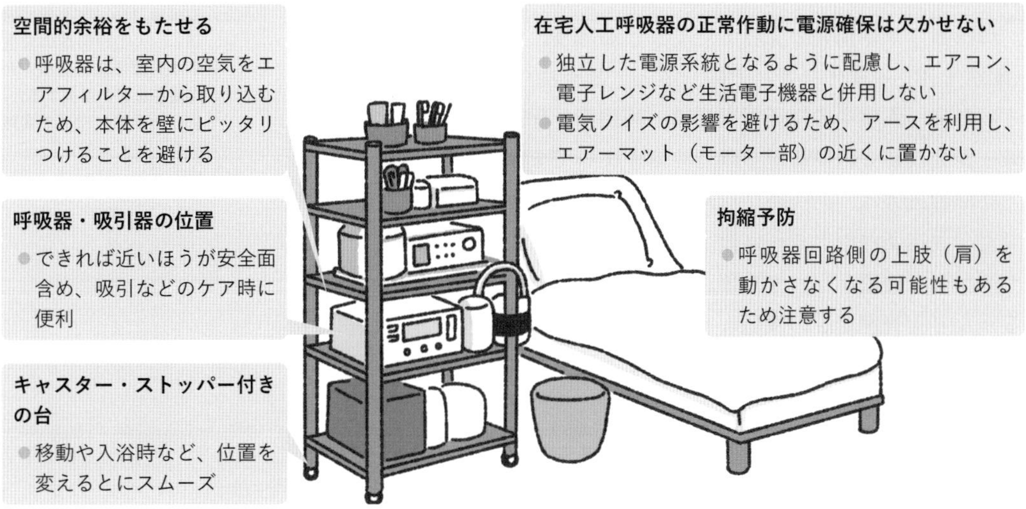

家族ケアでは「意思決定支援」「ケア技術の指導」「家族の健康管理」を行う

1 重大な意思決定をしなければならない療養者と家族を支援する

慢性疾患でNPPVを導入が決定した場合、余命を大きく延長する可能性があります。その結果、その人の人生にかかわる重大な決定を迫られることになります。

NPPVで生命が延長することで、利用者自身の今後の機能低下や喪失に直面することになります。例えば、進行性神経難病の場合、球麻痺により気道クリアランスが悪い場合や呼吸不全が進行したとき、人工呼吸換気を前提とした気管切開を行うかの選択・判断を迫られます。また、終日NPPVになると、家族も介護負担の増大に悩まされライフスタイルへの影響が起こりうる可能性もあります。

病院・在宅を問わず、かかわるすべての看護師は、NPPV導入前から療養者と家族とかかわり、意思決定の際に相談を受ける例もあります。看護師は、**利用者や家族がよりよい自己決定ができるように支援する**ことが大切です。

アセスメントのヒント

人工呼吸は生命維持に直結するため、治療方針決定には意思確認が必須ですが、利用者の病状から意思確認が困難な場合も少なくありません。利用者・家族に十分な説明のうえで意思決定の支援・共有体制が大切となります。

2 退院前から「ケア技術」を家族に指導する

人工呼吸器や回路、機器・付属品など、在宅で使用する機器を用いて、必要な操作方法、吸引における手技や清潔操作、アラームが鳴ったときの対処方法、居宅の療養環境などを具体的にわかりやすく説明することが大事です。

退院前に技術指導を受けていても、退院後、病院とは異なった環境（配置や高さの変化など）では、本人・家族は戸惑うことが多いです。そのため、**入院中の技術指導では、利用者・家族と家庭での実施をイメージ**しながら習得状況を確認するとよいでしょう。

訪問看護師は、訪問時、機器の日常点検のなかで、在宅でも人工呼吸器の設定条件やアラーム設定が指示どおりになっているか、マスクや回路など破損がないかを確認します。手入れがきちんと行われているかなど、管理状況の確認も重要です。管理が不十分な場合は再度指導し、できないときは看護師が管理するなどの対応を検討します。

アセスメントのヒント

機器の設置場所など、療養環境について事前に確認し、人工呼吸器の位置やケアする立ち位置、台の高さなどを工夫すると、より効果的な指導を実践することができます。

3　「ケアする家族の健康」が維持できるようにかかわる

人工呼吸器を装着し、気管切開や酸素吸入をしている療養者が自宅で過ごすにあたり、家族は常に医療的ケアに追われます。医療依存が高い療養者が自宅で過ごすには、**ケアをする家族が健康であることが大前提**です。

療養者の体調の変動や処置に追われるなど医療的ケアを中心とした生活が確立されると、家族は自身の健康管理を後回しにしてしまう可能性もあります。家族の休息のために、ときにはレスパイト入院を提案するなど、看護師は医療ケアが必要な療養者だけでなく、ケアする家族の健康管理にも留意する必要があります。

（末永一祝）

アセスメントのヒント

機器の操作や、故障・トラブルの対応など、療養者や家族の不安は大きいです。

【参考文献】

1）太田秀樹，和田忠志：疾病管理・運営・法的問題まですべてわかる在宅医療マネジメントＱ＆A．日本医事新報社，東京，2018.
2）河原加代子，山田雅子，秋山正子，他：地域・在宅看護の実践-地域・在宅看護論 第６版．医学書院，東京，2023.
3）３学会合同呼吸療法認定士認定委員会：３学会合同呼吸療法認定士認定講習会テキスト．３学会合同呼吸療法認定士認定委員会事務局，東京，2022.
4）寺澤大祐，松井晃，尾崎孝平：子どもと家族を支える医療者のための小児在宅人工呼吸療法マニュアル第２版．メディカ出版，大阪，2022.

Part 4

人工呼吸管理中の呼吸状態の把握

胸部X線画像

前回の画像と見比べたとき「変化があるか」に気づくことが大切

人工呼吸管理中の患者に対しては、状態把握のため、多くの検査が行われます。検査結果によって治療方針の変更・薬剤調整が行われるため、結果を適切に読み取ることが大切です。

特に、人工呼吸管理中の患者の場合、胸部X線画像をポータブルで撮影することが多いため、正確に読み解くのは簡単ではありません。

ここでは、経過観察に焦点を当て、**前回撮影されたX線画像との変化に気づく**ことを目的として、できるだけ簡潔にまとめます。

1　まずは「正常画像の見かた」をおさえる

胸部X線画像は、肺血管系、縦隔、大動脈、骨組織（肩甲骨・肋骨・鎖骨など）、脂肪（皮下・内臓脂肪）が、なるべく**相互に邪魔することなく適切な濃度となるように**作成されています。

ワンポイント

X線画像は、組織のX線吸収の差によるコントラスト、①空気濃度（気管・気管支・肺胞内の空気）、②水濃度（心臓・大血管・肺血管・縦隔・横隔膜・肝臓など）、③脂肪濃度（皮下・内臓脂肪）、④金属濃度（骨・石灰化）から成り立っています。

1 X線は「原子番号」「密度」「体格」が大きいほど吸収され、白く写る

人体は、水素（H：1）、炭素（C：6）、酸素（O：8）、窒素（N：7）、リン（P：15）、カルシウム（Ca：20）などから構成されています。他の組織に比べ、**骨はCaやPなどでできているのでX線を吸収しやすく**、X線画像で白く写ります。

また、組織の密度もX線吸収と関連しています。空気より密度の高い脂肪・血管・心臓・筋肉・骨はX線を吸収しやすく、白く写ります。一方、**肺は血管以外ほぼ空気なので密度が低く、X線は吸収されにくい**ため、黒く写ります。

体格（厚み）もX線吸収と関連します。**太っている人ほどX線の吸収が多く**、やせた人ほど少なくなります。患者の体格によって照射線量が調整されているのは、そのためです。

2 「X線に平行になる構造物」の辺縁は、鮮明に写る 図1

空気（肺）と水（心臓・血管）のように、**異なる濃度を呈するものが隣り合わせで存在し、X線と平行になる場合、境界明瞭**（辺縁が鮮

明に写る）となります 図1a。X線と平行になる辺縁がなければ境界不明瞭となります 図1b。

図1 境界の写りかた

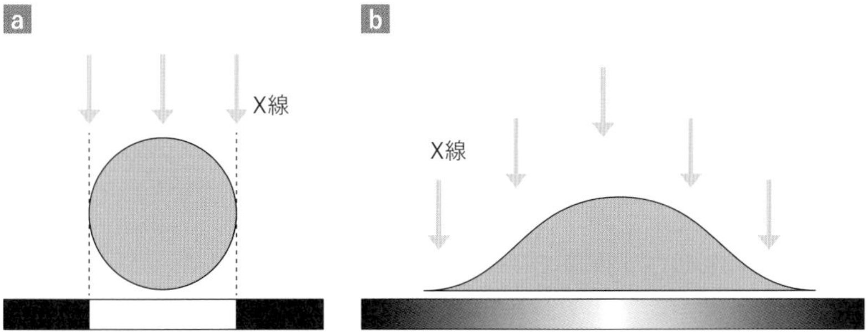

境界明瞭　境界不明瞭

アセスメントのヒント

水濃度の臓器（心臓、大血管、肺血管、横隔膜）に水濃度を示す病変が密接すると、接した部分の辺縁は不鮮明となります。これが、シルエットサイン陽性です。

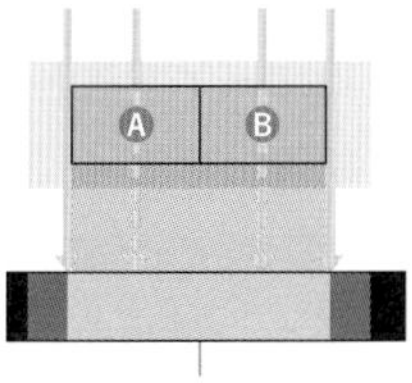

境界消失＝シルエットサイン陽性

3 X線画像はCT画像と見比べると位置関係を把握しやすい 図2

X線画像で異常に気づくためには、まず正常を知らなければなりません。「辺縁の写りかたの違い」をしっかりと意識しながら、正常胸部X線画像と造影CT画像を確認してみましょう。

図2 正常胸部X線画像と造影CT画像（46歳 男性、立位での撮影の例）

胸部X線　正面　辺縁の見かた

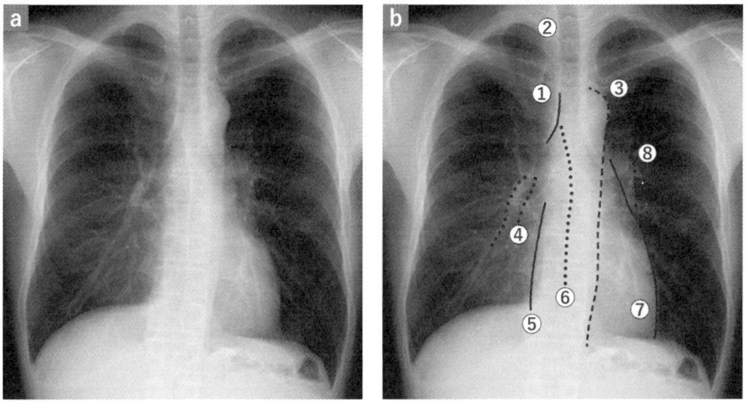

①右気管傍線
②気管透亮像
③大動脈弓から下行大動脈の左縁
④右肺動脈辺縁
⑤心臓右辺縁
⑥奇静脈食道胸膜反転部
⑦心臓左辺縁
⑧左肺動脈辺縁

胸部CT

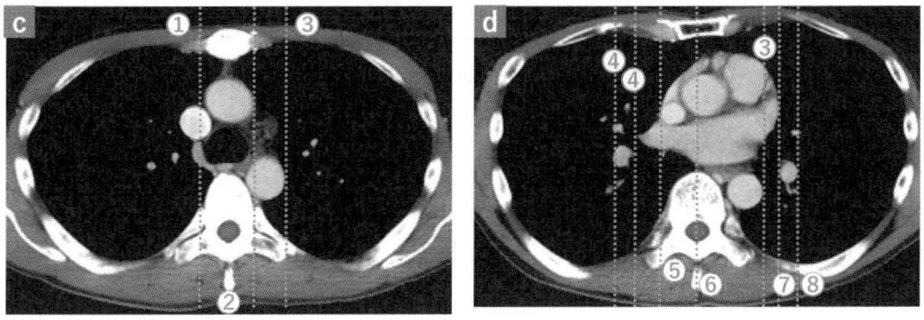

①気管右側壁
②気管左側壁
③下行大動脈左縁
④右肺動脈辺縁
⑤心臓右辺縁
⑥奇静脈食道胸膜反転部
⑦心臓左辺縁
⑧左肺動脈辺縁

4 正面像では「臓器の位置関係」によって肺の下葉が見えづらい 図3

もう１つ、CT画像とX線画像を見比べてみましょう。どちらも右肺の中葉・下葉の画像です。CT画像で見える「結節状の陰影」は、X線画像では以下のように写ると想像できます。

①**中葉は前壁になだらかに接しているため、結節状の陰影は、正面像では境界不明瞭、側面像では境界明瞭に写る**

②**下葉は周りを空気（肺）に囲まれているため、結節状の陰影の周囲はすべて空気と考えられる。そのため、正面像・側面像ともに境界明瞭に写る**

X線画像を見てみると、中葉の陰影は「正面像では境界不明瞭でやや淡く、側面像では境界明瞭」、下葉の陰影は「正面像では存在も指摘できず、側面像では境界明瞭」に写っています。**肺の下葉は、正面像では肝臓の背側にあり、さらに脊椎も重なって写る**ため、最も観察しにくい部位なので、注意してください。

図3 肺の中葉・下葉の「見えかた」の違い

胸部CT

右肺中葉　　右肺下葉

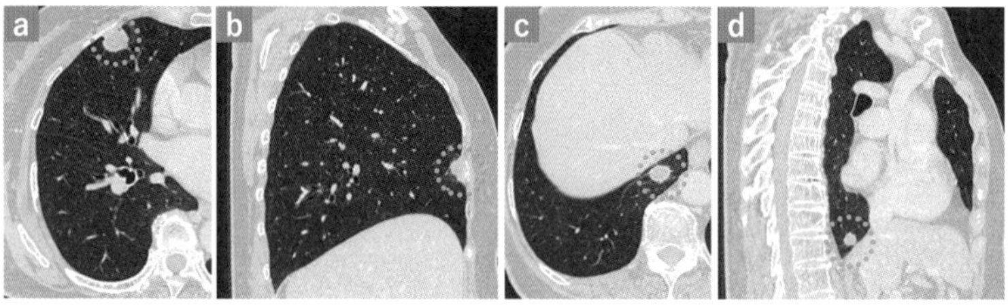

横断像　矢状断　横断像　矢状断

胸部X線

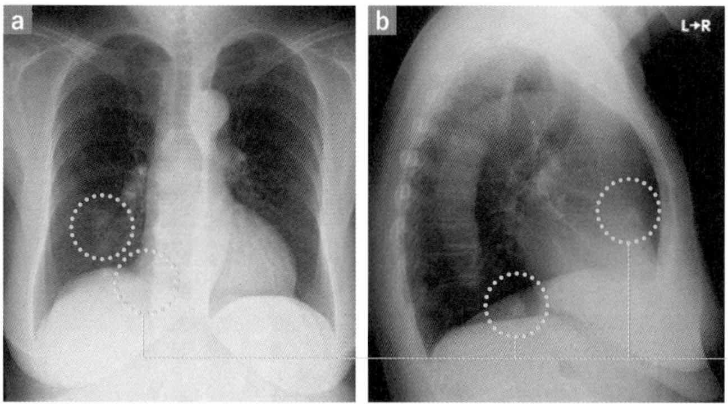

肺の下葉の陰影は正面像ではわからない

「経過をみる」場合は撮影条件・画像処理条件の違いを意識する

1 一般撮影室とポータブルでは「焦点距離」が異なる 図4

撮影装置からX線が発生する部分（焦点）は1～2mm程の大きさです。つまり、X線は放射状に射出されているわけです。そのため、焦点距離が短くなればなるほど、ゆがみ（像の拡大）が生じます。

一般撮影室では焦点距離180～200cm、ポータブル撮影では焦点距離100～120cmとなるため、**ポータブル撮影では、心陰影の拡大や画像の不鮮鋭化（ボケ）**の影響を受けた条件の悪い画像となります。

アセスメントのヒント

ポータブル撮影の場合、心陰影は15～20%ほど拡大するといわれています。

図4 焦点距離の違い

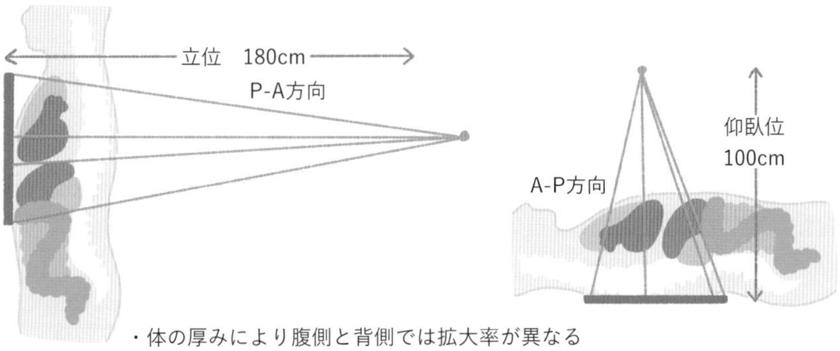

・体の厚みにより腹側と背側では拡大率が異なる
・焦点（FPD）距離が近いほど拡大率が大きくなり、画像のボケも発生しやすい
・心臓は胸郭の前方にあるためP-A（後前）方向で近く、A-P（前後）方向で遠くなり拡大される

2 一般撮影室とポータブルでは「撮影時の体位」が異なる

撮影時の体位は、一般撮影室では立位、**ポータブル撮影では座位または仰臥位**で撮影されるため、重力の影響を考えなければいけません。立位では「空気は頭側、水は足側」、仰臥位では「空気は腹側、水は背側」に分布しやすいことをおさえておきましょう。なお、座位で撮影したX線画像は、仰臥位と立位の中間のような画像となります。

また、**仰臥位だと横隔膜が挙上し、縦隔の拡大や肺野のX線透過性の低下**が生じやすくなります。そのため、座位で撮影された胸部X線画像のほうが情報量は多いです。

同一患者の胸部X線画像であっても、体位によってかなり異なった画像となります 図5 （→p174）。情報量の多さは「立位→座位→仰臥位」となります。

ワンポイント

胸部X線写真に現れる異常所見は「空気＝気胸、水＝胸水」ととらえられます。

図5 撮影体位によるX線画像の違い

立位（一般撮影室）　　座位（ポータブル撮影）　　仰臥位（ポータブル撮影）

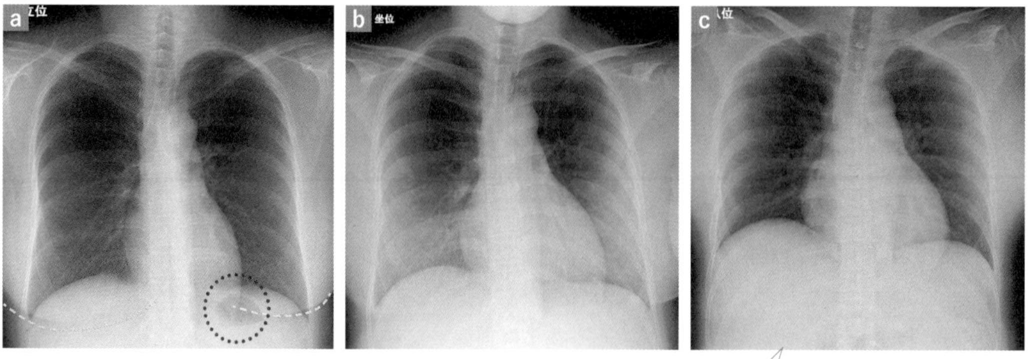

ポータブル仰臥位撮影の特徴
- 心臓が大きく縦隔が広く見える。
- 胃内の空気（赤丸）がわかりづらい。
- 鎖骨が頭側（肺尖側）に見える。
- 肩甲骨が肺野内に白く見える。
- 乳房の輪郭ライン（黄線）が見えない。

3 「斜位」の画像からは、正しく情報を読み取れない 図6

図6は、すべて同一患者を撮影した画像です。X線画像の「見えかたの違い」は、**胸郭がやや右前の斜位になっているかどうか**の違いです。心陰影や縦隔、肺血管の見えかたが異なるため“図6-Bでは肺野が白く見えるから、左側に胸水や肺水腫などがあるのでは…”と勘違いしてしまうかもしれませんが、同日撮影したCT画像では、肺野に異常な水は指摘できません。

このように、**斜位のX線画像は不適切で再撮影されるべき**といえます。

アセスメントのヒント

正しい体位で撮影された正面像では、左右の鎖骨の胸骨端が椎体側縁から等間隔で、胸椎棘突起が正中線上に写ります。

図6 撮影体位によるX線画像の違いとCT画像（同日撮影）

正しく撮影された正面像　　斜位の正面像（胸郭が右前）　　CT画像

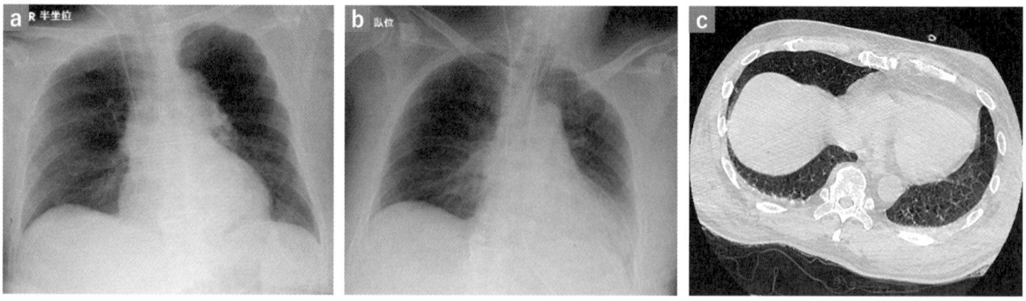

4 「画像処理条件」が異なると、見えかたも異なる 図7

現在のX線画像はデジタル化されており、検査部位・方向などにより適した画像処理が行われて画像サーバへ保存されています。

胸部X線画像の場合、「適切な濃度」「肺野も縦隔も肺血管もよく見える」「骨が肺野の読影をできるだけ妨害しない」ように処理されています。つまり、撮影者の処理によっては適切ではない画像になることもあるのです。図7のように**肺野の濃度のばらつき**があると経過観察はできません。前回画像と比較する際、画像全体の明暗・コントラストにばらつきがある場合は、撮影者に画像の再処理を依頼してください。

ワンポイント

CR（computed radiography）はデジタルカメラのように最適な画像を再構築してくれるシステム、FPD（flat panel detector）は、対象物を透過してきたX線を電気信号に変換して画像化するシステムです。

図7 画像処理条件による見えかたの違い

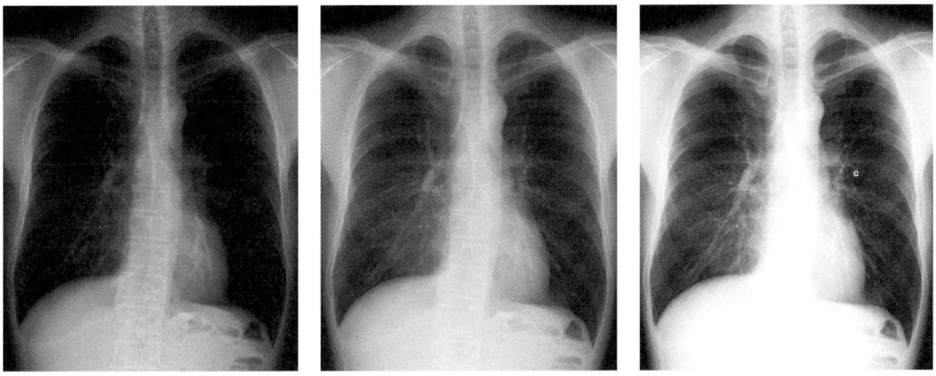

全体が過剰に黒く、肺血管系が観察できない

適切な画像（肺血管系・縦隔・大動脈・骨・鎖骨・脂肪の全体を確認できる）

コントラストが過剰に高く、縦隔・大血管・脊椎・下肺野（肝臓の背側）が観察できない

「デバイスの位置評価」では解剖学的な位置関係を意識する

胸部X線画像で位置確認を行うデバイスは、気管チューブ、中心静脈カテーテル、胸腔ドレーン、大動脈内バルーンパンピング、スワン-ガンツカテーテルなどです。

ここでは、人工呼吸管理の患者で確認する場面の多い経口気管チューブ、中心静脈カテーテルについて記します。

1 経口気管チューブ：「首が正中位」でないと、正しい位置を把握できない

気管チューブは、両側肺の換気を行うために、**チューブ先端を気管分岐部よりも口側**（理想的には2～5cm口側）に固定します。深く留置されていると片側換気になる危険性があります（→p108）。

先端の位置は、首の屈曲・伸展・回旋によって変わるため、胸部X線画像で確認します。撮影時には、首が正中位であるかどうかも確認しましょう。

アセスメントのヒント

気管切開チューブは、理想的には「チューブ先端が、チューブの上端と気管分岐部の中間点」とされています。気管・気管分岐部はX線透亮像として明瞭に写るので確認は難しくありません。

2　中心静脈カテーテル

上大静脈に留置する場合は内頸静脈、鎖骨下静脈から挿入されます。**挿入部が右か左かに**より、適切なカテーテルの先端位置は異なります 図8。

なお、体格によって、正常解剖形態はかなり異なります。やせ型の人は縦長に、太った体型では心臓がやや横向きになっています。

ワンポイント

X線画像を読み解くためには、正常解剖・正常像を理解するしかありません。X線画像とCT画像を比較して学ぶのが近道です。

図8　中心静脈カテーテルの先端位置

上大静脈へ合流する左腕頭静脈末梢
- 短期間であればZone Cも許容される

左腕頭静脈合流部から上大静脈上部
- 右側から挿入したカテーテル先端位置はZone Bがよいとされ気管分岐部のやや頭側となる

上大静脈下部から右心房上部
- 左側から挿入された先端位置はZone Aがよいとされる

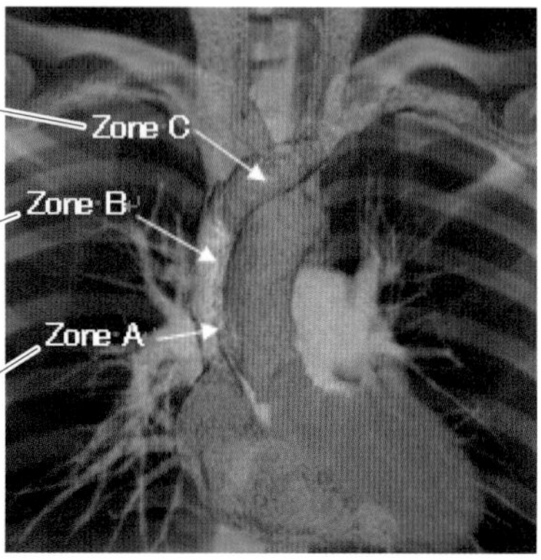

ポータブル撮影の画像でも「前回撮影時との違い」は把握できる

ポータブル撮影による胸部X線画像は、条件の悪い画像であり読み解くことは難解です。しかし、前回撮影された画像との違いに気づくことはできると思います。チェックすべき項目を 表1 にまとめます。

身体所見と画像所見を比較すると、よりアセスメントが深まります。

（貞末和弘）

表1　X線画像を見比べるときのチェックポイント

撮影体位	●画像の右上（または左上）にある【R立位】【R座位】【R臥位】【P-A】【A-P】などの表示を見る →R：患者右側、P-A：後前方向撮影、A-P：前後方向撮影 ●座位と臥位の見えかたはかなり違うので比較する際には注意 ●左右の鎖骨胸骨端が椎体側縁から等間隔であり、胸椎棘突起は正中線上に写っている正しい正面像かチェック
肺野の濃度（明るさ）	●左右を「頭側から足側まで」比較する ●胸水や気胸などを臥位で判断することは難しいことに注意
構造物辺縁	●横隔膜の高さ（心尖部のあるほうが低い：通常は左）、心臓、大血管、気管などの辺縁をチェック
デバイス	●デバイス挿入されている場合は、デバイスの位置評価をチェック

血液ガス分析

血液ガス分析は「呼吸状態を示す指標」の1つ

血液ガス分析の目的は「呼吸の評価」「酸塩基平衡の評価」の２つに大きく分けられます。

血液ガス分析の結果がすべてではありません。それぞれ多くの指標がありますが、血液ガス分析も１つの指標としてとらえ、全体を客観的に評価していくことが重要です。

ワンポイント

臨床では「呼吸が悪い＝いわゆる呼吸不全」ととらえます。

呼吸の評価：「PaO_2と$PaCO_2$」と、測定値から算出した「P/F比」をみる

呼吸不全は、酸素や二酸化炭素が異常値を示し、生体が正常に機能できない病態で、PaO_2（動脈血酸素分圧）によって判断します。

PaO_2が60mmHg以下となる状態が呼吸不全です。呼吸不全は「$PaCO_2$が45mmHg以下かどうか」によって、**Ⅰ型（酸素化不全）とⅡ型（換気不全）に分類**されます 表1 。

換気ができないと、二酸化炭素を吐き出すことが困難となり、酸塩基平衡（後述）にも大きな影響を与えます。

アセスメントのヒント

酸素解離曲線

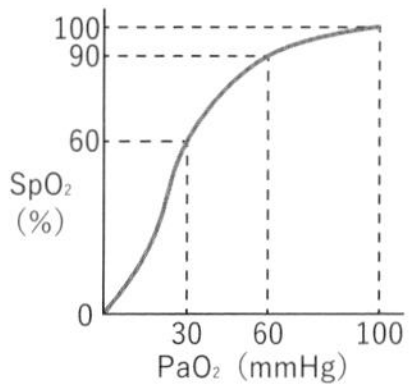

SpO_2が90％のときはPaO_2が60mmHgであると推測でき、呼吸不全を示唆していると判断できます。

表１ 呼吸不全

Ⅰ型呼吸不全（酸素化不全）	PaO_2：60mmHg以下	$PaCO_2$：45mmHg以下
Ⅱ型呼吸不全（換気不全）	PaO_2：60mmHg以下	$PaCO_2$：45mmHg以上

1 PaO_2は「酸素化の異常の有無」をみる指標

酸素化の評価で、日常的に活用されているのは、SpO_2（経皮的動脈血酸素飽和度）です。普段「SpO_2が90％だから、すぐ医師に報告しよう」と判断している根拠は、酸素解離曲線をみれば一目瞭然です。

呼吸状態が悪いかどうかの判断指標はPaO_2ですが、**動脈採血を頻繁に行うことは困難**なことが多いため、経皮的に測定できるSpO_2を参考に酸素化を確認しています。

2　P/F比は、患者ごとの「酸素化能の状況」をみる指標

1 「F_IO_2」を用いるため吸入酸素濃度に応じた酸素化能を評価できる

呼吸不全の対応の1つが、吸入気酸素濃度を増やすこと（酸素投与）です。酸素投与を行うと、患者の呼吸困難感やSpO_2は改善されますが、**SpO_2では酸素化能の悪化状況を評価することはできません**。なぜなら、PaO_2の値が同じでも、室内空気下で生活している患者と、人工呼吸管理下で肺炎治療を行っている患者では、**投与されている酸素の濃度が違う**からです。

そこで活用できる計算式が**P/F比**（PaO_2とF_IO_2の比率）です。

2 P/F比の数値が大きければ「酸素化能がよい」と評価できる

室内空気下で生活している**健常者のP/F比は429**（PaO_2 90mmHg、F_IO_2 0.21）です。つまり、算出された数値が大きければ酸素化能がよい（低ければ酸素化能が悪い）といえます。

人工呼吸器を装着してPEEPが設定されている場合、**P/F比300以下は呼吸障害**を呈しているといえます 表2。

+α
P/F比のめやす早見表

ワンポイント
P/F比 ＝PaO_2（mmHg）/F_IO_2（割合）
※F_IO_2は％（百分率表記）ではなく、割合表記となることに注意してください。
〈例〉
PaO_2 100mmHg・F_IO_2が60％の場合、
100/0.6＝166

表2 呼吸障害の重症度

重症分類	重症	中等症	軽症
P/F比（PEEP 5 cmH_2O下）	100以下	100〜200	200〜300

3 SpO_2がわかれば「酸素解離曲線と換算表」からP/F比を算出できる

PaO_2を測定できない場合や、F_IO_2がわからないデバイスを使用している場合には、酸素解離曲線と換算表 表3 を用いてP/F比を算出すれば、酸素化能を導き出せます。

〈例〉SpO_2が90％、酸素マスクで5Lの酸素を投与していた場合、
PaO_2は酸素解離曲線より60mmHg
F_IO_2は 表3 より0.4となるので

$$P/F = PaO_2 \div F_IO_2 = 60 \div 0.4 = 150$$

4 P/F比をみることは、酸素毒性の回避にもつながる

P/F比の臨床的意義は「現在の酸素投与濃度における酸素化能を評価できる」ことですが、それを応用すれば、適切な酸素投与濃度の

表3 デバイスにおける酸素流量とめやすのF_IO_2

酸素流量（L/分）	鼻カニューレ	フェイスマスク	リザーバー付きマスク
1	0.24		
2	0.28		
3	0.32		
4	0.36		
5	0.40	0.4	
6	0.44	0.5	0.6
7		0.6	0.7
8			0.8
9			0.9
10			1.0

決定にも役立てられます。

酸素投与濃度を増やせばPaO_2は上昇しますが、高酸素血症も患者に悪影響を及ぼしますから、**適切なPaO_2で管理することが重要**となります。

酸素毒性の回避には、なるべく早い段階で**F_IO_2を0.5以下にすることが望ましい**とされます。P/F比と目標とするPaO_2を用いれば、酸素投与濃度のめやすを算出できます。

〈例〉現在「PaO_2 100mmHg、F_IO_2 0.6」で、目標とするPaO_2が80mmHgの場合、

目標とするPaO_2 /（P/F比）

＝80/（100/0.6）＝80/166＝0.48となるので

F_IO_2のめやす≒0.5となる

ワンポイント

酸素療法（高濃度酸素）の弊害として挙げられるのは、①**フリーラジカルによる毒性**、②**無気肺**、③**換気抑制**、④**肺内シャントの増加**の4つです。

アセスメントのヒント

P/F比は、迅速かつ簡便な指標ですが、P/F比のみで評価せず、臨床所見や多種の呼吸機能の指標とともに活用し、より客観的な評価を行うことが望ましいでしょう。

酸塩基平衡の評価：「pH、HCO_3^-、PCO_2」から呼吸への影響をみる

1 動脈血の酸塩基平衡は「呼吸による二酸化炭素の排泄」によって維持される

私たちの生活は、体内の多くの細胞によって支えられています。細胞の興奮には「細胞膜の透過性やイオンチャネル」が、細胞の代謝の調節には「酵素」が深くかかわっています。

細胞膜や酵素の主たる構成要素はタンパク質です。**至適pHは、タンパク質が最大限にはたらける環境**のことをいい、動脈血では弱アルカリ性（pH：7.4±0.05）の狭い範囲で維持される必要があります。

ワンポイント

至適pHの範囲は、非常に狭いです。

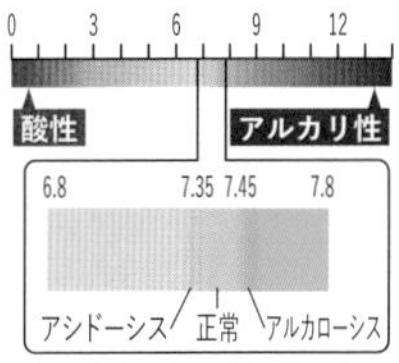

1 細胞内のpHを中性に保つため、酸性の代謝産物が動脈血中に排泄される

細胞内と細胞外のpHは異なっています。細胞内のpHはほぼ中性です。細胞は、活動によって生じた代謝産物（乳酸など）が細胞内を酸性に傾けないよう、緩衝系による中和や代謝産物の動脈血中への移動が生じ、動脈血のpHは低下して酸性に傾きます。呼吸によって二酸化炭素濃度が低下すると酸性度が中和され、至適pHとなるのです。

このように、**細胞内の代謝産物の生成が動脈血中の酸塩基平衡に影響**を与えるため、細胞内の酸塩基平衡と動脈血内の酸塩基平衡は密接に関連しています 図1。

アセスメントのヒント

酸塩基平衡が崩れると、身体の多くの機能に悪影響を与え、最悪の場合、生命の危険につながります。

糖尿病や腎不全などは、酸塩基平衡の調節が不十分なために発生することがあります。また、過度の運動やダイエット、飲酒なども、酸塩基平衡を崩す原因となります。

ワンポイント

pHの成り立ちを、水の解離式で考えてみましょう。

H_2O（水）⇄H^+（水素イオン）＋OH^-（水酸化イオン）なので…

$K[H_2O]=[H^+][OH^-]=1.0\times10^{-14}$mol/Lとなり、

$[H^+]=[OH^-]=1.0\times10^{-7}$ mol/Lとなるので、

水は「水素イオンと水酸化イオンが0.0000001mol/Lずつのときに打ち消し合い、酸と塩基の平衡が取れた）中性となる」とわかります。つまり、

pH＝log（1/$[H^+]$）となる、ということです。

図1 細胞内外のpHの差

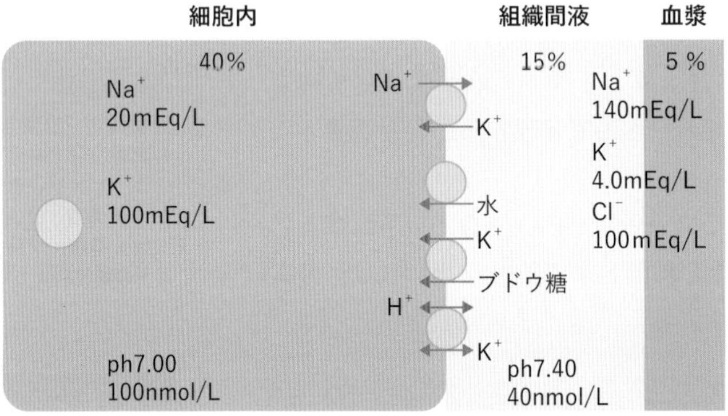

2 至適pHは「水素イオン濃度の変動」を調整する緩衝作用によって維持されている

pH（power of H^+）は「溶液中1Lの中に含まれる水素イオン（H^+）のモル濃度の逆数の常用対数」から求められます。端的にいえば「pHが大きくなるとH^+は小さくなり、pHが小さくなるとH^+は大きくなる」ということです 表4。

狭い至適pH（pH：7.4±0.05）を維持するために、**体内で水素イオン濃度を調節するのが緩衝作用**です 表5。緩衝作用によってpHの急激な変化を防ぐことで、生体内の酵素や細胞膜の機能を維持することができます。

表4 pHと水素イオン濃度の関係

pH	1	7	14
H^+	0.1mol/L	0.0000001mol/L	0.00000000000001mol/L
酸塩基	酸性	中性	アルカリ性

pHが1上昇＝水素イオン濃度は1/10
pHが1低下＝水素イオン濃度は10倍

表5 身体の中で発生した酸を主に処理する３つの機構

①化学的処理機構 1）細胞外液中の緩衝機構 2）細胞内外のイオンの交換	 即時 数時間後
②呼吸性代償機構	数分から数時間
③腎性代償機構	数時間から数日

体内は「酸性に傾きやすい」ため、酸を処理するしくみによって、緩衝作用が得られる

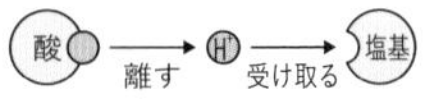

2 「○○ーシス」は「○○ミア（血液の状態）をもたらす病態の存在」を表す

アシデミアとアルカレミアは「血液の状態」を示しています。**アシデミアは酸血症、アルカローシスはアルカリ血症**とも呼びます。アシドーシスは「血液が酸性になる病態」、アルカローシスは「血液がアルカリ性になる病態」が存在していることを指し、原因によって「呼吸性と代謝性」にそれぞれ分類されます 表6。

ワンポイント

アシドーシスは臨床的によくみられるため、治療については後述します。

アルカローシスの治療には、原因によって異なりますが、一般的には、基礎疾患の治療や必要に応じた輸液や呼吸器の支援などが行われます。

表6 アシデミアとアルカレミア

血液の状態	アシデミア		アルカレミア	
原因	呼吸性 アシドーシス	代謝性 アシドーシス	呼吸性 アルカローシス	代謝性 アルカローシス
一次変化	CO_2↑↑	CO_2↓↓	CO_2↓↓	HCO_3^-↑↑
代償性反応	HCO_3^-↑	HCO_3^-↓	HCO_3^-↓	CO_2↑

1 アシドーシスの原因：呼吸性は二酸化炭素の増加、代謝性は代謝産物の蓄積

呼吸性アシドーシスは、通常、二酸化炭素の排出が遅くなり、二酸化炭素が体内に増えることで起こります。代謝性アシドーシスは、代謝産物の蓄積や腎臓や肝臓の疾患など、身体の代謝異常が原因で起こることが多いです。

アシドーシスが進行すると、体内の正常な代謝が妨げられ、**神経や筋肉などの細胞が正常に機能しなく**なります。

2 アルカローシスの原因：呼吸性は二酸化炭素の減少、代謝性は下痢・嘔吐や利尿薬

呼吸性アルカローシスは、通常、二酸化炭素の排出が過剰になり、二酸化炭素濃度が低下することで起こります。代謝性アルカローシスは、過剰な下痢や嘔吐、利尿薬の過剰使用など、身体の代謝異常が原因で起こることが多いです。

アルカローシスが進行すると、**神経や筋肉などの細胞が正常に機能しなく**なり、場合によっては重篤な症状を引き起こすことがあります。

3　血液ガス分析による酸塩基平衡の解釈は、4つの段階で考える

血液ガス分析の結果から酸塩基平衡を解釈する道筋を図2に示します。しかし、酸塩基平衡は、原疾患や臨床症状をしっかり把握して判断することが重要となります。

アシデミアの病態がいくつか存在していたり、代償機構が追いつかなかったり、実は呼吸性アシドーシスの裏に代謝性のアルカローシスが隠れていたりと、非常に多くのパターンが存在することを忘れてはいけません。

図2　血液ガス分析からみる酸塩基平衡

①　pHからアシデミアかアルカレミアを判断

pHが7.4未満はアシデミア　7.4以上はアルカレミア

②　一次変化（呼吸性もしくは代謝性のどちらか）を判断

アシデミア：代謝性…HCO_3^-が24mml/L未満　呼吸性…PCO_2が40mmHg以上
アルカレミア：代謝性…HCO_3^-が24mml/L以上　呼吸性…PCO_2が40mmHg未満

③　アニオンギャップから代謝性変化を確認

代謝性アシドーシス：アニオンギャップが14mmol/L以上
代謝性アルカローシス：アニオンギャップが14mmol/L未満

④　さらに、消費される前のHCO_3^-から、代謝性変化を確認

代謝性アルカローシス：補正HCO_3^-が26mmol/L

アニオンギャップ（AG）は、主に体液中の陽イオン（Na^+やK^+など）と陰イオン（Cl^-やHCO_3^-など）のバランスを示すものとして扱われる。
臨床的には$AG=Na^+-(HCO_3^-+Cl^-)$で計算し、基準値は14程度とされる。
AGが高い（陽イオンが多い）場合は、乳酸アシドーシスやケトアシドーシスなどの代謝性のアシドーシスに至る原因を知ることができる。

臨床でよくみる「代謝性アシドーシスの呼吸管理」を考える

体内は、臨床的にはアシデミアに傾きやすいとされています。

代謝性アシドーシスは、アシデミアの状態を呼吸で代償できていない状態です表7。組織の低酸素症などにより障害された細胞から血液中に酸が増え、その酸から水素イオンが離され、溶液中に水素イオンが多くなった結果、pHが低下します。

本来であればそのH^+を受けとるHCO_3^-が増えることで酸塩基平衡を整えるのですが、酸の産生が上回ると結果的にH^+が上昇し、代謝性アシドーシスに至ります。

表7 代謝性アシドーシスのよくある原因

H^+の増加	●低酸素血症（組織の低酸素症による乳酸産生増加） ●循環障害（組織の低酸素症による乳酸産生増加） ●アスピリン中毒（TCA回路の抑制） ●肝臓障害（乳酸の代謝不全） ●糖尿病（ケトアシドーシス）
腎からのH^+排泄低下	●腎不全（NH_3の産生減少）
HCO_3^-の喪失	●下痢 ●腎不全

代謝性アシドーシスが急性に生じると、**呼吸中枢が興奮し、肺胞換気量（大きく早い呼吸）が増え**ます。これは、増加するH^+を、揮発性の酸（CO_2）にして、肺胞から外気へ排泄する体の代償作用の１つです。

治療の原則は原疾患の治療です。原疾患の治療が間に合わず、アシドーシスが遷延・進行した場合、同時に代償性の過換気も遷延するため、呼吸仕事量の増加から呼吸筋の疲労に至ります。呼吸筋が疲労すれば換気による代償ができなくなり、アシドーシスは進行することとなります。

（林　尚三）

アセスメントのヒント

アシドーシスに至ると、中枢神経系の機能が抑制され、頭痛や傾眠・昏睡の症状が出現する場合があります。また、心収縮力の低下をきたし、カテコラミンの分泌を経て収縮力は回復する一方で、中心静脈系と肺静脈の伸展性が抑制されるので、少量の容量負荷で肺水腫を起こす可能性があり、注意が必要です。

【参考文献】

1）黒川清：水・電解質と酸塩基平衡-step by stepで考える 改訂第2版．南江堂，2004.
2）今井裕一：酸塩基平衡、水・電解質が好きになる．羊土社，東京，2007.
3）安部紀一郎，森田敏子：関連図で理解する呼吸機能学と吸気疾患の仕組み．日総研，愛知，2009.
4）安部紀一郎，森田敏子：関連図で理解する体液調節機能学と体液調節障害のしくみ．日総研，愛知，2014
5）河合忠監修，山田俊幸，本田隆行編：異常値の出るメカニズム第7版．医学書院，東京，2020.

モニタリング

人工呼吸管理下において、呼吸・循環モニタリングは重要です。適切なモニタリングによって全身の酸素需給バランスを評価し、酸素運搬量と酸素消費量のバランスを最適化しなければなりません。ここでは、特に重要な「SpO_2とE_TCO_2」「酸素需給バランス」についてまとめます。

SpO_2：酸素化ヘモグロビンの割合から推定した「SaO_2の近似値」

経皮的動脈血酸素飽和度（SpO_2）とは、パルスオキシメーターを用いて血中のヘモグロビンと結合した酸素量の割合（%）を、皮膚をとおして（経皮的に）調べた値のことで、動脈血酸素飽和度（SaO_2）とほぼ同じ値になります。つまり、パルスオキシメーターは、**SaO_2を非侵襲的・連続的・リアルタイムにモニタリング**しているわけです。

正しい方法で測定しないと正確な値が得られないのはもちろんのこと、**測定方法が正しくてもSpO_2の値の解釈に注意が必要**なことを知っておく必要があります。年齢や疾患によって基準となる値が変わってくることや、測定部位（耳朶や前額部）によって「SpO_2の値も異なる」ことがあるので、注意が必要です。

ワンポイント

呼吸によって肺から取り込んだ酸素は、赤血球に含まれるヘモグロビンと結合して全身に運ばれます。正常ではヘモグロビンの約96〜99%に酸素が結合しており、その比率を示すのがSaO_2です。

1　貧血と一酸化炭素中毒では「見かけ上SpO_2が正常値」となる

SpO_2は、指に挟むプローブより２種類の光を皮膚に当て、その吸収度の差によって測定しています。「SpO_2＝酸素が結合しているヘモグロビンの割合（%）」なので、SpO_2の値は正常でも、**ヘモグロビン自体が少ない「貧血」では、血液中の酸素の量が少ない**場合があるからです。SpO_2値だけで評価し、貧血を見逃すと、危険な状態に陥る可能性があるため注意が必要です。

加えて、一酸化炭素中毒の病態をおさえておく必要があります。一酸化炭素は、酸素の200倍の強さでヘモグロビンと結合してしまうため、組織への酸素供給ができなくなってしまいます。たとえ血液内に大量の酸素を取り込み、酸素分圧が高い状態であっても、一酸化炭素と結合したヘモグロビンにより、酸素と結合する割合が低下してしまいます。よって、**一酸化炭素中毒の場合、酸素投与下でもSpO_2値が**

ワンポイント

血液中の酸素は、溶解酸素（血漿に溶解する）と結合酸素（ヘモグロビンに結合している）の２つの形で存在します。溶解酸素はわずかであり、大部分は結合酸素として組織に運搬されます。酸素と結合したヘモグロビンを酸素化ヘモグロビン、酸素と解離したヘモグロビンを還元ヘモグロビンと呼びます。

正確には測定できない場合があるので十分な観察が必要です。

2 「呼吸困難＝SpO_2低下」とは限らない

息苦しさとSpO_2値の関係性も知っておく必要があります。気管支喘息や慢性閉塞性肺疾患（COPD）患者に息苦しさが出現したとしても、必ずしもSpO_2値が低下するとは限りません。

呼吸困難は、呼吸中枢や呼吸筋などの要素が大脳で統合されて形成されるといわれます。したがって、息苦しさとSpO_2値の低下は別物であり、逆に**SpO_2が正常でも呼吸困難を感じる場合がある**ので、患者の訴えを聞きながら統合的なアセスメントが求められます。

略語

COPD（chronic obstructive pulmonary disease）：慢性閉塞性肺疾患

アセスメントのヒント

低酸素による呼吸ドライブ促進による呼吸困難は酸素投与によって改善されますが、それ以外の機序で生じている呼吸困難は、酸素投与では改善しません[1]。

3 酸塩基平衡の異常があると「ヘモグロビンの酸素の離しやすさ」が変わる

酸素は、血液中に取り込まれ、ヘモグロビンと結合して運搬されます。ヘモグロビンと酸素の結合率は、動脈血中の酸素分圧（PaO_2）によって決められます。SpO_2（≒SaO_2）をみるときは、酸素解離曲線 図1 を意識することが大切です。

酸素解離曲線は生体の変化（pH、二酸化炭素、体温など）にも影響を受けます。生体が**アシドーシスになるとヘモグロビンが酸素を離しやすく**なり、酸素解離曲線が右側へ移動します。これを「右方偏位」と呼び、組織への酸素供給が増えることを意味します。

逆に、**アルカローシスになるとヘモグロビンが酸素を離さなく**なり、酸素解離曲線が左側へ移動します。これを「左方偏位」と呼び、組織に酸素供給がしにくくなります。

アセスメントのヒント

酸素解離曲線は、SaO_2とPaO_2の関係を表したもので、SaO_2とPaO_2のいずれかの値から、もう一方の値を知ることができます。**PaO_2の基準値は80～100 Torr**ですが、SaO_2が90%のときはPaO_2が60 Torrとなり、いわゆる低酸素血症となります。

酸素解離曲線から、SaO_2は90%以下になると急速に低下していくこと、**SaO_2が75%のときはPaO_2が40Torrまで低下して心虚血性変化をもたらす危険性**があるので、早急な対応が必要とわかります。

図1 酸素解離曲線の右方偏位・左方偏位

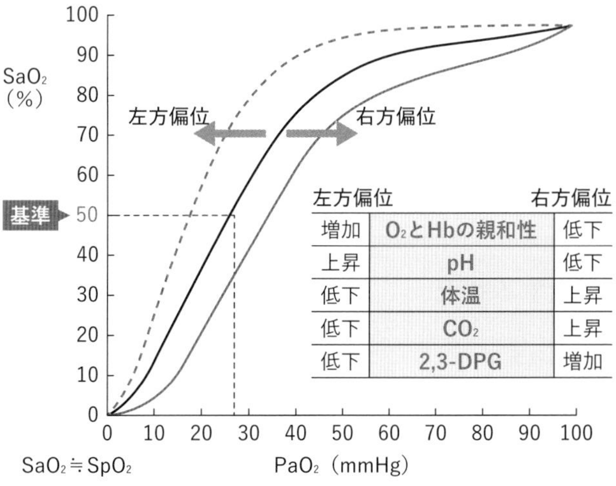

左方偏位		右方偏位
増加	O_2とHbの親和性	低下
上昇	pH	低下
低下	体温	上昇
低下	CO_2	上昇
低下	2,3-DPG	増加

E_TCO_2：呼気中の二酸化炭素分圧から推定した「$PaCO_2$の近似値」

動脈血二酸化炭素分圧（$PaCO_2$）は、動脈血の血液ガス分析によって得られる「肺における換気状態の指標」です（→p177）。カプノメトリで測定した**呼気終末二酸化炭素分圧（E_TCO_2）は、$PaCO_2$と相関性が高い**ため、患者が換気を行えているかどうかを評価する指標として用いられます。つまり、E_TCO_2は$PaCO_2$をモニタリングする非侵襲的方法なのです。

E_TCO_2の経時的な変化を曲線で表したものがカプノグラムです 図2。

略語

E_TCO_2（end-tidal CO_2）：呼気終末二酸化炭素分圧

ワンポイント

カプノメトリは、人工呼吸管理中に気管チューブに装着して使用し、赤外線プローブで検知した呼気ガスから$PaCO_2$の変化を測定します。

図2 カプノグラムの基本波形

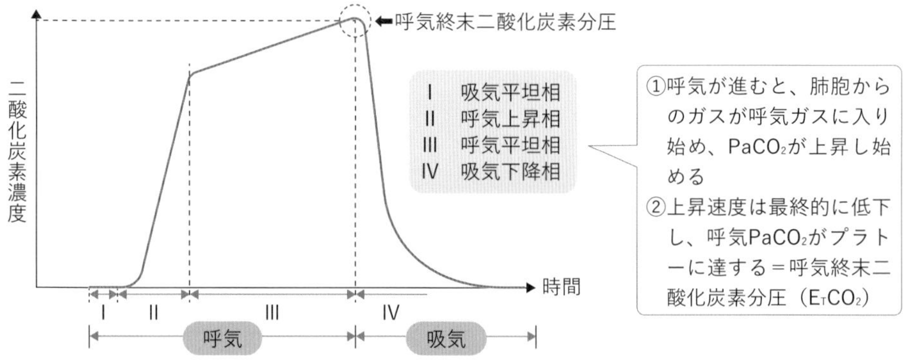

1 「E_TCO_2と$PaCO_2$の差」が増大したら、何らかの異常があると考える 表1

自発呼吸下でのE_TCO_2正常値は35～45mmHgです。呼吸器疾患などがなく**適切な換気が維持されていれば、E_TCO_2は$PaCO_2$より2～3mmHg程度低い**値を示します。これは、気管チューブや気管・気管支など、換気にかかわっていない部位（解剖学的死腔）のガスが混合して二酸化炭素濃度が薄まるためと考えられています。

死腔率が増加するような状況（肺胞死腔が増加する慢性呼吸器疾患

表1 （$PaCO_2-E_TCO_2$）較差が増大する状況

ガス交換の異常	較差が増大する状況	
解剖学的死腔の増加	●呼吸回路の解放	●浅い呼吸
生理学的死腔の増加	●閉塞性肺疾患 ●低心拍出量	●肺の過膨張 ●肺塞栓症

など）では、二酸化炭素を含まない肺胞気が増え、さらにE_TCO_2低値となることもあります。これらの状況下では、$PaCO_2$とE_TCO_2の差は3mmHgより大きくなります。

また、心拍出量の低下や心停止、肺塞栓などの肺血流量が減少・途絶するような状況では、肺へのCO_2運搬量が低下するため、E_TCO_2は低下します。

2 E_TCO_2と$PaCO_2$の較差をみることが大切

$PaCO_2$の測定は、ベースラインとなる（$PaCO_2-E_TCO_2$）較差を確認するために、E_TCO_2と併せて測定することが重要です。

E_TCO_2を低下させるのは、過換気による$PaCO_2$の低下や低体温による代謝率減少、肺塞栓症、心停止、心拍出量低下による肺血流量の低下、人工呼吸器のリーク・外れなどです。

一方、E_TCO_2を上昇させるのは、低換気による$PaCO_2$上昇、高体温による代謝率上昇、心拍出量増加、吸入酸素濃度が非常に高い場合などです。

E_TCO_2は、人工呼吸器設定変更やウィーニング時の評価に活用されます。例えば、E_TCO_2の減少は、浅い呼吸で呼吸筋の筋力低下の徴候であり、E_TCO_2の進行性の上昇は、呼吸筋仕事量増加の徴候である可能性があります。

3 E_TCO_2の変化と心拍出量には相関関係がある

E_TCO_2のモニタリングで有用なのは、**心拍出量の変化を非侵襲的に検出できる**ことです。E_TCO_2の変化と心拍出量の間には相関関係があることがわかっており、心肺蘇生の心拍出量の変化をモニタリングすることに非常に役立ちます。

ワンポイント

心拍出量を正確に測定するためには肺動脈カテーテルが必要なので、非侵襲的にモニタリングできるE_TCO_2モニタリングは非常に重要です。

酸素需給バランス：複数の指標からガス運搬が正しく行われているかをみる

1 CaO_2（動脈血酸素含有量）で「細胞に届けることができる酸素の量」を示す

血液中の酸素濃度（酸素含量）は「結合酸素と溶解酸素の総和」です。動脈血酸素含有量（CaO_2）は血液100mLに含まれる酸素の量を

図3 CaO_2の見かた

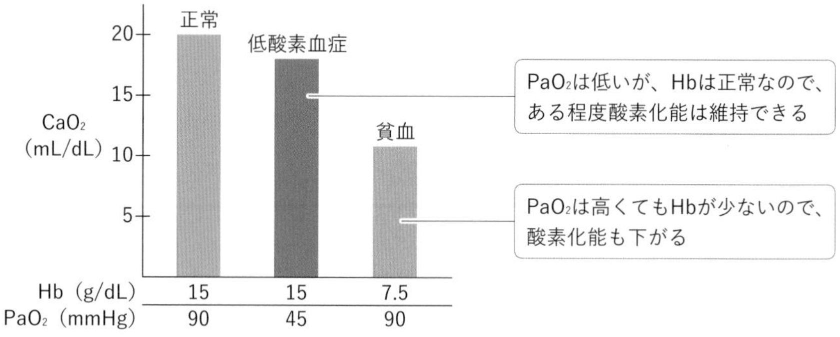

表し、ヘモグロビン値（Hb）、酸素飽和度（SaO_2）、酸素分圧（PaO_2）によって規定されます **図3**。

ワンポイント

1.34はヘモグロビンの酸素結合能（mL/g）です。なお、酸素は容易に血漿に溶けず、わずかな量しか溶解していないため、PaO_2は無視してよいとされています。

酸素含量に影響するのはSaO_2とヘモグロビン値

$$CaO_2 = (1.34 \times Hb \times SaO_2 + 0.003 \times PaO_2)$$

つまり、貧血のようにヘモグロビン量が少ない場合には、酸素投与してSaO_2を改善しても、有効な組織での酸素化は期待できない、ということがわかります。

2　DO_2とVO_2で「組織低酸素の有無」をみる

心臓から全身の毛細血管・組織へ輸送される酸素の量を酸素供給量（DO_2）と呼びます。DO_2は、心拍出量と酸素含量（CaO_2）の関数で表します。

一方、組織で消費される酸素の量を酸素消費量（VO_2）と呼びます。VO_2は心拍出量と動静脈間の酸素含量較差（$CaO_2 - CvO_2$）の積で表します。

ワンポイント

CvO_2は静脈血酸素含量、SvO_2は混合静脈血酸素飽和度（肺動脈血の酸素飽和度）をさします。

$$DO_2 = CaO_2 \times \text{心拍出量}$$
$$= 1.34 \times Hb \times SaO_2 \times \text{心拍出量}$$

2つの式で、異なるのは**赤字部分**だけ！

$$VO_2 = (CaO_2 - CvO_2) \times \text{心拍出量}$$
$$= 1.34 \times Hb \times (SaO_2 - SvO_2) \times \text{心拍出量}$$

VO_2に比べてDO_2が低い場合、組織は低酸素に陥ります。つまり、酸素需給バランスを是正するには、「DO_2を増やすか、VO_2を減らす」介入が必要となります。

DO_2：VO_2は正常だと４：１程度ですが、これが２：１となる時点では、組織低酸素により嫌気代謝が始まる危機的状況といえます。

3 DO_2の考え方を応用すれば、侵襲的なSvO_2測定を無理に行わずにすむ

SvO_2は、全身で消費された酸素の残量を反映するため、**SvO_2低下が酸素需給バランスの破綻を示唆する**ことは容易に理解できます 図４ 。しかし、SvO_2測定には肺動脈カテーテルが必要となるため、常にモニタリングできません。そこで、SvO_2の代用として用いられるのが、中心静脈カテーテルの血液で測定する$ScvO_2$（上大静脈の酸素飽和度）です。

また、組織低酸素では嫌気代謝となり乳酸値も上昇することから、$ScvO_2$の低下や乳酸値の上昇は、酸素需給バランスの低下を示唆します。したがって、酸素需給のバランスを考えるときには、**DO_2の構成要素（Hb、SaO_2、心拍出量）は十分か**、VO_2上昇をきたすような状態にないかをアセスメントします。

> 略語
>
> **$ScvO_2$**（central venous oxygen saturation）：上大静脈の中心静脈カテーテルからの血液の酸素飽和度

図４ 酸素需給バランスのイメージ

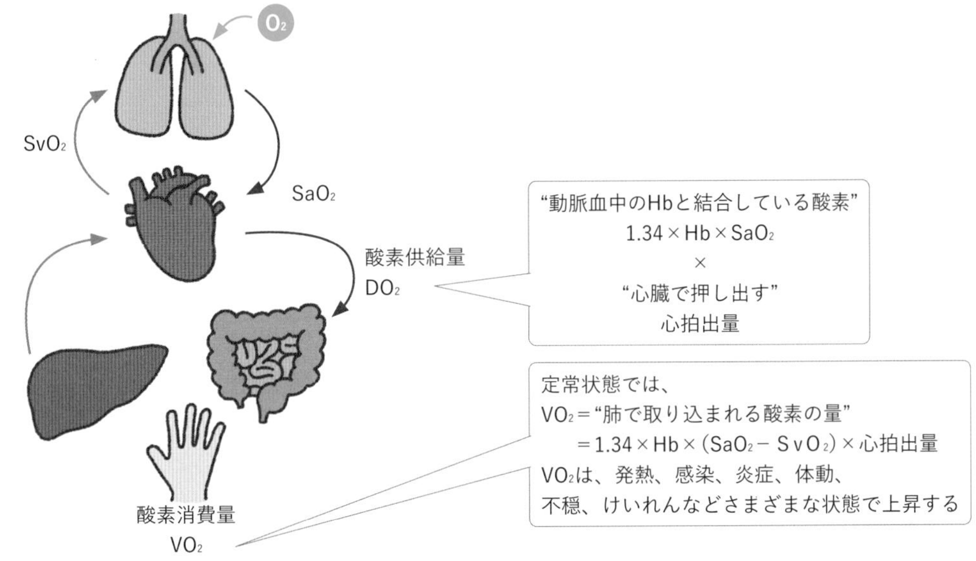

1 「DO_2を増やす」には、心拍出量の構成要素へのアプローチが有効

酸素の需給バランスの破綻状態（いわゆるショック状態）の場合、酸素供給量（DO_2）を増やす対応が求められます。なぜなら、ショック時には主要組織への灌流が低下し、十分な酸素が細胞に運搬されず、細胞の代謝は嫌気性代謝に切り替わり、不可逆的な細胞障害が生じるためです。

> ワンポイント
>
> ショックの分類と原因疾患を以下にまとめます。
>
> **心原性ショック**：急性心筋梗塞、弁膜症、不整脈
>
> **心外閉塞性ショック**：心タンポナーデ、緊張性気胸、肺塞栓症
>
> **循環血液量減少性ショック**：熱傷、脱水、出血

ショック時には、多くの場合、血圧が低下します。血圧は心拍出量と末梢血管抵抗の積で求められることから、**心拍出量の低下は低血圧に結びつく**ことがわかります。

また、心拍出量は1回拍出量と心拍数の積であり、1回拍出量は前負荷・心収縮力・後負荷の要素で規定されます。このことから、心拍出量を考えるときには、さまざまな指標から**前負荷、心収縮力、後負荷、心拍数の規定因子を評価する**必要があることがわかります 表2 。

血液分布異常性ショック：敗血症、アナフィラキシー、神経原性（脊椎損傷）

表2 心拍出量の規定因子とその指標

心拍出量を規定する因子	指標	
前負荷	● 中心静脈（CVP） ● 出血量	● 経静脈の怒張 ● 脱水所見　など
後負荷	● 血圧	● 体血管抵抗（SVR）　など
心収縮力	● 左室駆出率（LVEF）	● 心筋壁運動　など
心拍数	● 不整脈	

2 心拍出量の構成要素のうち「何にアプローチするのか」は原因によって異なる

DO_2の構成要素はHb・SaO_2・心拍出量であることは先述しました。

高度な貧血の場合は赤血球製剤（輸血）投与を考慮します。

心拍出量の規定因子の評価から**循環機能が低下していると判断すれば、輸液や昇圧薬**投与などを検討します。

また、ショックにはそれぞれ分類があり、重症化した場合には原疾患の治療と全身管理が求められます。

＊

人工呼吸管理下における呼吸と循環の状態を把握するため、E_TCO_2やDO_2・VO_2のバランスをモニタリングすることにより、心拍出量や全身の酸素化の評価を行うことができます。したがって、さまざまな検査や包括的な測定方法により好気性代謝を維持することが可能となるので組織酸素化が促進されます。

（中村啓介）

【引用文献】

1）日本呼吸ケア・リハビリテーション学会，日本呼吸器学会 編：酸素療法マニュアル．メディカルレビュー社，東京，2017：10-13.

【参考文献】

1）Marino PL著，稲田英一 監訳：ICUブック第4版．メディカル・サイエンス・インターナショナル，東京，2015.
2）川上大裕：ショック！の輸液戦略．週刊日本医事新報，2020；5044：18-33.
3）清水敬樹：ICU実践ハンドブック．羊土社，東京，2009.
4）道又元裕 編：新 人工呼吸のすべてがわかる本．照林社，東京，2014.

Part 5

事例でみる
エキスパートの看護実践

●事例の理解につながる関連図や思考過程の図は、QRコードからアクセスできます。

敗血症からARDSの患者

関連図はこちら

ARDS患者の多くは、肺炎や敗血症です。

敗血症からARDSを発症した場合、原因疾患の治療を最優先し、全身状態の安定をめざすことになります。

ここでは、患者が状態変化した急性期から人工呼吸器離脱まで、私たち看護師が普段感じる「何か変」というベッドサイドでの気づきをまじえながら事例展開していきます。

略語

ARDS（acute respiratory distress syndrome）：急性呼吸窮迫症候群

場面①　頻呼吸・意識障害・血圧低下が生じてICUに緊急入室

〈患者情報〉

- Aさん：65歳男性、身長163cm、体重45kg
- **脳梗塞治療後**、病棟でリハビリテーションに励んでいる
- 前日から食事中のムセ、湿性咳嗽、**発熱**を認めていた

〈ICU入室までの経過〉

- 日中は意識清明で会話可能だったが、血圧は普段より低めの80/40（平均動脈圧53）mmHgで生食500mLを１本投与し、様子を見ていた。
- しかし、夜になって**収縮期血圧が60mmHg台に**低下。**意識レベルはGCSでE3V4M5**（JCSでⅡ-10）、**呼吸回数30回/分**、聴診では肺呼吸音減弱とcoarse crackles（水泡音）聴取。加えて38℃の発熱を認めた。
- 重症肺炎による敗血症性ショック・ARDSと診断され、ICUに入室し、人工呼吸管理となった。

気づきのヒント①　病棟での発熱をみたら「感染症からの敗血症」を疑う

Aさんは、誤嚥性肺炎が生じやすい背景をもち、前日から発熱がみられていることから、肺実質の感染症の発生が疑われます。そのため、まずは敗血症を疑って対応しなければなりません。

病棟で敗血症を疑った場合、敗血症の重症度を簡易的に評価する「quick SOFA」というツールを用いてアセスメントします。

Aさんは、**①GCS 15未満、②呼吸回数22回/分以上、③収縮期血圧**

アセスメントのヒント

quick SOFAは、感染症を疑った患者の敗血症重症度を簡易的に評価するスコアです。「収縮期血圧100mmHg」「22回/分以上の頻呼吸」「GCSで15未満の意識変容」のうち２つ以上を満たしたら敗血症を疑います。

確定診断には、ICUで用いるSOFAスコアでの評価が必要です。

100mmHg以下であり、quick SOFAの２項目以上を満たします。よって、肺炎による感染症が前提の敗血症性ショックを早期に疑い、初期治療を開始します。

敗血症性ショックの初期治療では、平均動脈圧65mmHg以上かつ血清乳酸値２mmol/L以下を目標に輸液の投与を行います。奏効しない場合は血管収縮薬（第一選択薬はノルアドレナリン）投与が検討されます。

場面② ICUに入室、急性期（増悪期）治療の開始

〈初期設定と各種検査〉

人工呼吸器の設定

- SIMV、PC（従圧式）モード
- 呼吸回数12回/分
- 吸気圧15cmH₂O
- F_IO_2 0.8
- PS 15cmH_2O
- PEEP 15cmHg

人工呼吸器での実測値

- １回換気量600mL
- 分時換気量15L/分
- 呼吸回数30回/分
- 最高気道内圧：PIP 40（プラトー圧40）

〈各種検査〉

胸部X線画像

- 両肺野浸潤影あり
- 心胸比45％

その他の検査

- 血中BNPと血中NT-pro BNPは正常
- 12誘導心電図と心エコーは異常なし

血液ガス分析

- pH 7.25
- PaO_2 80mmHg
- BE ＋16mmol/L
- $PaCO_2$ 28mmHg
- HCO_3^- 10mmHg
- Lactate 10mmol/L

〈ARDSの診断基準（ベルリン定義）に基づくAさんの病態〉

診断基準	Aさんの状態
急性発症	明らかな呼吸器症状（ムセ・湿性咳嗽）、悪化から**１週間以内**
胸部画像	両側浸潤影**あり**
肺水腫の原因	**非心原性**（心胸比45％拡大なし、血中BNP・血中NT-pro BNP正常）
酸素化障害	重症（PEEP≧５cmH_2Oで**P/F比100**≦）

気づきのヒント② 敗血症性ショックを疑ったら乳酸値をみる

敗血症を疑う場合、**治療効果の判定に乳酸値（Lactate）の推移**が有用です。

AさんのLactateは10mmoL/Lになっています。**①pH7.25でアシデミアであること、②HCO_3^-が10mEq/Lに低下しているため代謝性アシドーシスであること、③代償反応で$PaCO_2$ 28mmHgと低下していること**から、「呼吸性代償によって$PaCO_2$を低下させ、**代謝性アシドーシスを補正しようとしている**」ことがわかります。

アセスメントのヒント

敗血症性ショックの診断は、平均動脈血圧≧65mmHgを保つために輸液と血管収縮薬を要し、かつ血中乳酸値＞2mmol/L（18mg/dL）の場合とされています。

アシドーシスは全身に影響を及ぼします。血管系では心拍出量低下・血圧低下（血管作動薬への反応性低下）、呼吸系では**呼吸回数の増加**がみられます。代謝系では、ショックに伴う末梢組織の臓器血流不足から、ミトコンドリア酸素利用障害と嫌気性代謝（解糖系）が起こり、**Lactate上昇**が生じます。

上記から、Aさんは、重症肺炎による感染からの重度敗血症性ショックであることがわかります。

気づきのヒント③　人工呼吸器設定は肺傷害に注意して行われる（肺保護戦略）

1　「1回換気量」が多すぎると、肺に過剰な圧がかかって過伸展が生じうる

理想体重（予測体重［→p14］）は身長に基づいて算出されます。なぜなら「太っている（体格が大きい）からといって、肺容量が大きくなるわけではない」からです。

現在、身長163cmのAさんの1回換気量は、600mL/分（換算すると10mL/kg）に設定されているので、**1回換気量が多く肺に過剰な圧がかかっている**可能性があります。

高いプラトー圧を回避するため、吸気圧やPS（プレッシャーサポート）を調整し、1回換気量を管理します。

ワンポイント

Aさんの理想体重は約60kgです。

ARDSの適正体重は、体重1kgあたり4～8mL＝240～480mLとなります。

略語

PS（pressure support）：プレッシャーサポート

2　「プラトー圧が高い＝肺胞に過剰な圧がかかっている」ことを示唆する

プラトー圧は、吸気ポーズ時の気道内圧であり、肺胞に直接かかる圧をさします。Aさんのプラトー圧は30cmH$_2$O（最高気道内圧35cmH$_2$O）と高いので、**肺胞に過剰な圧がかかっている**可能性があります。

なお、日ごろ観察している最高気道内圧（P-peak）は、プラトー圧ではありません。「吸気ポーズ機能」でプラトー圧を測定できない人工呼吸器を使用している患者の最高気道内圧が上昇したら、その原因を**気道と肺に分けて考え、要因に応じて対応**します。

看護師が普段行うベッドサイドでの観察（聴診などの身体所見、グラフィック波形、回路状況など）がカギとなります。

ワンポイント

最高気道内圧上昇の原因

①気道（内圧上昇）の問題：痰や人工鼻・回路閉塞、気道狭窄（気管支喘息など）

②肺（コンプライアンス（弾力）低下）の問題：肺が膨らみにくい病態（ARDS、肺水腫など）

③上記①②の問題

3 頭蓋内圧亢進があると「pH7.25以内でも高二酸化炭素血症を許容」できない

1回換気量を下げると分時換気量も減るため、二酸化炭素（CO_2）が上昇してくる可能性があります。肺保護戦略では、ある程度のCO_2上昇はpH7.25をめやすに許容しますが、患者が許容できる全身状態か否かも把握する必要があります。

例えば、頭蓋内圧亢進などがあり、CO_2上昇による血管拡張・脳血流増加を許容できない状況では、呼吸回数を多く設定して対応することもあります。

Aさんの場合、脳梗塞の急性期ではないため「頭蓋内圧亢進はない」と判断しましたが、頭蓋内圧管理を行っている患者では注意が必要です。

アセスメントのヒント

「1回換気量×呼吸回数＝分時換気量」なので、高二酸化炭素血症を許容できない場合は、以下の対応が考えられます。

①1回換気量を増やすためにPS/PCを上げる

②呼吸回数を増やす

4 「適切なPEEP設定（⊿《デルタ》Pの調整）」は、1回換気量の改善につながる

PEEPと⊿P（駆動圧）の調整は、肺胞にかかるずり応力を軽減し、肺胞損傷を防止します。具体的には、呼気終末時に肺胞が虚脱しないようPEEPを調整し、⊿Pが15を超えないよう、プラトー圧が一定になるよう調整します（オープンラングアプローチ）。⊿Pの低下は肺コンプライアンス上昇を意味し、**1回換気量を調整する契機**となります。

なお、ショック状態のときの高いPEEPは、血圧低下をもたらすことがあります。Aさんのように、敗血症初期すなわち「循環血液量減少が顕著な時期」では、前負荷の減少・肺血管抵抗の上昇から血圧低下をきたすことがあるため、特に注意が必要です。

ワンポイント

⊿P（駆動圧）は、ドライビングプレッシャーとも呼ばれます（→p57）。

「プラトー圧−PEEP」で計算されます。

略語

PEEP（positive end-expiratory pressure）：呼気終末陽圧

気づきのヒント④ 人工呼吸管理による有害事象を防ぐ視点も重要

1 F_IO_2の調整：酸素濃度が「高すぎても低すぎても害」となる

高濃度酸素障害は、肺線維化（肺が硬くなる）、吸収性無気肺、活性酸素増加などの誘因となります。一方で、高濃度酸素障害を危惧するあまり、不用意に酸素濃度を下げると、低酸素症（組織低酸素）を引き起こすリスクもあります。

Aさんのようにショック（末梢循環不全）の場合、**SpO_2のみで酸素需給バランスを評価するのは危険**です。血液ガス分析によるPaO_2・Lactate、可能であれば$ScvO_2$の経時的変化も確認したうえで酸素需給バランスを評価しましょう。

ワンポイント

最近では「高濃度酸素が血管内皮のグリコカリックスなどを障害することで肺線維化が起こる」といった見解もあります。

アセスメントのヒント

AさんはP/F比100で、重症ARDSの状態です。原疾患治療を行い、酸素化が安定してきたらF_IO_2を下げますが、安定しなければECMOも検討します。

鎮静状況にもよりますが、頻呼吸（呼吸の代償反応）やチアノーゼなどの身体的所見、呼吸困難の訴えなども、低酸素のサインとして重要です。

2　非同調：アラームが鳴らない場合もあることを常に念頭に置く

意外と見のがされやすいのが、非同調です。非同調が起こると、ARDS肺病変が過剰膨張し、肺傷害の要因となるため、注意が必要です。

必ずしもアラームが鳴るわけではないため、普段から**グラフィック波形や患者の呼吸パターンをよく観察**し、うまく同調しているかチェックする習慣をつけましょう。

非同調が生じた場合、鎮静薬調整や、自発呼吸出現に合わせた人工呼吸器設定変更が必要になります。

気づきのヒント⑤　早期の状態安定を図るには「全身管理」の視点が重要

1　まずは「循環動態の安定」を図る

敗血症・ARDSでは、過大侵襲に伴う血管透過性亢進・循環血液量減少を伴います。病態は複雑ですが、循環動態を安定させることを目標に、**前負荷・後負荷・心収縮力を評価・アセスメントすること**が最優先です。

ショックを離脱したら輸液速度を落とし、時に利尿薬も使用し水分管理を行います。その際は、**利尿に伴う電解質異常（低カリウムなど）**、心電図変化にも注意します。

> **アセスメントのヒント**
>
> **利尿薬の副作用**：低K血症や低Na血症の他に、ループ系利尿薬やザイアザイド系利尿薬などにおいては、HCO_3^-の再吸収亢進を生じ、代謝性アルカローシスを引き起こす可能性があります。自発呼吸確認の際、代謝性アルカローシスを認める場合、呼吸中枢の抑制が起こり、代償性に換気量を減少させるため、注意が必要です。

2　「体位管理」を行って二次的合併症を最小限におさえる

重症患者の体位管理は、多職種で共通認識を持ち、チームで実践することが重要です。

呼吸・循環の安定に合わせて少しずつ体位に角度をつけ、可能であれば段階的離床を行います（→p150）。

陽圧換気の場合、**換気血流比不均衡による荷重側肺障害**（下側の無気肺）が生じやすくなります。側臥位（できる限り背面開放）管理を行って酸素化改善への介入を行います。

なお、**中等症または重症の成人ARDS患者に対しては腹臥位療法**

> **アセスメントのヒント**
>
> 腹臥位療法は、気道などのチューブトラブル、圧迫による皮膚トラブルなどに注意し、十分な事前トレーニング・整備を行い安全に実施される必要があります（→p149）。

も有効です。換気血流比不均衡の是正に加え、腹腔内臓器による横隔膜への圧迫が軽減されるため、12時間以上の実施が酸素化の改善と死亡率低下につながることが知られています。

場面③ ICU入室３日後、人工呼吸器離脱を図ったが…

〈患者の状況〉

- Aさんの循環動態は安定し、昇圧薬投与終了・輸液減量となったため、離脱を試みることになった。
- 鎮静を浅くして、SATを実施（F_IO_2 0.4）。意識の確認をしたところ、頻呼吸（吸気努力が強く）になり、再鎮静となった。

気づきのヒント⑥ 頻呼吸の原因は1つではない

1 人工呼吸器離脱の「時期」は、慎重に見きわめる

患者の自発呼吸出現時、大きな１回換気量が強い吸気圧（膨大な⊿P）となり、肺傷害を生じる可能性があります。**患者自身の自発呼吸が、自身の肺を悪化させている**この状態が、近年注目されている自発呼吸誘発性肺傷害（P-SILI）です。Aさんは重症ARDSで、まだ肺を休ませる時期だったのかもしれない、と考えられます。

特に、長期臥床の人工呼吸器装着患者は、**背側に無気肺を生じやすい状態**にあります（荷重側肺障害）。なかでも、右肺炎患者は、右側を上方に向けた体位管理を意識しすぎると、今度は左後肺底部（左S10区域）に無気肺を生じることがしばしばあります。本当に離脱にふみきってよい時期か、慎重に評価することが重要です。

また、意識覚醒についても慎重な判断が必要です。高齢者では、薬剤消失半減期の延長などで覚醒に時間がかかることもあります。侵襲度の高い疾患であれば、PICS（集中治療後症候群）とも関連する認知機能に影響し、不穏（強い首振りや興奮）状態となることもあるため、CAM-ICUなどのツールを用いて評価することも重要です。

略語

P-SILI（patient self-inflicted lung injury）：自発呼吸関連肺傷害

アセスメントのヒント

最近の見解は…

- 軽症患者：**自発呼吸を残して**リハビリを行い、早期離床を目指す
- 重症患者：**自発呼吸を消して**しっかり肺を休ませることが、予後の改善につながる

略語

PICS（post intensive care syndrome）：集中治療後症候群

CAM-ICU（confusion assessment method for the ICU）

2 鎮静を浅くするときは「人工呼吸器の設定調整」も必要

覚醒時の**強い自発呼吸に合わせた人工呼吸器設定調整**も必要です。重症病態であればあるほど、覚醒や呼吸努力に同調するように設定変更していかなければなりません。

各換気モードの特徴を理解し、調整の必要性を医師または特定行為

ワンポイント

例えば、A/Cモードのままだと、患者のすべての吸気をトリガーして強制換気されるため、高い⊿Pになるかもしれません。

看護師に伝えることが必要です。

3　離脱の前には「水分バランスの確認」も忘れずに実施する

離脱失敗の原因の１つとして、抜管前の水分バランスがプラスという点が挙げられます。

「重篤な体液過剰はないか？」を利尿期に入ったかどうか、胸部X線で著明な肺水腫や胸水がないかなど、水分出納や体重とともに確認しておく必要があります。

ショック期に大量輸液を行った患者は、水分過剰になることが多いためです。

アセスメントのヒント

敗血症の場合、炎症が落ち着くと、血管透過性が改善して間質から水分が血管内に戻ります（利尿期）。この時期には前負荷が上昇し、肺うっ血をきたすこともあります。

気づきのヒント⑦　抜管後の再挿管を回避するためのケアプランを考える

1　「SBT成功＝抜管可能」ではない

人工呼吸器の離脱は、**①SAT（自発覚醒トライアル）、②SBT（自発呼吸トライアル）、③抜管（人工気道からの離脱）**の３段階を経て行われます。

ここで注意したいのは**「SBTクリア＝抜管可能」ではない**、ということです。SBTはあくまで自発呼吸を確認するだけで、人工気道が必要かどうかは評価していません。そのため、「気管挿管の適応」に立ち返り、以下の３つを評価していく必要があります。

①上気道閉塞はない？（必要に応じてカフリークテストを実施）
②自分で気道を保護できる？
③咳嗽力はある？（高齢者・神経疾患患者・術後疼痛がある患者などは特に注意）

また、炎症が沈静化した利尿期では、間質の水分が血管内に移動し、循環血液量が増加することで静水圧が上昇し、気道分泌物が増加する時期でもあります。喫煙歴なども確認しておくと、より安全です。

ワンポイント

SATで鎮静薬から離脱し、SBTで自発呼吸ができるか確かめ、抜管で人工気道から離脱する、と考えるとわかりやすいと思います。「抜管＝人工呼吸器離脱」ではないことに注意してください。

略語

SAT（spontanenous awakening trials）：自発覚醒トライアル

SBT（spontaneous breathing trial）：自発呼吸トライアル

2　座位がとれれば呼吸は安定する

背面開放座位のメリットは、以下のようなことが挙げられます。

①横隔膜が下降するためFRC（機能的残気量）増加につながり、深呼吸が可能となる。この深い吸気は、有効な咳嗽と排痰につながる

略語

FRC（functional residual capacity）：機能的残気量

②腸腰筋など腹横筋などにおける体幹の固定性が得られ、安定した端座位姿勢から横隔膜がドーム型に膨らむ機能を効果的に発揮する

③自律神経機能の安定化や、視界が広がることでせん妄予防にも効果がある

＊

現在、敗血症やARDS患者の救命率はとても高くなっています。しかし、PICSを発症し、救命後も社会復帰に時間がかかっているのが現状です。多職種チームで、社会復帰に向けてできる支援を１つずつ行っていくことが重要です。

（下原亜紀子）

【参考文献】

1）日本集中治療医学会・日本救急医学会合同日本版敗血症診療ガイドライン2020特別委員会 編：日本版敗血症診療ガイドライン 2020. 日集中医誌2021；28（Suppl）.
2）日本集中治療医学会・日本呼吸器学会・日本呼吸療法医学会ARDS診療ガイドライン作成委員会 編：ARDSガイドライン2021. 日集中医誌2022；29（4）：295-332.
3）田中竜馬：Dr.竜馬の病態で考える人工呼吸管理. 羊土社, 東京, 2014.
4）Guérin C, Reignier J, Richard JC et al. Prone Positioning in Severe Acute Respiratory Distress Syndrome. *N Engl J Med* 2013; 368: 2159-2168.

COVID-19による重症呼吸不全でECMO導入中の患者

思考過程図はこちら

新型コロナウイルス感染症（COVID-19）の多くは軽症で経過しますが、一部は重症呼吸不全を呈し、そのうち数％がICUでの人工呼吸管理が必要となります。さらに、重症呼吸不全患者のなかには、ECMO管理が必要となる患者もいます。

重症COVID-19の呼吸不全に対する治療法は確立しておらず、病勢が衰えるまで支持療法を継続することが治療戦略となります。**重症化すると人工呼吸管理が不可欠**ですが、長期間の人工呼吸管理は、人工呼吸器関連肺傷害（VALI）などの発生率を高めるため、**可能な限り肺を傷つけない肺保護換気**（lung protection設定［→p14］）にして、エアリーク症候群などの合併症予防に努めます。

ここでは、COVID-19による重症呼吸不全となった患者の治療経過に沿って、看護実践のポイントをみていきます。

ワンポイント

COVID-19の場合、感染初期は肺のコンプライアンスが保たれているため呼吸困難を自覚することは少なく、通常のARDSとは異なる病態と考えられています。その後8～10日の経過で呼吸状態の悪化を認め、重症化すると短時間でARDSに似た病態へと進行していきます。

略語

VALI（ventilator associated lung injury）：人工呼吸器関連肺傷害

場面①　人工呼吸管理を行っても呼吸不全が改善せず、治療方針を検討

〈患者情報〉

- Bさん：60歳男性、身長170cm、体重100kg、BMI：35
- 糖尿病の既往あり
- CTでは腹側肺の過膨張・背側肺の虚脱あり

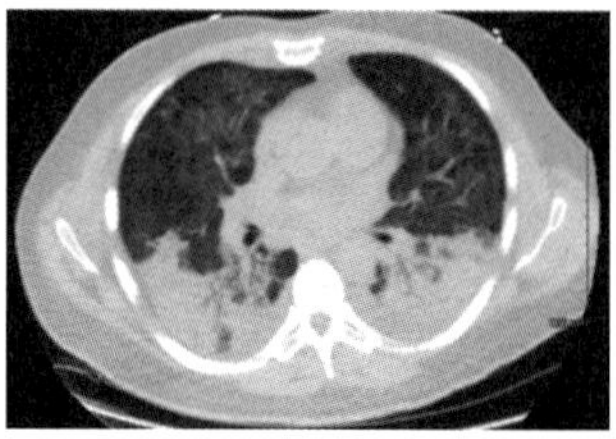

〈経過〉

- COVID-19に罹患し、**人工呼吸管理３日目**。動脈血液ガスを採取したところ、**P/F比80mmHg**と低下を認めた。ECMO導入と腹臥位療法の実施を検討することとなった。

気づきのヒント①　人工呼吸管理の効果は「P/F比が改善するか」でみる

ECMO導入のアルゴリズムを 図1 に示します。Bさんのように、ARDSの標準的な治療や肺保護換気下での人工呼吸管理などを実施してもなおPaO_2/F_IO_2＜150mmHgと低値で、推奨される治療を実施しても改善されない場合には、ECMO導入となります。

略語

ECMO（extracorporeal membrane oxygenation）：体外式膜型人工肺

図1 ECMO導入のアルゴリズム

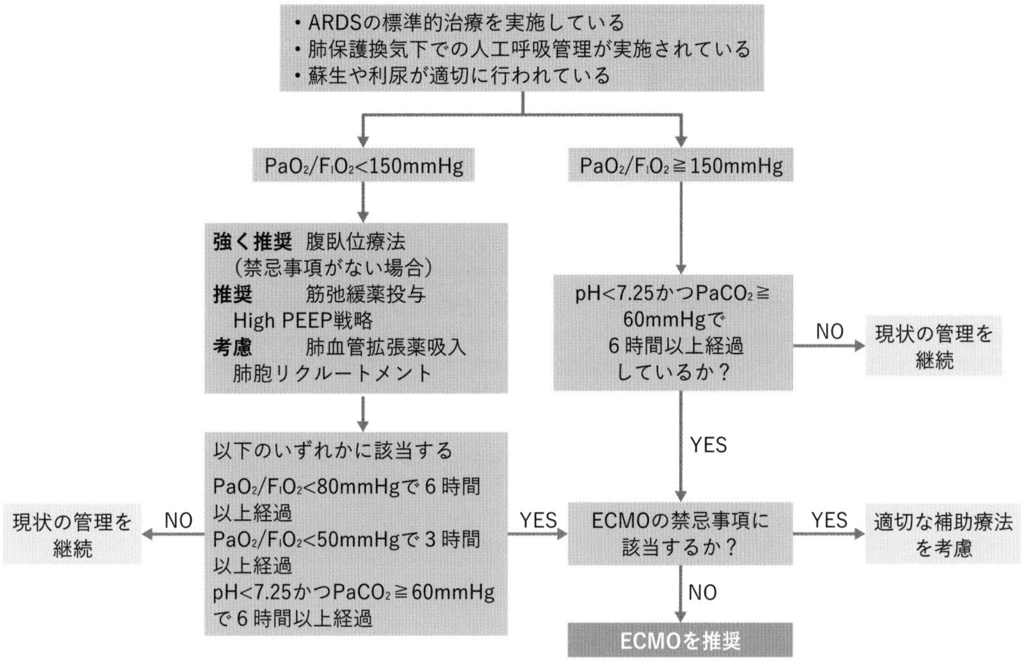

The Extracorporeal Life Support Organization. Extracorporeal Life Support Organization Coronavirus Disease 2019 Interim Guidelines: A Consensus Document from an International Group of Interdisciplinary Extracorporeal Membrane Oxygenation Providers. *ASAIO J* 2020; 66: 707-721.

気づきのヒント② 治療方針は「CT画像」からある程度予測できる

COVID-19は病状の進行とともに、ARDSと異なる病態から、ARDSに類似した病態へと移行していきます。その際、比較的軽症のL型と、**重症化したH型**に分かれます 表1 （→p202）。

Bさんのように H型となると、肺水腫により含気が減少し、肺重量が上昇します。シャント血流も悪化するため酸素化不良となり、コンプライアンスも減少してしまいます。そのため、**ARDSと同様の人工呼吸器設定での管理・腹臥位**も効果があります。

また、自発呼吸誘発性肺傷害（P-SILI）を防ぐことも重要です。患者自身の自発呼吸が負の連鎖を引き起こさないよう、**自発呼吸を消してしっかり肺を休ませる**ことが必要となります（→p95）。

アセスメントのヒント

L型の場合、肺コンプライアンスは比較的保たれていることが多く、肺循環の調節喪失や低酸素性肺攣縮の障害による換気血流比不均衡が酸素化不良の原因となります。そのため、リクルートメントは不要で、強い自発呼吸を抑えてVALIを引き起こさないように管理します。

略語

P-SILI（patient self-inflicted lung injury）：自発呼吸誘発性肺傷害

表1 フェノタイプの見かた

Type L	Type H
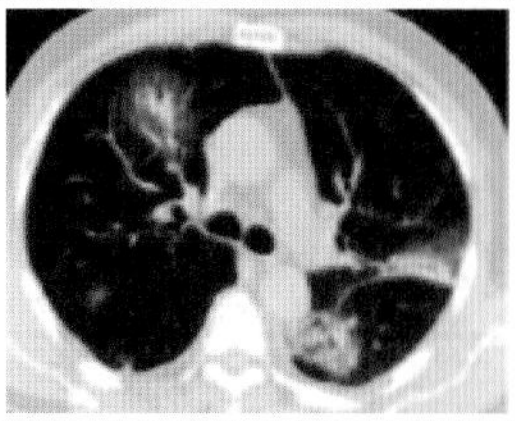	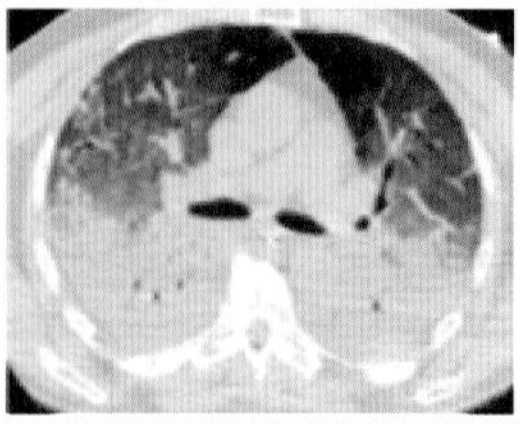
●**弾性抵抗**↓（low elastance）やわらかい ●**換気血流比**↓（low V/Q radio）低酸素血症 ●**肺重量**↓（low lung weight）肺水腫なし ●**リクルート可能領域**↓（low lung recruitability）リクルートする無気肺なし	●**弾性抵抗**↑（high elastance）かたい ●**シャント**↑（high right-to-left shunt）低酸素血症 ●**肺重量**↑（high lung weight）肺水腫あり ●**リクルート可能領域**↑（high lung recruitability）含気のない肺はリクルート可能
●１回換気量の制限は必須ではない ●自発呼吸が強い場合は、鎮静薬や筋弛緩薬の使用を検討 ●腹臥位療法が有効な場合あり ●ECMOが必要な場合もある	●１回換気量の制限が必須 ●自発呼吸が強い場合は、鎮静薬や筋弛緩薬の使用を検討 ●腹臥位療法が有効である場合が多い ●ECMOがしばしば必要

場面② ECMO導入後、人工呼吸管理を調整

〈経過〉

- 鎮痛・鎮静下にECMOを導入し、腹臥位療法を開始。
- しかし、人工呼吸器のグラフィックモニター上に、**自発呼吸が出現**。
- そのため、人工呼吸器の設定を含め、今後の対応（出現した自発呼吸を生かすのか、大きすぎる吸気努力による害を避けるため寝かせる方向にするか）を検討することとなった。

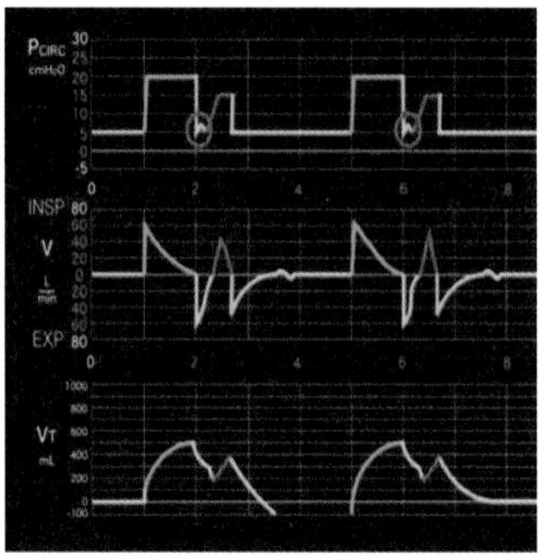

気づきのヒント③ ECMOはあくまで「肺を休ませるための機器」である

ECMO（V-V ECMO）は、**肺のガス交換機能を補助する**呼吸循環補助装置です。ECMOがガス交換を行うため、患者は呼吸をしなくてよくなり、肺を休ませることができます。その間にCOVID-19治療を進めていくわけです。

ガス交換は、ポンプ流量とSweep Gas流量で調整します。ポンプ流量が多いほど酸素化が増加するため、成人では「流量50～80mL/kg/分、SpO_2 85%以上」を目標に管理します。

ワンポイント

V-V ECMO

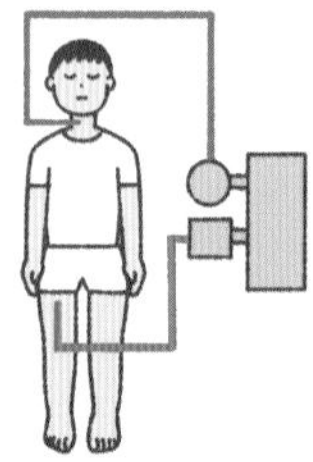

Sweep Gasは$PaCO_2$ 30～40mmHgになるように調整します。

1 ECMO管理中は「肺を休ませながら肺の回復を促す」人工呼吸器設定とする

ECMO管理中の人工呼吸器設定は、肺を保護するlung protection設定から、**肺を休ませるlung rest設定に変更**します。

極力換気を抑えた設定に変更し、肺への負担を軽減し、肺実質の炎症やVALIの発生を予防して肺の回復を促すわけです。

ワンポイント

lung rest設定のポイント

①PEEP：lung protection設定を維持

②1回換気量：4mL/kg以下

③呼吸回数：6～10回/分

2 ECMO管理中の人工呼吸管理の効果は、3つのパラメーターで確認する

ECMO管理下で肺を休ませているのに、人工呼吸器による陽圧換気や自発呼吸によって肺傷害をきたしてしまったら、元も子もありません。lung rest設定による人工呼吸管理が行えているかの確認には、**経肺圧（肺胞内外圧較差）、気道閉塞圧（P0.1）、駆動圧（⊿P）**を用います。

1 経肺圧：VALIは「高い経肺圧」によって生じる 図2

経肺圧は「気道内圧（＝肺の内側からかかる圧力）と胸腔内圧（＝肺の外側からかかる圧力）の差」のことをいい、吸気の発生に密接にかかわっています。

肺胞は、経肺圧が大きいほど膨張するほうにはたらきます。そのため、肺を休ませる戦略においては、肺の過伸展・過膨張を防ぐために、**経肺圧の開大を防ぐことが重要**となります。

VALIは、高い気道内圧ではなく「高い経肺圧」によって起こります。そのため、**自発呼吸のある患者に高い気道内圧をかけると肺が過膨張**し、VALIが発生します。本来は肺を膨らませるための陰圧が肺血管にかかって肺水腫になることもあります。

アセスメントのヒント

「肺胞にかかる圧力＝人工呼吸器による換気圧」ではありません。人工呼吸器による圧力から外圧（胸郭の硬さや肥満、腹圧など）を引いたものが、肺胞にかかる圧力です。

外圧の近似値は食道内圧ですが、専用の胃管と人工呼吸器（AVEA、ハミルトンG5・C6）が必要なので、実施できる施設は多くありません。

図2 経肺圧の見かた

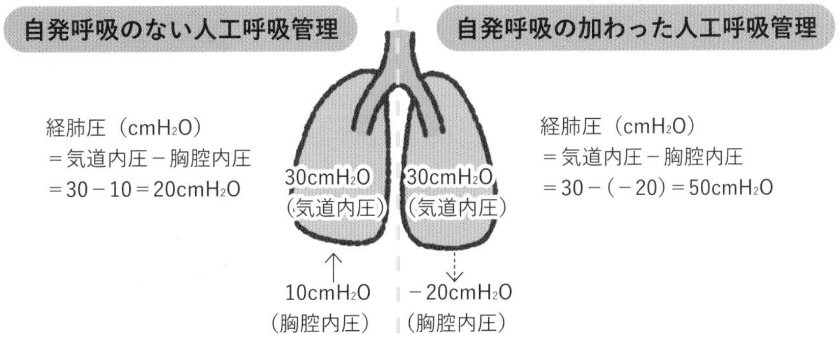

経肺圧測定のメリットは、ARDSの標準治療に基づくPEEP調整より酸素化やコンプライアンス改善に寄与すること、胸郭コンプライアンスの評価が可能なこと、の２点です。

2 気道閉塞圧（P0.1）：胸腔内圧を反映するため「吸気努力の強さ」の指標となる

P0.1は「自発吸気開始時の最初の0.1秒における陰圧」のことで、人工呼吸器の多くの機種で測定できます 図3 。**P0.1が−４以上または測定値のバラツキが大きい場合、吸気努力が強い**と評価できます。

ワンポイント

P0.1（ピーポイントワン）は、人工呼吸器の吸気弁を呼気の終わりに0.1秒閉じ、その間に患者の吸気努力で生じる気道内圧を測定し、吸気弁を解放する機能です。

3 駆動圧（⊿P）：吸気圧と相関するので「肺傷害リスク」の評価につながる

⊿Pは「自発呼吸のない患者の**プラトー圧とPEEPの差**」です 図4 （→p57）。⊿Pが大きいほど死亡率が高いことが証明[1]されており、肺傷害の指標として確立されています。

アセスメントのヒント

⊿Pは「１回換気量（VT）÷呼吸器系コンプライアンス（CRS）」でも計算できます。

図3 P0.1のしくみ

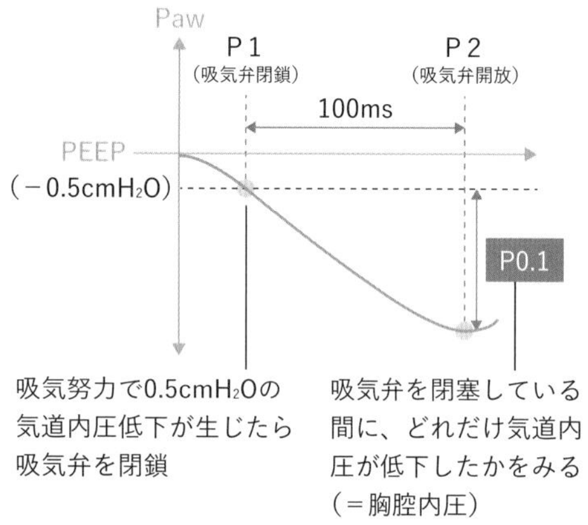

図4 ⊿Pの見かた

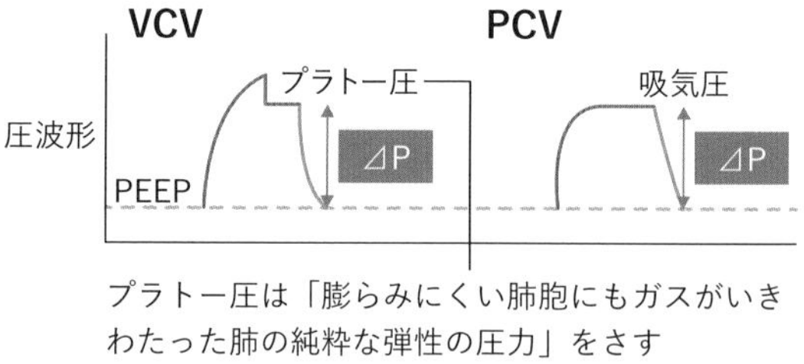

場面③ ECMO管理中、人工呼吸器との非同調が発生

〈経過〉

- 肺を休ませるためにECMO管理を行ったものの、鎮静薬などのコントロールがうまくいかず、大呼吸や吸気努力が発生。
- 人工呼吸器のグラフィックモニターを見ると、右のような2相性の波形であった。

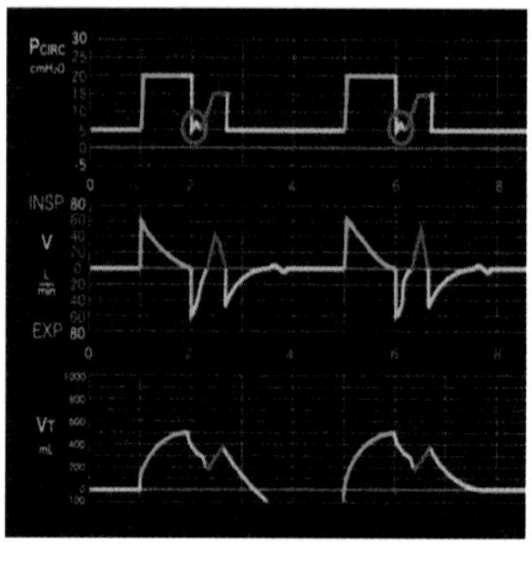

吸気圧を上げると⊿Pも上昇し、肺障害のリスクが大きくなるため、**⊿Pを15以下でコントロール**します。

気づきのヒント④ ECMO管理中は特に「人工呼吸器非同調」に注意

ECMO管理中、lung rest設定で人工呼吸管理を行ううえで重要なのは、人工呼吸器非同調を起こさないことです。

非同調は、**①呼吸仕事量の増大、②患者快適性の低下、③過剰な鎮静、④人工呼吸器期間の延長、⑤ウィーニング過程での混乱**などの原因となります。

よく知られているのは、オートトリガー（高頻度）とミストリガーですが、ダブルトリガーとリバーストリガーにも注意が必要です 図5 。

アセスメントのヒント

非同調は、人工呼吸器のガス供給パターンと、患者の呼吸パターンのずれを示します。非同調は不適切なトリガーによって生じます。

図5 ダブルトリガーとリバーストリガー

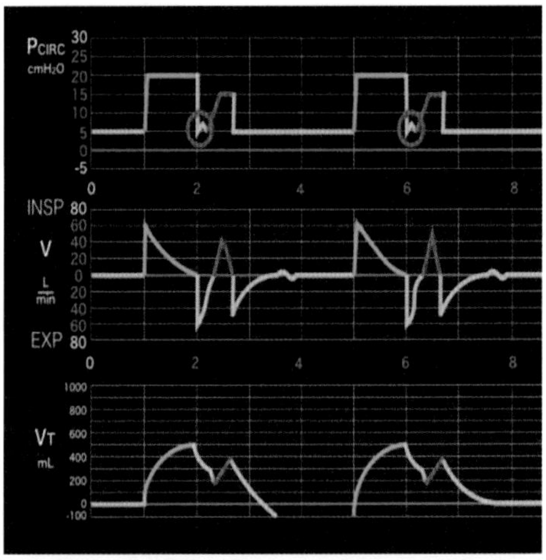

ダブルトリガー

- 患者はもっと吸いたいが、人工呼吸器の吸気時間設定を経過したため、呼気に移行
- しかし、患者の吸気努力は続いているため、呼気に移ってもすぐに吸気がトリガー・送気されている

【見分けるポイント】

- 連続した吸気により、2段階の呼吸波形
- 圧波形の吸気から呼気へ移行した瞬間に圧が変動
- 患者の吸気努力が強い

✓吸気時間を長くする
✓CPAP/SPONTモードへ変更する
✓鎮静薬を増量し、筋弛緩を考慮する

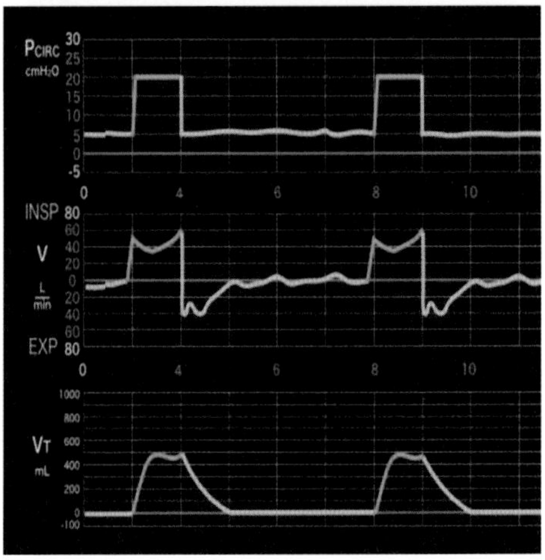

リバーストリガー

- 呼吸器による強制換気により横隔膜の収縮が誘発され、1つの換気のなかに複数の吸気が発生している

【見分けるポイント】

- フロー波形が特徴的な「M字」の形をしている（吸気の途中でもう1段階吸気が発生している）
- 食道内圧を測定したとき、強制換気の直後に食道内圧が陰性に触れている

✓鎮静を浅くする
✓強制換気のレベルを下げる（吸気圧、吸気時間を下げる）
✓管理が苦渋する場合、筋弛緩を考慮

1　特に気をつけたいのは「ダブルトリガー」と「リバーストリガー」

ダブルトリガーは「1回の吸気努力の間に、連続して2回補助換気が行われている」ことを示します。患者の吸気時間が設定吸気時間よりも長いため、最初の補助換気終了後も持続した吸気努力が別の補助換気をトリガーしてしまっている状態です。2つの補助換気を隔てる呼気時間がきわめて短く、**1回換気量が増加して肺過膨張のリスクが高まる**ため、対応が必要となります。

リバーストリガーは「強制換気によって規則的な横隔膜収縮が誘発された状態で、過剰鎮静下のARDS患者において認められることが報告[2]されています。臨床的な影響は不明ですが、2段呼吸の誘発、プラトー圧の測定変動、酸素消費量の増大などが問題視されています。

場面④　腹臥位療法による合併症が発生してしまった

〈経過〉

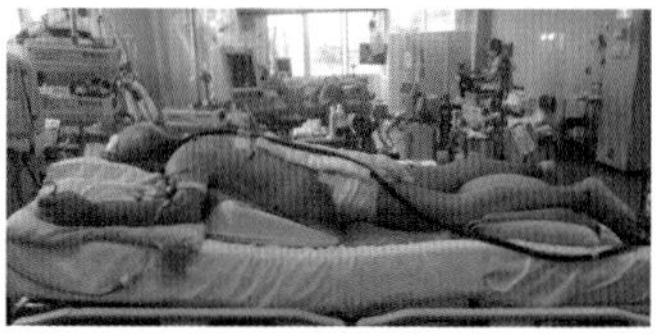

- 夜間帯（16時～翌朝9時ごろ）は腹臥位による体位管理を実施。1～2時間ごとに、腹側の褥瘡好発部位の除圧やポジションチェンジを実施していた。
- しかし、朝方、仰臥位に戻すと、下顎や頬部に消退しない発赤が出現していた。

気づきのヒント⑤　腹臥位療法の「目的と効果」を理解する

腹臥位療法は、ARDSに対する治療の1つです。人工呼吸管理やECMO管理を行った状態で長時間（12～16時間/日）腹臥位を継続すると、

①換気血流比不均衡の改善
②臓器による圧迫解除
③ドレナージ効果

といった効果が得られます（→p16）。

COVID-19の場合は特に、分泌物が背側に貯留しやすくなります。体位ドレナージの一環として腹臥位を行うことで、痰の移動に伴い、吸痰を補助する効果が期待できます。

アセスメントのヒント

COVID-19の場合、エアロゾルの周囲への曝露を可能な限り防ぐ必要があります。そのため、加温加湿回路の使用、気管支鏡での吸痰ドレナージ困難、加湿不十分などの影響で、分泌物が背側に貯留しやすくなります。

気づきのヒント⑥ 腹臥位療法は合併症に注意して実施する

腹臥位療法は、全身状態が悪いなかで長時間の腹臥位をとるため、合併症のリスクが大きくなります。合併症として、低酸素血症や循環動態不全、褥瘡、視力障害、神経障害があります 表2 。

特に、**腹臥位開始時は、特に循環動態に変動がないか注意**し、変動がある場合にはすぐに中止し仰臥位へと戻します。

ワンポイント

当院では、2022年3月までに、COVID-19重症患者36名を受け入れ、31名に腹臥位療法を実施しました。合併症として「皮膚障害15件（褥瘡6件、皮膚剥離・発赤9件)、気道閉塞2件、ライン・チューブ誤抜去2件、嘔吐2件、神経障害1件」が発生しました。

表2 合併症への予防対策

合併症	要因	対策
喀痰による気管チューブの閉塞	● 筋弛緩薬の使用による不十分な喀痰 ● 体位変換による喀痰の移動	● 腹臥位への体位変換前に、口腔内と気管内の吸引を行う ● 体位変換後は呼吸・循環の変動に注意し、致死的な状態とならないように観察を行う
チューブの誤抜去	● ECMO脱血・送血管、中心静脈カテーテル、バスキャスカテーテルなどライン類が多数挿入されている	● 体位変換時に、外せる薬剤は前もって外しておく ● 腹臥位時には可能な範囲で観察を行う
可動域制限による上肢の神経障害	● 脊椎間狭窄症の既往 ● 治療による両上肢の可動制限 ● クッション材の厚み変化	● クッション材の選択 ● 理学療法士と良肢位を検討
腹部圧迫による嘔吐	● オピオイド持続投与による腸蠕動運動低下 ● 持続経管栄養投与 ● クッション材に伴う腹部圧迫	● クッション材の選択 ● 看護師間での統一した排便コントロール

1 特に気をつけたいのは「皮膚障害」

また、ECMOや人工呼吸器からの離脱後、スムーズにADLを拡大できるようにするため、**皮膚傷害への対策**として、皮膚保護材の貼付やポジショニングを行います 図6 。

図6 腹臥位療法時のケア

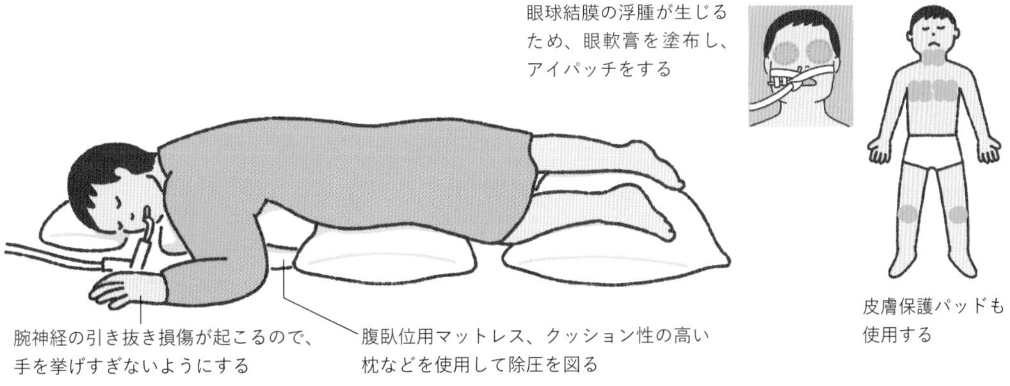

2 誤抜去を起こさないよう、体位変換は細心の注意をはらって実施する

ECMO管理中の患者には、人工呼吸器をはじめ、多数のデバイス類が挿入されています。ラインやチューブ類の**誤抜去が生命に直結する場合がある**ため、必ず人数確保を行い、シミュレーションなどで手順の確認を行い実施します 図7。

体位変換のポイントは、p149も参照してください。

図7 腹臥位への体位変換のポイント

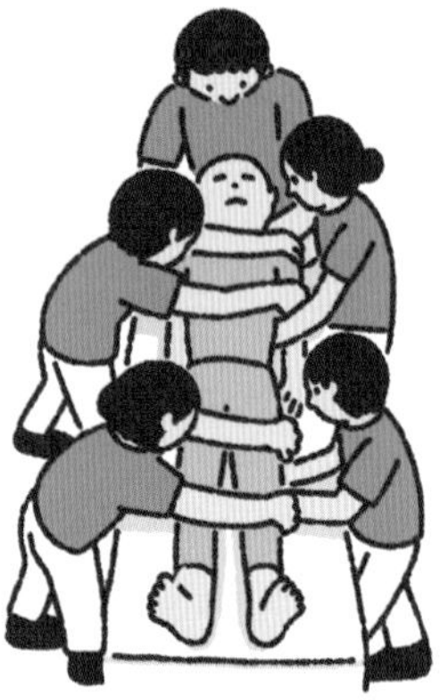

施行前

- 人員確保（医師１～２名、看護師４名、臨床工学技士１名）
- 口腔や気管内の吸引
- 点滴類の整理

施行時

- 頭部保持は医師が行い、患者の両サイドに対称になるよう人員配置
- 心電図モニター、SpO_2モニター、トランスデューサーなどを外す
- 医師の合図で患者を右側に寄せ、患者の左手を体幹の下に敷きこむ
- 医師の合図で患者を90度左側臥位にし、敷きこんだ左手を抜き、腹臥位にする（体位変換時はライン類のテンションに注意）
- 腹臥以後は、シーツを使って患者を挙上し、腹臥位用マットレスとディスポーザブル枕を敷く

施行後

- すみやかにモニター類を装着する
- 顔や四肢の位置を枕などで調整し、ポジションの確認をする

気づきのヒント⑦ 人工呼吸管理を継続しながらECMO離脱を図る 図8

COVID-19の病勢が落ち着くまでは、

①呼吸回数 20回/分

②１回換気量６～８mL/kg以下

③P0.1 －4以下

④⊿P 10cmH_2O

にてコントロールし、まずはECMO離脱に向けて鎮静薬や筋弛緩薬を徐々に減量していきます。

その過程で吸気努力が出る場合は、再度鎮静薬などを増量し、人工呼吸管理を継続していきます。

ECMO FlowやSweep Gasを減量していき、酸素化能や二酸化炭素の貯留状況を評価しながら離脱に向けたトライアルを行います。

図 8 ECMO離脱までの流れ

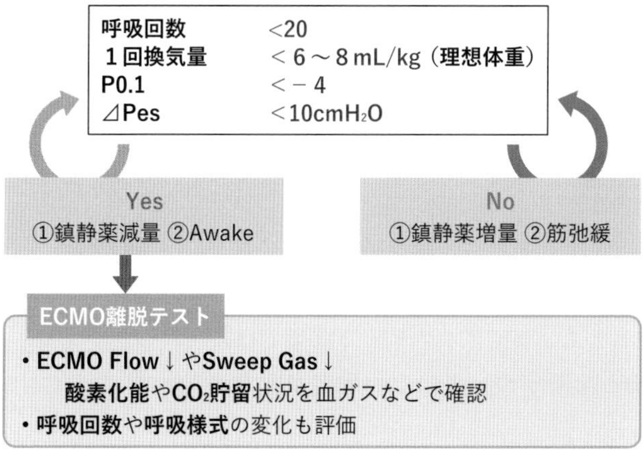

COVID-19に対する治療としてECMO管理下における人工呼吸管理や腹臥位療法について述べました。

実際の管理では、人工呼吸器設定やECMO設定に加えて、**適切な鎮痛・鎮静や循環管理なども必要**となります。また、V-V ECMOは出血などの合併症も多く、管理は容易ではありません。そのため、医師－看護師－臨床工学技士－理学療法士など、多職種で連携できるチームづくりが必要となります。

（山浦章平）

【引用文献】

1）Amato MBP, Meade MO, Slutsky AS, et al. Driving pressure and survival in the acute respiratory distress syndrome. *N Eng J Med* 2015; 372: 747-755.
2）Akoumianaki E, Lyazidi A, Rey N, et al. Mechanicalventilation-induced reverse-triggered breaths: arequently unrecognized form of neuromechanical couplinhg. *Chest* 2013; 143: 927-938.

COPD急性増悪の患者

思考過程図はこちら

慢性閉塞性肺疾患（COPD）は、慢性気管支炎、肺気腫、またはその２つが混在している病態で、2019年の厚生労働省の調査では20万人の患者がいるとされています[1]。しかし、NICEスタディの結果では530万人と推定されており、COPDと診断がついていない患者が非常に多く潜んでいるとされます。

臨床現場ではよく見かける疾患で、急性増悪によって人工呼吸管理となったものの、離脱困難となる患者も少なくありません。

略語

COPD（chronic obstructive pulmonary disease）：慢性閉塞性肺疾患

気づきのヒント① COPD患者は離脱困難となりやすい

1 慢性的な呼吸筋機能障害により、呼吸仕事量の増加が病態悪化に直結する

COPD患者の多くは、長期の喫煙歴をもつ中高年層です。肺胞壁が破壊されて肺が過膨張となった結果、横隔膜の平坦化が起こって換気効率が悪化しています（→p18）。

重症化すると、吸気時に横隔膜が収縮せず、**呼吸補助筋（内肋間筋や胸鎖乳突筋）を使用して呼吸**するようになります。呼吸予備能が少ない状態なので、呼吸仕事量が増えると呼吸筋疲労に陥ります。

2 エアトラップによって「呼気を吐きにくい」状態にある

COPD患者は、**肺胞が過膨張で空気を押し出しにくい**だけでなく、慢性気管支炎による浮腫や炎症性変化の影響で、**気管支に気流制限が生じて**います。

つまり、呼気時に空気を押し出しにくいだけでなく、外に吐き出すのも難しい状況です。空気を吐き切れずに空気が残った状態（エアトラップ）となり、呼吸仕事量が増えます。そのため、呼気時間を確保することが重要です。オートPEEPの害を以下に示します。

①**肺胞内圧の上昇による影響**：過膨張/過伸展、自発呼吸のトリガー不良（「オートPEEPとPEEPの差＋トリガー感度分」の吸気努力がないと自発呼吸と感知されない）

②**胸腔内圧の上昇による影響**：静脈還流低下による血圧低下、閉塞性ショック

アセスメントのヒント

エアトラップ（オートPEEP）の原因となる気流制限に対しては、喀痰などの分泌物や気管支の攣縮などによって起こる排痰援助や気管支拡張薬などの介入も必要になってきます。

3 NPPVから気管挿管・人工呼吸管理へ移行するケースが少なくない

COPD患者に対する人工呼吸管理は、依存・長期化しやすく[2]、可能な限り気管挿管を避けたいのが本音です。人工呼吸管理の長期化や離脱困難に陥ることも経験します。そのため、前提条件を満たすなら、**まずはNPPV管理**を行います（→p77）。

ワンポイント
NPPVを導入したら、開始30分後～1時間後・2時間後に有効性を評価し、失敗と判断されたらすみやかに人工呼吸管理へ移行します。粘りすぎずに切り替えることが大切です。

場面① 風邪をきっかけに急性増悪が生じ、人工呼吸器を導入

〈患者情報〉
- Cさん：50歳代男性。高血圧の既往あり
- ADLは自立、妻とふたり暮らし
- 数日前より風邪のような症状があり、自宅療養していた

〈人工呼吸器設定〉
- A/C
- RR 15/分
- PI 15cmH_2O
- PEEP 10cmH_2O
- F_IO_2 0.6
- PI 0.9秒

〈経過〉
- 呼吸困難感を訴えて救急要請。救急搬送時にはSpO_2 80%台で、気管挿管・人工呼吸管理開始。肺炎の診断で抗菌薬治療開始となった。
- 入院後、すぐにNPPVを行ったが、頻呼吸の状態が続き、気管挿管・人工呼吸管理が開始された。
- 人工呼吸器の初期設定を行う際、“二酸化炭素がたまっているから”と呼吸回数を増やしすぎると、オートPEEPにつながる可能性があるので、呼吸回数を増やさないように留意している。

気づきのヒント② 「人工呼吸器関連肺傷害の回避」には格別の注意が必要

COPD患者は「空気を外に吐き出しにくい状態」にあります。しかし、そもそも人工呼吸器には、呼気の設定がありません。そのため、**呼気が十分に行えているかの観察が必要**となります。

呼気を十分吐けない状態で次の吸気が始まると、肺胞内には「残った空気＋次の吸気分の空気」がたまっていきます。これが繰り返されるとオートPEEPが発生してしまうため危険です。

換気量6～8 mL/kgの範囲となるように調整し、過膨張にならないようにしていきます。

アセスメントのヒント
「呼気が確保されているか」は、グラフィックモニターで「呼気が基線に戻ってから次の吸気が始まっているか」を観察すればわかります。忘れずに実施しましょう。

1 人工呼吸器設定では、なるべく自発呼吸を優先する

1 A/CかPSVか：人工呼吸器導入の目的に沿って選択

COPD急性増悪患者に対する人工呼吸器設定で、まず考えるのは「A/CとPSVのどちらを選択するか」だと思います。**モード選択の基**

準は「何を目的に人工呼吸器を導入するか」です。

人工呼吸管理を要するCOPD患者は、肺機能の予備力が少ない状態で、感染などをきっかけとして急激に低酸素血症・二酸化炭素貯留・呼吸性アシドーシスが生じた結果、少ない予備能を最大限に使用した状態[3]にあります。そのため、いったん**呼吸仕事量を軽減**して呼吸筋を休ませることを目的として人工呼吸器を導入することとなります。

吸気努力が強いままだと肺胞へ過剰な圧がかかって圧/量傷害（人工呼吸器関連肺傷害）を招くおそれがあるため、筆者の施設では、吸気努力が強い急性期では、A/Cを選択することが多いです。

COPDで病状が安定している患者ではCPAPの有用性が示されています[4]が、Cさんは急性増悪であるため、A/Cが選択されました。

ワンポイント

患者が呼気を吐きたいときに吐けるよう、自発呼吸を優先するモード（PSV）を選択する、という考え方もあります。ただし、筆者の施設では、吸気努力による害を考慮し、A/C・PCVとしています。

2 PCVかVCVか：同調性がよく、合併症が起きたときのことを想定して選択する

A/Cを使用する場合、PCVもしくはVCVを使用します。筆者の施設では、以下の理由から、PCVを選択する場合が多いです。

①**PCVのほうが人工呼吸器との同調性がよい**：急性期では特に患者の吸気努力が強いと予想されるため、患者の吸気努力によって吸気流量が決まるPCVのほうが、経験的に同調性がよい（量傷害には注意が必要）

②**オートPEEP発生時の害が少ない**：オートPEEPが発生した場合、VCVではプラトー圧の上昇・肺の過膨張が起こりうるため、1回換気量の低下しか生じないPCVのほうが、オートPEEPが生じたときの害が少ない

ワンポイント

筆者の施設ではPCVが選択されることが多いですが、個人的にはどちらでもよいと考えます。どちらの換気条件でも、それぞれの特徴を理解していれば、ほぼ同様の条件にすることができるので、自施設で日ごろから使い慣れている設定を使用するのがよいでしょう。

2 酸素濃度は「SpO_2 100%とならない」ように設定する

COPD患者に対する酸素濃度設定は、**SpO_2 88～92%、PaO_2 55～80mmHgをめやす**に調整を行います[5]。

高酸素血症は酸素毒性・吸収性無気肺、CO_2ナルコーシスなど多くの弊害をもたらすため、SpO_2 100%の状態が続くのは避けたほうがよいでしょう。SpO_2の上限99%や100%でアラームが鳴るように設定し、モニタリングしていきます。

気づきのヒント③ オートPEEPを早期に見抜いて対応することが大切

1 オートPEEPは「グラフィック波形」で見抜く 図1

オートPEEPは**グラフィックの流量波形**をみるとわかります。「呼

気が基線に戻る前に吸気が開始」していたら、オートPEEPです。

なお、オートPEEPとよく似た状態（PCVでは1回換気量の低下、VCVでは最高気道内圧の発生、頻脈や血圧の低下）を示す病態に、緊張性気胸があります。呼吸音を聴取し、片側性の呼吸音減弱がある場合は気胸を、**両側性の呼吸音減弱がある場合はオートPEEP**を疑います。意識がはっきりしている場合であれば、胸痛の有無も手がかりになるかもしれません。

ちなみに、グラフィックではわかりづらい（基線に戻っていないか微妙な）場面では、呼気ポーズを用いて測定することもあります。

アセスメントのヒント

グラフィック上オートPEEPのように見えても、呼気ポーズを測定するとオートPEEPではない、といった場面も臨床ではあります。オートPEEPを疑う他の所見がなく、設定調整する余裕がない場合、筆者は定期的に（1～2時間ごと）に呼気ポーズ測定を行って観察しています。

図1 オートPEEPの見抜きかた

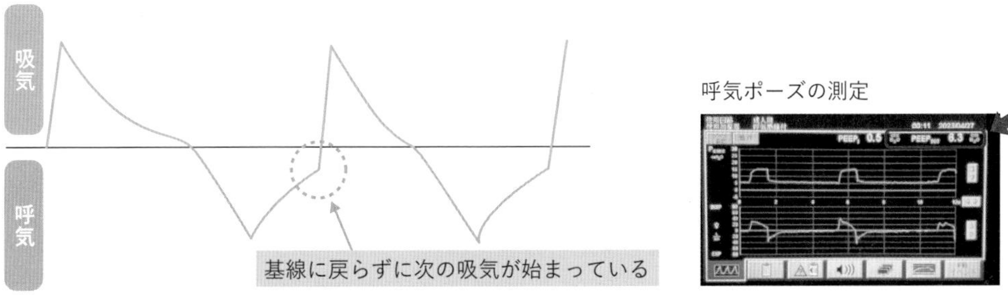

2 オートPEEP発生時は、pH低下をある程度許容しながら設定変更を行う

人工呼吸器の設定には呼気の設定項目はありません。そのため、オートPEEPがある場合には吸気の設定調整（**呼吸回数・吸気時間・1回換気量を減らすなど**）を行います。

設定変更によって二酸化炭素が上昇するリスクはありますが、pHを正常にすることを目標にしてしまうと達成できない可能性があるため、ある程度許容（pH 7.3以下にならないようにするなど）しながら進めていく必要があります。チームで話し合いながら対応しましょう。

場面② 病態が安定し、離脱に向けたトライアルを開始

〈経過〉

第3病日目、医師よりSATおよびSBT開始許可が出た。SATは成功したため、**SBTを開始**。

〈人工呼吸器設定〉

- SPONT
- PS 5 cmH_2O
- PEEP 5 cmH_2O
- F_IO_2 0.3

〈SBT開始後の血液ガス分析〉

- pH 7.386
- PCO_2 57.4mmHg
- PO_2 71mmHg
- HCO_3^- 30.7mmol/L
- Lac 5.6mg/dL
- SaO_2 94％
- Na 137mmol/L
- Cl 101mmol/L
- AnionGap 8.6

気づきのヒント④

病態が改善したら、すみやかに離脱を検討する

人工呼吸器離脱にあたり、SBTを行うことが一般的となりました(→p220)。しかし、COPD患者の場合、離脱が思うように進まず、人工呼吸管理が長期化してしまうこともあります。

COPD患者では、CO_2がいわゆる正常範囲にはないこともあり、離脱を進めるのに戸惑うことがあります。ここでは、筆者の施設で行っている方法をもとに解説します。

ワンポイント

長期の人工呼吸器離脱に関して、標準化された離脱計画は定まっていません。そのため、長期に離脱困難な患者に対しては、個別に離脱計画を立てています。

1 離脱の評価では、まず「原因となった病態が改善しているか」をみる

大前提は、**人工呼吸が必要になった原因が改善していること**です。“何となく酸素化がよくなってきたから離脱を考える”のではなく、喀痰の量や性状、呼吸回数や呼吸音、X線画像や採血結果などをふまえて、**病態が改善してきたと判断できたら離脱を検討**します。ここでのポイントは「ためらわないこと」です。一度失敗をしてしまうと、次の介入を躊躇してしまいがちですが、離脱の評価を満たしていると判断したら、勇気をもって介入すべきです。

アセスメントのヒント

離脱の評価にあたって、4つの「満たすべき」ポイント

①人工呼吸器が必要になった原因の改善

②ガス交換が可能

③自発呼吸が可能

④血行動態の安定

2 離脱が遅くなればなるほど、より離脱困難な状況に陥る

人工呼吸管理の難しいところは、**病態の時期が患者ごとに異なる**ため、時期に応じた適切な介入を行いにくいことです。

しかし、18〜69時間の横隔膜の不活動は横隔膜萎縮を招く可能性があり[5]、過剰なサポートは人工呼吸器離脱を遅らせる原因となります。

そのため、人工呼吸器を導入したら、「休ませすぎず（もちろん時期によっては休息が必要）、頑張らせすぎないような管理」を行い、離脱の評価を行いながら時期を見きわめ、介入しなければなりません。

ワンポイント

開始直後は、過度な吸気努力によってP-SILIや呼吸筋疲労のために、鎮静や筋弛緩が必要になります。しかし、長期化すると呼吸筋や横隔膜萎縮へとつながり、離脱がさらに困難になる負のサイクルが生じます。

3 COPD患者の場合はプロトコルどおりに離脱できないこともある

SAT/SBTの方法で介入を行っても、COPD患者ではSBTに失敗し、一般的な人工呼吸器離脱の基準では離脱困難となることが多々あります。COPD患者には必ず換気血流比不均衡が生じ、その結果として二酸化炭素蓄積や低酸素血症が起こる[3]ためです。

そのような場合、筆者の施設では、**酸塩基平衡を用いてPCO_2の許**

略語

SAT（spontanenous awakening trials）：自発覚醒トライアル

SBT（spontaneous breathing trial）：自発呼吸トライアル

容範囲を推察しながら離脱を進めています。Cさんの例をもとに、具体的に解説していきます。

Cさんの場合、PCO_2 57.4mmHgと基準値から逸脱しています。このとき「PCO_2が高いから」とPSを上げてしまうと、それは過剰なサポートになり、人工呼吸器離脱を遅らせる原因にもなります。pHが正常範囲もしくは7.3以下の呼吸性アシドーシスでなければ許容して離脱を進めていきます。CさんはpHも正常範囲にあり、HCO_3^-で代償できているため、この状態で離脱可能と判断されました。

人工呼吸器離脱困難な患者でも、同様にPCO_2を許容しながら進めていきます。血液ガスが測定できない場合は、E_TCO_2を測定しながら離脱を進めていきます。

アセスメントのヒント

慢性的変化（二酸化炭素蓄積）が起こっている場合、必然的に重炭酸イオンが代償性にはたらきます。これをもとにPCO_2の基準値を許容します。

気づきのヒント⑤ 離脱を考えるうえで「栄養とリハビリ」は欠かせない

近年、早期離床促進の有用性が知られ[7-8]、みなさんの施設でも実践されていることでしょう。ここでは、当院で離床を行う際に注意しているポイントを伝えます。

1 患者の自覚症状だけで離床を進めない

COPD患者は低酸素状態に慣れていることが多いため、離床中にSpO_2が低下しても自覚症状に乏しいことがあります。COPD患者は呼吸予備能が少ないため、自覚がないからと離床を進めていくと、酸素消費量の増大に対応できなくなってしまいます。モニタリングを行うのはもちろんですが、**呼吸回数の変化や呼吸様式を注意深く観察**しましょう。

ワンポイント

患者の自覚症状があまりないのに呼吸回数が増加している場面にはよく遭遇します。中止基準を患者ごとに決め（30回/分を超えたら中止など）、それ以上の負荷をかけないよういったん休む、改善しない場合は中止するなど、医師や理学療法士と協議しながら離床を進めます。

2 人工呼吸器離脱訓練とリハビリは同時に行わない

離床開始とSBT開始が同時期になることは多いです。COPD患者は呼吸予備能が少ないため、自発呼吸訓練と離床の負荷が同時にかかると呼吸筋疲労につながる可能性があります。呼吸筋疲労を回復させるには、自発換気から調節換気へ変更して呼吸筋を休ませなければならず、人工呼吸器装着期間の延長や横隔膜萎縮などにつながりかねません。

また、SBT失敗なのか離床の負荷が原因だったのかもわからなくなってしまいます。当院では、離床時間を理学療法士と調整し、その

ワンポイント

早期離床は安定期のCOPDに関しては有用性が示されていますが、急性期に関してはエビデンスがはっきりしていない部分もあります。早期離床ができるほうがよいですが、患者の状態に合わせて負荷などを調整することも必要と考えます。

間は清拭なども避けています。

3　リハビリを行うときは栄養も増やす

離床を行う際に忘れてならない要素は栄養です。栄養のないリハビリは、異化亢進を招くだけになってしまいます。リハビリを行う際には栄養も開始されているか、離床の負荷が増えている際には栄養も増やせているかなどに注目します。

しかし、時として栄養は害を与えます。理論上、高二酸化炭素の患者では高脂質含有製剤が有利にはたらくとされますが、ルーチンでの高脂質含有製剤の使用はエビデンスに乏しく推奨されていません[12] また、急性呼吸不全患者の低リン血症は横隔膜収縮性を低下させるとの報告もあります[13]。COPD患者はやせ型の方もいるため、リフィーディング症候群にも注意が必要です（→p144）。栄養開始・増量は慎重に行いましょう。

＊

人工呼吸管理を行う場合、どうしても「人工呼吸器の設定」「各種検査値」に注目してしまいがちです。

しかし、目の前の患者が「快適に呼吸できているか」を観察することも重要であることを、忘れないでください。

（梅木雄大）

アセスメントのヒント

COPD患者は呼吸仕事量の増大や全身性の炎症などさまざまなメカニズムによって低栄養をきたしやすく[9]、安静時エネルギー消費量が20％程度上昇し[10]、目標エネルギー量に関しては安静時エネルギー量の1.3～1.7倍必要[11]といわれています。

アセスメントのヒント

二酸化炭素は体内の代謝産物ですが、食事でも二酸化炭素は排出されています。栄養の３要素の中で炭水化物は二酸化炭素排出量が最も多く、脂質が最も少ないです。

ワンポイント

COPD患者は目標エネルギー量が高くなりますが、少量の栄養から開始して徐々に増量し、高脂質含有製剤は高二酸化炭素血症で管理に難渋する場合に使用を検討する方法がよいと考えています。

【引用文献】

1）厚生労働省：平成29年（2017）患者調査の概況．https://www.mhlw.go.jp/toukei/saikin/hw/kanja/17/index.html（2023.11.9アクセス）．
2）Muir JF, Girault C, Cardinaud JP, et al. Survival and long-term follow-up of tracheostomized patients with COPD treated by home mechanical ventilation. A multicenter French study in 259 patients. French cooperative Study Group. Chest 1994; 106: 201-209.
3）West JB著，堀江孝至 訳：ウエスト呼吸生理学入門 疾患肺編．メディカルサイエンスインターナショナル，東京，2019.
4）Agustí A, Celli B, Criner G, et al. GOLD2023 Global initiative for Chronic Obstructive Lung Disease 2023report. *Am J Respir Crit Care Med* 2023; 207: 819-837.
5）O'Driscoll BR, Howard LS, Earis J, et al. British Thoracic Society Guideline for oxygen use in adults in healthcare and emergency settings. *BMJ Open Resp Res* 2017; 4: e000170.
6）Levine S, Nguyen T, Taylor N, et al. Rapid Disuse Atrophy of Diaphragm Fibers in Mechanically Ventilated Humans. *N Engl J Med* 2008; 358: 1327-1335.
7）日本呼吸器学会COPDガイドライン第６版作成委員会編：COPD診断と治療のためのガイドライン2022．メディカルレビュー社，2022.
8）日本集中治療医学会早期リハビリテーション検討委員会編：集中治療における早期リハビリテーション～根拠に基づくエキスパートコンセンサス～，日集中医誌2017；24：255-303
9）日本病態栄養学会編：認定 NSTガイドブック改訂第６版，南江堂：23.
10）Kao CC, Hsu JW , et al . Resting energy expenditure and protein turnover are increased in patients with severe chronic obstructive pulmonary disease. *Metabolism* 2011; 60: 1449-1455.
11）日本静脈経腸栄養学会編：静脈経腸栄養ガイドライン第３版．照林社，2013.
12）日本集中治療医学会重症患者の栄養管理ガイドライン作成委員会編：日本語版重症患者の栄養療法ガイドライン；病態栄養療法，日集中医誌 2017；24：569-91
13）M Aubier, Murciano D, Lecocguic DY, et al. Effect of hypophosphatemia on diaphragmatic contractility in patients with acute respiratory failure. *N Engl J Med* 1985; 313: 420-424.

【参考文献】

1）Hess DR, Kacmarek RM著，田中竜馬，瀬尾龍太郎，安宅一晃 他訳：ヘスとカクマレックのTHE人工呼吸ブック第２版．メディカルサイエンスインターナショナル，東京，2015.

腸管穿孔による腹膜炎の患者

思考過程図はこちら

腸管穿孔により急性汎発性腹膜炎をきたし、人工呼吸管理となった患者の多くは、術前から呼吸機能障害がある患者や、敗血症性ショックに至っている患者です。特に、下部消化管穿孔では敗血症性ショックをきたす可能性が高く、重症呼吸不全（ARDSなど）や多臓器不全を合併することがあります。

このような患者を目の前にして、人工呼吸管理やケアをどのように進めていけばよいか、筆者なりのエッセンスをお伝えします。

略語

ARDS（acute respiratory distress syndrome）：急性呼吸窮迫症候群

場面① ICU入室の数時間後、不穏行動が出現

〈患者情報〉

- Dさん：70歳代男性、身長157.3cm、体重50.6kg（理想体重：54.4kg） BMI 20.4
- １週間ほど前から食欲低下が出現。数日後に下腹部痛も出現したため近医を受診したところ、整腸薬が処方され自宅で経過観察。
- ２日後、発熱と腹痛が増強してベッドから動けなくなり、家族により救急要請され当院に搬送。精査でS状結腸穿孔による急性汎発性腹膜炎と診断され、緊急手術となった。

〈緊急手術からICU入室までの経過〉

- 術中診断は「S状結腸穿孔（S状結腸がん）による急性汎発性腹膜炎」で、S状結腸部分切除術、D0郭清、腹腔内ドレナージ術、横行結腸双孔式人工肛門造設術施行。
- 手術時間は３時間51分、IN 1950mL　OUT 尿量０mL・出血40mL。気管挿管されたままICU入室。
- 人工呼吸器設定：SIMV＋PS　F_IO_2 0.6　PI 10cmH_2O　Ti 1.5　f 12　PEEP 8　PS 10
- 実測値：PIP 18　RR 12　MV 5.4L　TV 532mL
- 昇圧薬：ノルアドレナリン10mg＋生食40mL 0.1γ
- 鎮痛・鎮静：フェンタニル１mg＋生食30mL １mL/時、プロポフォール５mL/時、デクスメデトミジン４mL/時　RASS：－４　BPS：３点

〈現在の状況〉

- ICU入室直後は呼吸・循環動態ともに問題なく経過。
- 数時間後、突然、**頻呼吸**と**MV上昇アラーム**が頻発。そのころより**気管チューブをつかもうとする**しぐさがみられ、看護師に何かを必死に伝えようとしている。自己抜管のリスクもあり、看護師がベッドサイドから離れられない状況となった。

気づきのヒント①　不穏行動は「身体的苦痛の訴え」ととらえる

不穏行動（気管チューブをつかもうとするなど）が出現すると、そこだけに注目してしまいがちです。特に夜間などマンパワーが少ない状況においては、身体抑制や鎮静薬を増量させ対応することもあるかもしれません。しかし、これでは根本的な解決には至りません。

人工呼吸管理患者の**頻呼吸・分時換気量上昇や不穏行動は、患者の「声で伝えられない訴え」**だと認識してください。この認識をもたずに患者にかかわると、治療やケアに相違が生まれてしまいます。

Dさんに現れた頻呼吸・分時換気量上昇・不穏行動には意味があるととらえ、1つずつ原因を紐解いてみます。

アセスメントのヒント

分時換気量は「呼吸回数×１回換気量」なので、このどちらか（または両者）が増加する原因を考える必要があります。

1　頻呼吸・分時換気量上昇では「痛み」「酸塩基平衡の異常」を疑う

1　術後はまず「創部痛」「デバイスによる苦痛」を評価

呼吸回数が増加する原因として考えられるのは、術後の創部痛や、気管チューブなど複数のデバイスによる不快感です。

患者から直接訴えを聴取できればよいのですが、聴取不能な場合もあります。そのような場合には、客観的に苦痛を評価できる**BPSやCPOTなどを使用して、苦痛の程度を評価**します（→p130）。

略語

BPS（behavioral pain scale）

CPOT（critical-care pain observation tool）

2　腸管穿孔の術後なら、「敗血症性ショック」を疑ってアセスメントすることも必要

腸管穿孔で手術を受けた患者が、敗血症性ショックによる代謝性アシドーシスをきたすことをしばしば経験します。このときの呼吸回数増加は、代謝性アシドーシスの代償反応を意味します。

HCO_3^-低下の代償のため、呼吸回数を増加させてpHを正常化しようとしている可能性を考え、**血液ガス分析データなどを確認**します。

2　不穏行動では「不快感」「人工呼吸器の非同調」を疑う

Dさんの不穏行動の原因として最初に考えられるのは、**創部痛やデバイスなどによる不快感**です。人工呼吸管理されている患者の抱える不快感は「顔が痒い」「唾液が垂れそう」「触って確かめたい」など多岐にわたります。人工呼吸器との同調性が合わず、呼吸が苦しい可能性もあるため、BPSなどによる苦痛の評価は不可欠です。

やみくもに鎮静薬を増量して興奮を鎮めようとするのではなく、ま

ずは痛み（苦痛）の緩和を図ることが肝要です。

Dさんの状況をBPSで評価すると「表情４点、上肢３点、呼吸器との同調性２点の合計９点」で、痛みがあるとわかりました。しかし、点数の評価だけで終わらせず、痛み（不快感）の原因を検索することが大切です。

現状から想定できる原因は、術後創部痛や気管チューブによる咽頭の痛みです。腹膜炎手術後なので、腹腔内の炎症の遷延による痛みもあるかもしれません。これら医療者が想定する原因から対応するのも間違いではありませんが、人工呼吸管理中でも患者自身に痛みの原因を問診してみましょう。

問診の結果、Dさんには、創部痛と気管チューブの咽頭痛に加え、右頬の瘙痒感がありました。Dさん自身に右頬を掻いてもらい、フェンタニルのボーラス投与を行ったところ、BPS ４点に改善しました。

アセスメントのヒント

Dさんは、しかめ面で、気管チューブをつかもうとする仕草があり、指を曲げています。また、ファイティングは認めないものの頻呼吸です。

ワンポイント

仮に、このときのBPSが６点であった場合、フェンタニルをボーラス投与し、状況によってはベース投与量を増量します。

場面② 病態が安定したため、抜管に向けたトライアルを開始

〈経過〉

- 術後２日目、医師より本日抜管の計画が示された。
- **プロポフォールを中止**し、デクスメデトミジン４mL/時で継続投与。その後、Dさんは30分程度で覚醒し始め、**苦悶表情なく**経過。筆談で医療者との**コミュニケーションが可能**であった。

〈患者の状況〉

- バイタルサイン：体温37.2°C　ABP 136/72（93）mmHg 114bpm（Paf）　SpO_2 97％
- 意識・せん妄の評価：RASS：０　GCS：E4VtM6　BPS：３点　CAM-ICU陰性　けいれん（－）
- 血液ガス分析値：pH7.324　$PaCO_2$ 35.4mmHg　PaO_2 120mmHg　HCO_3^- 20.7mmol/L　Lac 1.5mmol/L　Na 138 mmol/L　K 4.0 mmol/L　Cl 106 mmol/L
- 人工呼吸器設定：SPONT　F_IO_2 0.4　PEEP 4　PS 5
- 実測値：PIP 12　f 15　MV 5.21L　TV 372mL　E_TCO_2 32

気づきのヒント② プロトコルに沿って離脱を進める

医師により人工呼吸離脱の方針が決定したら、それを看護師や臨床工学技士、理学療法士など多職種で共有します。

ワンポイント

離脱の計画では「人工呼吸器離脱に関する３学会合同プロトコル」を参考にして評価すると、抜管後の再挿管リスクを回避できる可能性が高くなるといわれています。

1 SAT：鎮静からの離脱を図る 図１ （→p220）

まずは**SAT開始安全基準から逸脱する項目がないか**確認します。

図1 SATの評価例（Dさんの場合）

SAT開始安全基準（以下の状況がないことを確認）	Dさんの状況
興奮状態が持続し、鎮静薬の投与量が増加している	なし
筋弛緩薬を使用している	なし
24時間以内の新たな不整脈や心筋虚血の兆候がない	なし
頭蓋内圧の上昇	逸脱なし
医師の判断	あり

「逸脱なし」なのでクリア

↓

SAT成功基準		Dさんの状況
RASS：－1～0である		RASS：0
鎮静薬中止から30分以上経過後（右記の状況がないことを確認）	興奮状態	なし
	持続的な不安状態	なし
	鎮痛薬を投与しても痛みをコントロールできない	なし（BPS 3）
	頻呼吸（呼吸回数≧30回/分が5分以上）	なし（15回/分）
	SpO_2＜90％が持続し対応が必要	なし（SpO_2 97％）
	新たな不整脈	なし

「逸脱なし」なのでクリア

すべてクリアならSAT成功

逸脱がなければ鎮静薬を中止します。

その後、**SAT成功基準から逸脱する項目がないか**確認します。逸脱がなければSAT成功と判断でき、SBTに進みます。もし、逸脱した項目があったら、この日の離脱計画は中止し、翌日に再評価します。

略語

SAT（spontanenous awakening trials）：自発覚醒トライアル

ワンポイント

SBTでは「患者が条件に耐えられるかどうか」を1日1回評価することとなります。設定変更から30分以上（120分を超えないこと）経過したら、SBT成功基準を評価します。

略語

SBT（spontaneous breathing trial）：自発呼吸トライアル

2　SBT：人工気道からの離脱を図る 図2

まずは**SBT開始安全基準からの逸脱がないか**確認します。逸脱がなければSBTを開始しますが、逸脱があったら「SBTを行う準備ができていない」と判断し、原因を同定し対策を講じたうえで、翌日再度の評価を行います。

SBTでは「以下のどちらかの条件に30分以上耐えられるか」を評価します。

①吸入酸素濃度50％以下の設定で、CPAP≦5 cmH_2O（PS≦5 cmH_2O）

②Tピース

開始後30～120分経ったら**SBT成功基準から逸脱する項目がないか**確認します。逸脱がなければSBT成功（人工呼吸器からの離脱が可能）と考えられます。逸脱があった場合はSBT前の設定に戻し、不適合の原因を検討し、対策を講じます。

3　抜管：「再挿管のリスク」を常に念頭に置いて実施する

抜管前には、カフリークテストやコフピークテストを行って、上気道閉塞による再挿管のリスクを評価します。

実施時にも、常に再挿管のリスクを念頭に置き、注意深く観察します。抜管に向けて、チームで情報共有し、シームレスに介入することが重要となります。

（佐々木伸樹）

図2 SBTの評価例（Dさんの場合）

SBT開始安全基準（以下の状況がないことを確認）		Dさんの状況
原疾患の改善を認める		クリア
酸素化が十分である	F_IO_2≦0.5かつPEEP≦ 8 cmH_2Oのもとで SpO_2＞90 %	クリア（FIO_2 0.4　PEEP 4　SpO_2 97％）
血行動態が安定している	急性の心筋虚血、重篤な不整脈がない	クリア（疑わしい所見なし）
	心拍数≦140bpm	クリア（ABP 114bpm）
	昇圧薬の使用について少量は容認する（DOA≦ 5 μg/kg/分、DOB≦ 5 μg/kg/分、NAD≦0.05μg/kg/分）	クリア（ノルアドレナリンOFF）
十分な吸気努力がある	1回換気量＞ 5 mL/kg　→標準体重	クリア（IBW 54.4kg× 6 kg＝326mL、TV 372mL）
	分時換気量＜15L/分	クリア（MV 5.21L）
	Rapid shallow breathing index（1分間の呼吸回数/1回換気量［L］）＜105回/分/L	クリア（f 15÷TV 0.372L＝40回/分/L）
	呼吸性アシドーシスがない（pH>7.25）	クリア（pH7.324）
異常呼吸パターンを認めない	呼吸補助筋の過剰な使用がない	クリア（呼吸努力・異常呼吸パターンなし）
	シーソー呼吸（奇異性呼吸）がない	
全身状態が安定している	発熱がない	クリア（37.2°C、高熱ではない）
	重篤な電解質異常を認めない	クリア（正常範囲）
	重篤な貧血がない	クリア（Hb正常範囲）
	重篤な体液過剰を認めない	クリア（IN-OUTバランス問題なし）

「逸脱なし」なのでクリア

⬇

SBT成功基準（以下の状況がないことを確認）		Dさんの状況
呼吸回数＜30回/分		
開始前と比べて明らかな低下がない（例：SpO_2≧94 %、PaO_2≧70mmHg）		
心拍数＜140bpm、新たな不整脈や心筋虚血の兆候を認めない		
過度の血圧上昇を認めない		
呼吸促迫の徴候を認めない	呼吸補助筋の過剰な使用がない	
	シーソー呼吸（奇異性呼吸）	
	冷汗	
	重度の呼吸困難、不安感、不穏状態	

これから実施していく内容

すべてクリアならSBT成功

【参考文献】

1）道又元裕 編：人工呼吸ケアのすべてがわかる本．照林社，東京，2002：210.
2）日本集中治療医学会，日本クリティカルケア看護学会，日本呼吸療法医学会 編：人工呼吸器離脱に関する３学会合同プロトコル．https://www.jaccn.jp/assets/file/guide/proto1.pdf（2023.11.9アクセス）．
3）田中竜馬：Dr.竜馬の病態で考える人工呼吸器管理．羊土社，東京，2014：253-258.
4）Owens W著，田中竜馬 訳：人工呼吸器の本 エッセンス．メディカル・サイエンス・インターナショナル，東京，2018：91-96.
5）安田英人：標準的な人工呼吸器離脱 歴史，方法② SBTの技術的側面．INTENSIVIST 2012；4（4）：639-649.

間質性肺炎の患者

関連図はこちら

間質性肺炎は、呼吸器疾患のなかでも特に「吸いづらさ」の症状が出やすい疾患です。吸いづらさから、不安やパニックを生じ頻呼吸になることがあります。そのため、“苦しくなる”といった患者の身体的なかかわりと、不安が最小限となるような患者への情報提供を行うことが必須となります。

ここでは、薬剤性間質性肺炎によって人工呼吸管理を行った患者の離脱について、考えていきます。

アセスメントのヒント

患者と医療者が「どの程度の体動で、どのくらいのきつさを生じるのか」共通認識をもつことが、患者の精神的苦痛の回避につながります。

場面① 化学放射線療法後、肺炎による酸素化不良でHCU入室

〈患者情報〉

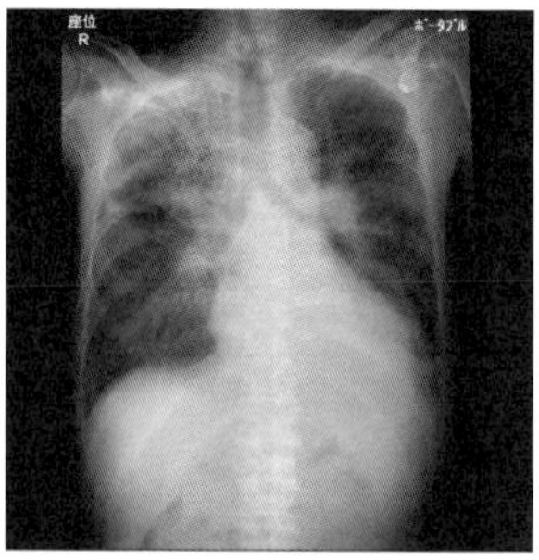

- Eさん：60歳代男性、糖尿病・高血圧の既往あり。
  身長156cm、体重40.6kg（理想体重51.1kg）
- 2か月前、他院で早期膀胱がんの精査中、偶発的に下咽頭腫瘍が発見され、腫瘍による気道狭窄に対して緊急気管切開術を施行。その後スピーチカニューレ管理を開始し、精査の結果、右下咽頭がんと診断され、化学放射線治療目的で当院へ紹介入院。
- 1週間前、化学放射線療法（セツキシマブ＋トモセラピー）が予定どおり終了。その翌日より発熱と胸部X線で肺炎が認められた。
- 肺炎発覚の翌日、$SpO_2$94%へ低下したため酸素1L/分（トラキオマスク）を開始。**会話の辻褄が合わなく**なった。その翌日、不穏（スピーチカニューレ自己抜去）とさらなるSpO_2低下が出現。酸素化不良のためHCU入室となった。

〈HCU入室までの状況（酸素10L/分投与下）〉

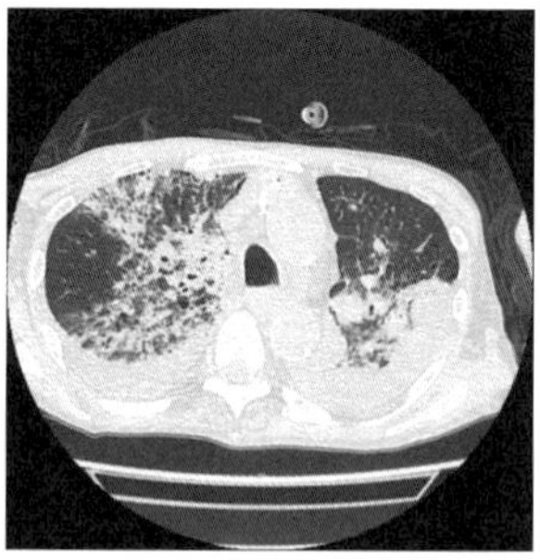

- 動脈血液ガス：pH 7.48　$PaCO_2$ 37mmHg　PaO_2 54mmHg　HCO_3^- 27.6mmol/L　BE 4.0mmol/L　Lac 1.1mg/dL　SaO_2 89.2%
- 入室前のCTから、間質性肺炎（薬剤性肺障害）が疑われた。
- HCU入室時のバイタルサイン：HR 119bpm　BP 120/78mmHg　SpO_2 97%　**RR 35回/分**　体温36.8度
- 両側胸郭の挙上は弱く、**呼吸音は弱い**。

気づきのヒント① 抗がん薬使用時は「薬剤性肺障害」が生じやすい

薬剤性肺障害は、薬物（サプリメントや栄養食品を含む）の投与によって引き起こされます。**最も多いのは間質性肺炎**ですが、ARDS、好酸球性肺炎などが生じることもあります。

すべての薬物が原因となりますが、過半数を抗がん薬（殺細胞性抗がん薬、分子標的薬、免疫チェックポイント阻害薬）が占め、次いで関節リウマチ薬、抗菌薬、アミオダロン、漢方薬、インターフェロン療法（IFN-α）の一部で薬剤性肺障害を生じること[1]、薬剤投与中のみならず投与終了後にも発生すること[1]、薬剤投与中のみならず投与終了後にも発生すること[1]を知っておくと、早期対応につながります。

ワンポイント
薬剤性肺障害と薬剤性間質性肺炎はほぼ同義として扱われています。

略語
ARDS（acute respiratory distress syndrome）：急性呼吸窮迫症候群
IFN-α（interferon-α）：インターフェロンα

場面② HCU入室後、人工呼吸管理を開始

〈患者の状況〉

- スピーチカニューレから**カフ付き気管切開チューブに変更**がなされたうえで、人工呼吸管理を開始。
- 人工呼吸器設定：A/Cモード　F_IO_2 0.5　f 15回/分　Pi 15cmH_2O　Ti 1.0秒　PEEP 5 cmH_2O
- 実測値：**1回換気量600mL**　分時換気量8L　呼吸回数16回/分　E_TCO_2 25mmHg　SpO_2 100％
- 鎮静薬**デクスメデトミジンを追加**使用し、RASS-3（中等度の鎮静）で管理開始
- 2時間後、RASS－3となり、1回換気量450mL、分時換気量7L、呼吸回数15回/分、SpO_2 100％　E_TCO_2 25mmHgに安定。

気づきのヒント② 不穏がさらに呼吸状態を悪化させることもある

通常、呼吸状態が増悪している患者は、**鎮静薬投与後に気管挿管下人工呼吸管理**となります。

しかし、Eさんにはすでにスピーチカニューレが挿入されており、気管切開チューブへの変更のみで人工呼吸管理が可能だったため、鎮静薬を投与しないまま人工呼吸器が導入され、1回換気量の増加が生じました。

アセスメントのヒント
著明な**不穏**が原因で、**1回換気量が増加する**ことは少なくありません。

近年の人工呼吸管理では、浅い鎮静が推奨されていますが、興奮状態にあるときは、安全管理と**吸気努力による肺障害予防**を目的に、鎮静薬使用を検討します。

Eさんの場合、混乱に伴う興奮時に鎮静管理をRASS－3とやや深めに管理したことで安全の確保と呼吸努力が緩和し、肺の線維化の予防となり、肺保護にもつながったと考えます。

場面③　人工呼吸管理下で、呼吸・循環の安定を図る

〈患者の状態〉

- HCU入室前のCT（→p222）で間質性肺炎（薬剤性肺障害）が疑われ、医師により抗菌薬の変更（メロペネム）、**ステロイド治療**（メチルプレドニゾロン静注1,000mg 3日間）が処方された。薬剤部に連絡し、すみやかに投与を開始した。
- 循環動態はHR 70回/分、NIBP 111/60mmHgで、状態変化前より**軽度の血圧低下**が認められた。頸静脈怒張、**心胸郭比の軽度拡大**（57.5%）、CTにて**両側胸水**、BNP 2,900pg/mL以上（高度上昇）が認められ、心不全（ノリア・スティーブンソン分類のWet-Warmの状態で、クリニカルシナリオ2）と診断され、ループ利尿薬（フロセミド）持続投与が開始となった。

気づきのヒント③　処方変更にはすみやかに対応する

急性呼吸不全の原因が明確でない時期は、医師による介入がメインとなります。

間質性肺炎の場合、診断には専門医の診察や病理検査などが必要となるため、なおさら時間を要します。急な状態悪化時には診断が追いつかないケースもあることでしょう。予測対応のなかで、ARDSを呈する患者に対しては、ステロイドパルス療法を開始します[1]。

処方されたステロイドや変更となった抗菌薬をいかに迅速に投与できるかは、治療や今後の経過に影響を及ぼします。**状態悪化時の対応が早期回復**につながることを念頭に置き、看護師は、患者や医師だけでなく、多職種（薬剤部、放射線部、臨床検査部など）との調整も行う必要があるでしょう。

ワンポイント
ステロイドパルス療法：ソル・メドロール®500～1,000mg/日を3日間投与

気づきのヒント④　合併症も視野に入れてアセスメントする

循環動態の評価では、間質に炎症を生じたことで**肺の血管抵抗が高まり**、**肺高血圧症**を生じた結果、心不全（右心不全）に至った可能性が示唆されました。

間質性肺炎の代表的な合併症は、原発性肺がん、肺高血圧症、肺感

ワンポイント
間質性肺炎は長期化するため、加療中に原発性肺がんが生じることがあるといわれています。

染症、気胸などが知られています。いずれも予後に重大な影響を与える合併症[3]です。

間質性肺炎だけでなく、合併症の知識と併せて患者の評価を行うことも、人工呼吸管理・離脱計画の調整には必要となります。

場面④ 病態改善により、人工呼吸器離脱に向けてSATを開始

〈患者の状態〉

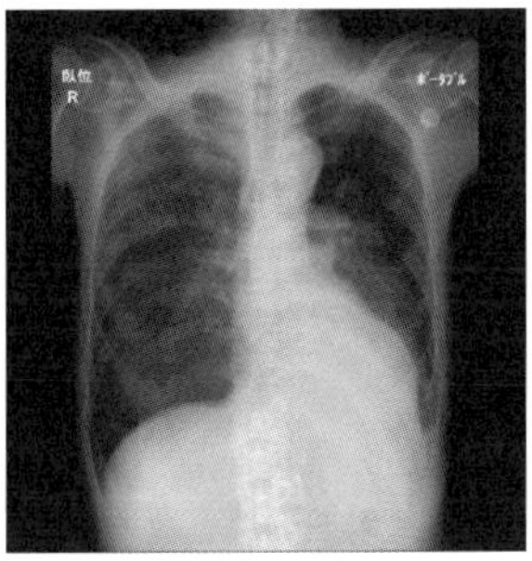

- HCU入室２日目の明け方、Eさんが覚醒。驚いた表情がみられたが、担当看護師から経過が伝えられ、納得された様子だった。
- しかし、日中、突発的な興奮を認めたため、デクスメデトミジンによる鎮静を継続（RASS－3程度の管理）。水分出納バランスは600mLのマイナスバランス。体位変換やヘッドアップ、四肢関節可動域訓練中の呼吸・循環動態の変動は認めない。
- HCU入室３日目、胸部X線により**肺の透過性の改善・心胸郭比の低下**（50％）を確認。HR 80回/分、BP 130/60mmHgと**頻拍はなく**、**血圧は急変前の数値と同等**であること、水分バランスは600mLのマイナスバランスであり、**体重は状態変化前より2.8kg減少**していること、体位変換やヘッドアップ、四肢関節可動域訓練中の呼吸・循環変動が認められないことから、循環血液量のコントロールが適正に行われたとアセスメントした。
- 医師へ状況報告をしたところ「治療が奏効し、間質性肺炎の改善と心不全から離脱した」と判断され、SAT開始となった。

〈SAT開始後にわかったこと〉

- デクスメデトミジンを減量した結果、RASS－１～－２（傾眠～軽い鎮静）となり、口唇の動きとジェスチャーで意思疎通が可能となった。
- SAT評価を行うなかで、状態悪化前と近い意識レベルでコミュニケーションが図れること、興奮はないが、**現状に対する混乱**（HCU入室前から現時点までの記憶が曖昧）が判明。また、Eさんは**発声できない**ことを何度も訴えていた。

気づきのヒント⑤ 現状認識を促すことは、PICS予防のためにも重要

PICS（集中治療後症候群）予防の視点として、せん妄の評価を行うなかで、患者の現状認識を促進することの重要が指摘されています（→p157）。このことは、患者と目標を共有することとなり、**安全に人工呼吸器から早期離脱する**ことにもつながります。

超急性期患者との信頼関係構築はなかなか難しいですが、看護師の腕のみせどころです。看護の基本を常に意識し、患者のサインをキャッチすることが、早期人工呼吸器離脱につながるのです。

略語

PICS（post intensive care syndrome）：集中治療後症候群

Eさんの場合、HCU入室前から急性呼吸不全により強い不穏を生じ、記憶の混乱に陥ったのではないかと考えました。そこで、現状認識を促すために、記憶が曖昧となっている期間の状況について医師・看護師・理学療法士をまじえて伝えたところ、少しずつ理解を得ることができました。

アセスメントのヒント

患者の疾患の理解、全身状態の改善/悪化の評価、患者の現状認識促進、患者の不安・苦痛の除去は、人工呼吸管理中の患者にかかわる看護師として、共通しておさえるべき基本となります。

場面⑤　SAT成功、SBTを開始

〈患者の状態〉

- 混乱が落ち着いたことで、医師はSAT成功と判断。それに伴い、人工呼吸器のモードはA/CからSPONTへ変更。
- モード変更後、呼吸回数増加、SpO_2の低下、頻拍、血圧上昇、努力呼吸の出現はなく、SBT成功基準をクリア。しかし**「まだ発声ができない」ことに対する強い不安**は持続していた。
- その３時間後、人工呼吸器離脱となった。

気づきのヒント⑥　病態を把握すると「観察ポイント」がみえてくる

間質性肺炎では、**拘束性換気障害や肺拡散能障害など**が生じるため、呼吸困難などの症状を呈します[4]。つまり、間質性肺炎患者の肺は「息を吸いにくいが普通に吐ける」状態に変化するわけです（→p24）。

状態変化から人工呼吸器導入開始までの時間が長くなると、呼吸筋疲労や呼吸筋力の低下が生じるため、離床行動や人工呼吸器の設定変更などによって負荷がかかり、呼吸様式が変化しやすくなります。

Eさんの場合、HCU入室２日目時点で、離床行動による呼吸・循環動態の変動が認められなかったため、人工呼吸器設定変更の負荷に耐えられる可能性が高いとアセスメントしました。

ワンポイント

病態としては、肺胞壁や肺間質が繊維化する（肺の線維化）と、肺が硬くなって広がりづらく、肺の収縮力が強くなります。

気づきのヒント⑦　患者の「不安」を放置せず多職種で共有して対応する

Eさんは、下咽頭腫瘍による気道狭窄に対して緊急気管切開を行っています。抜管ができないことから、発声のためにはスピーチカニューレへの変更が必須です。スピーチカニューレは人工呼吸器回路と接続できないため、**まずは人工呼吸器から離脱する**必要があります。

EさんはSPONTモードへの変更後も呼吸状態が安定していることから、看護師は「今後早期に人工呼吸器離脱とスピーチカニューレへの移行の可能性が高い」とアセスメントしました。アセスメント内容を医師へ確認したうえで、Eさんに「今後スピーチカニューレに変更し、再度発声ができる可能性が高い」ことを伝えると安心されました。

気づきのヒント⑧ 離脱には、患者自身の協力が不可欠

人工呼吸器離脱後や抜管後には、呼吸様式の観察を重点的に行います。頻呼吸の持続や吸気努力を認めた場合は、デバイスの切り替えや再挿管のタイミングが遅れないよう、迅速に対応することが必要です。

抜管や人工呼吸器離脱時には、再挿管の準備とともに高流量酸素投与システム（HFNC）や非侵襲的陽圧換気（NPPV）装着を想定した物品や人の配置が重要となります。さらに、患者の協力を仰ぐことも、異常の早期発見・迅速な対応につながります。

間質性肺炎の場合、息の吸いづらさが出現する可能性があるため、離脱前に、患者に「人工呼吸器のサポートが減ると呼吸困難（特に吸いづらさ）が生じる可能性があること」「きつさを感じた際は無理をせず表出してもらうこと」を伝えることも大切です。

ワンポイント

Eさんの場合はスピーチカニューレからカフ付き気管切開チューブに変更し、人工呼吸器を再装着することが該当します。

略語

HFNC（high-flow nasal cannula）：高流量鼻カニュラ酸素療法

NPPV（noninvasive positive pressure ventilation）：非侵襲的陽圧換気

場面⑥ 離脱に成功し、元の病院へ転院

〈患者の状態〉

- 離脱後、Eさんの呼吸状態は安定。人工呼吸器が外れたことで不安も緩和した様子であった。
- 1時間後、自己排痰可能なことを確認し、医師が気管切開チューブからスピーチカニューレへ変更。発声可能となり、医療者とコミュニケーションが図れたことで、Eさんの現状認識はさらに促され、夜間穏やかに過ごされた。
- HCU入室4日目、急変前と同等のバイタルサインに改善し一般病棟へ転棟。一般病棟でリハビリに取り組み、HCU入室前のADLに戻り、元の病院へ転院となった。

（大西　翠）

【引用文献】

1）日本呼吸器学会薬剤性肺障害の診断・治療の手引き第２版作成委員会 編：薬剤性肺障害の診断・治療の手引き第２版. メディカルレビュー, 大阪, 2018.
2）日本循環器学会, 日本心不全学会, 日本胸部外科学会, 他編：急性・慢性心不全診療ガイドライン2017年改訂版. http://www.j-circ.or.jp/cms/wp-content/uploads/2017/06/JCS2017_tsutsui_h.pdf（2023.11.9アクセス）.
3）杉野圭史, 坪井永保, 本間栄：間質性肺炎の合併症対策. 日呼ケアリハ学誌 2019；29（1）：43-49.
4）安倍紀一郎, 森田敏子：関連図で理解する呼吸機能学と呼吸器疾患のしくみ. 日総研出版, 愛知, 2009：166-183 .

筋力低下で離脱困難な患者

思考過程図はこちら

人工呼吸器を長期間装着することによる筋力低下を予防するためには、リハビリテーション（以下、リハビリ）が不可欠です。

2018年度の診療報酬改定において「早期離床・リハビリテーション加算」が算定できるようになりました 表1 。多職種で構成されたチームで集中的なリハビリに取り組むことが重要とされ、ガイドライン[1]も出ています。しかし、術後の炎症や身体的侵襲が高い場合などでは、思うようにリハビリが進まないことも少なくありません。

ここでは、筋力低下（する可能性の高い）患者に対する人工呼吸器離脱に向けた介入、筋力低下を予防するための方策を考えます。

場面①　筋力低下がある患者に対し、離脱をめざしたリハビリ介入を開始

〈患者情報〉

- Fさん：80歳代男性、身長165cm、体重47kg、BMI 17.26。COPD・高血圧の既往あり
- 妻とふたり暮らし。日常生活は自立（ほぼ自宅から出ることはない）

〈入院までの経過〉

- 肺炎に伴う重症感染症で、救急処置室にて気管挿管され、人工呼吸管理を開始。
- ICU入室後も循環動態は不安定で、カテコラミン製剤（ドパミン/ノルアドレナリン）の高容量投与を行っていたため、体動も困難。第６病日ごろにカテコラミン製剤はすべて中止となったが、意識の覚醒が悪く自動運動も困難。鎮静薬の調整や頭部CTを含む諸検査を行ったものの、はっきりとした原因は不明。
- BMIも低値であり、予備能力が低く、体位変換も困難な状態だったため、ベッド上で手関節運動（拘縮予防）から実施し、呼吸介助（補助）や呼吸リハビリの実施を始めることとなった。

〈人工呼吸器設定〉

●A/C　●TV 380mL/回　●RR 15回/分　●F_IO_2 50%　●PEEP 5 cmH_2O

気づきのヒント①　長期間の人工呼吸管理は筋力低下や廃用をもたらす

人工呼吸管理が長期間に及ぶ場合など、過度な安静を強いられた場

合、骨格筋減少だけでなく、種々の合併症をきたしやすくなります 表2 [2]。

人工呼吸期間を長期化させる因子には、ICU入室時の診断（**肺炎やARDS、神経筋疾患、頭部外傷、術後頭蓋内出血**）、重症度が高い場合や遷延傾向にある場合、やや重症度が高く転棟・転院をしてきた場合などが挙げられます 表3 [3]。そのような患者が入室した場合には、早期に廃用予防に向けた取り組みを行うことが重要です。

しかし、**人工呼吸器装着患者は、必然的に合併症のリスクも高い**ため、どのような患者にも、リハビリ介入と離脱に向けたトライアルを実施していく必要があるわけです。

ワンポイント

人工呼吸器関連肺炎（VAP）やICU-AWなどが代表的です。

略語

VAP（ventilator associated pneumonia）：人工呼吸器関連肺炎

ICU-AW（ICU-acquired weakness）：ICU神経筋疾患

APS（acute physiology score）：重症度スコア

表1 早期離床・リハビリテーション加算の算定基準と施設基準

算定対象	・集中治療室に入室早期から離床等の必要な取り組みが行われた場合には、14日を限度として所定点数（特定集中治療室管理料）に加算する（500点） ・特定集中治療室での早期離床・リハビリテーションに関する多職種からなるチームを配置し、患者の診療を担う医師・看護師・理学療法士等がチームと連携して患者の早期離床・リハビリテーション実施に関わる計画を作成し実施した場合に算定する
施設基準	・特定集中治療室内に以下から構成される早期離床・リハビリテーションに係るチームを配置すること →集中治療の経験を5年以上有する医師、集中治療に関する適切な研修を修了した看護師、十分な経験を有する理学療法士または作業療法士 ・特定集中治療室における早期離床・リハビリテーションに関するプロトコルを整備し、定期的に見直すこと ・心大血管疾患リハビリテーション料、脳血管疾患等リハビリテーション料または呼吸器リハビリテーション料に係わる届出を行っている保険医療機関であること

表2 安静臥床が及ぼす全身への影響

筋骨格系	筋力減少（低下）・筋萎縮・骨密度減少・関節拘縮
循環器系	血圧調節システム機能低下・起立性低血圧・心拍出量低下・静脈血栓
呼吸器系	機能的残機量の減少・誤嚥性（沈下性）肺炎・上気道感染・分泌物の喀出困難
消化器系	便秘・腹部膨満感
泌尿器系	尿管結石・尿路感染症
精神神経系	活力低下・せん妄発症
皮膚	褥瘡

佐藤知香，梅本安則，田島文博：安静臥床が及ぼす全身への影響と離床や運動負荷の効果について．Jpn Rehabil Med 2019；56（11）：842-847．より引用

表3 人工呼吸期間を長期化させる因子

- ICU入室時の診断名が肺炎、ARDS、神経筋疾患、頭部外傷、術後頭蓋内出血（44.3％）
- ICU入室時の高いAPS（25.0％）
- 他のICU、他の病院・病棟からICU（6.1％）
- ICU入室初日の$PaCO_2$またはBUN、クレアチニン、動脈血pH、白血球数、体温の異常（4.8％）
- ICU入室前の長い入院期間（4.3％）
- ICU入室初日の呼吸回数上昇（3.5％）
- 大きな教育病院への入院（3.4％）
- ICU入室初日の血清アルブミン低値（2.9％）
- 閉塞性、拘束性肺疾患の既往（2.4％）
- ICU入室初日にP/F比低値（2.0％）
- 高齢（1.1％）

Seneff MG, Zimmerman JE, Knaus WA, et al. Predicting the duration of mechanical ventilation. The importance of disease and patient characteristics. *Chest* 1996; 110: 469-79.

気づきのヒント② リハビリ開始前に全身状態をチェックする

離脱に向けて、どのように介入すべきか考えてみましょう。

リハビリを進めるためにも、全身状態のアセスメントが必要です。筆者の施設では、バイタルサインや鎮静・鎮痛の評価などを、日々誰でも電子カルテ上で評価できるようにしています 表4。これらをチェックしたうえで、実際にリハビリ介入ができるかを理学療法士などとともに考えて介入します。

ワンポイント

離脱の可否については、人工呼吸器離脱プロトコル2015[4]に沿って評価し、医師に離脱の可否について報告します。

表4 共有すべき情報（例）

全身状態		●意識（RASS、JCS）　●循環（HR、不整脈の有無、虚血の有無） ●疼痛（NRS、CPOT）　●呼吸（RR、SpO_2、F_IO_2） ●人工呼吸器（PEEP）　●その他
治療内容		●呼吸管理　●栄養療法　●透析療法 ●循環管理（補助循環の有無）　●鎮痛（IV・座薬・経口） ●鎮静　●筋弛緩の有無
評価	基本動作	●起居　●座位保持　●立位　●立位保持 ●歩行　●階段
	ADL	●食事　●整容　●清拭　●トイレ ●更衣（上半身、下半身）　●排尿管理　●排便管理 ●移乗（ベッド・車椅子、トイレ、シャワー） ●歩行・車椅子　●階段 ●理解　●表出　●社会的交流　●問題解決 ●記憶　●運動項目＋認知項目
		●摂食嚥下機能　●認知機能（MMSE） ●意識レベル（RASS、JCS）　●せん妄レベル（CAM-ICU）
その他		●安静度　●離床プロトコルのレベル　●目標

1 評価のポイントは「循環動態」[1]

初回の評価として、**疼痛や体位を動かすことによって循環動態が変動するかどうか**を確認します。循環動態が変動する場合はリハビリ介入が困難となりますが、その他に関してはリハビリ介入可能と考えます。その他に関しては、集中治療における早期リハビリテーション中止基準に準じて判断します。

場面② リハビリ介入が計画どおりに進まない原因を探る

〈経過〉

- 全身状態チェックから、Fさんは循環動態が悪いため、少しの体位調整も困難と判断。そのため「大きく体位を変えない方法」と、離床が少しでも早くスムーズにできるよう準備するための方策を実施していくこととなった。
- Fさんには覚醒不良もあったため、四肢の他動運動（バイタルサイン測定時の関節可動域訓練）から実施。その他、呼吸リハビリや呼吸介助を実施しながら、少しの体動が可能となったことをモニター心電図（バイタルサイン）などから判断し、体位変換やヘッドアップを行った。
- 治療が奏効し始めるのを契機に、安静解除に向けた取り組みを開始。「ヘッドアップ→端座位→ベッドの傾斜機能を利用した体位調整→head-up tilt」の順で行っていったところ、胸郭の可動制限がなくなり、換気量も徐々に向上し、覚醒レベルも向上していった。

気づきのヒント③ 「体を動かすこと」だけがリハビリ介入ではない

循環動態の変調をきたして体動困難となった患者や、長期間安静臥床を強いられている患者などでは、スムーズにリハビリが進まないことも多いです。

そのような場合には、**四肢の自動運動練習**を行い、動脈圧や脈拍・呼吸回数を観察しながら**段階的に寝返り動作訓練**を行うようにしています 図1 。それらが可能であること（問題ないこと）を確認して端座位訓練を行い、可能であれば起立訓練へつなげていきます。

ワンポイント

特に、廃用やICU-AWを発症した場合には、よりリハビリを進めることが困難となります。

図1 段階的なリハビリの進め方と看護介入（イメージ）

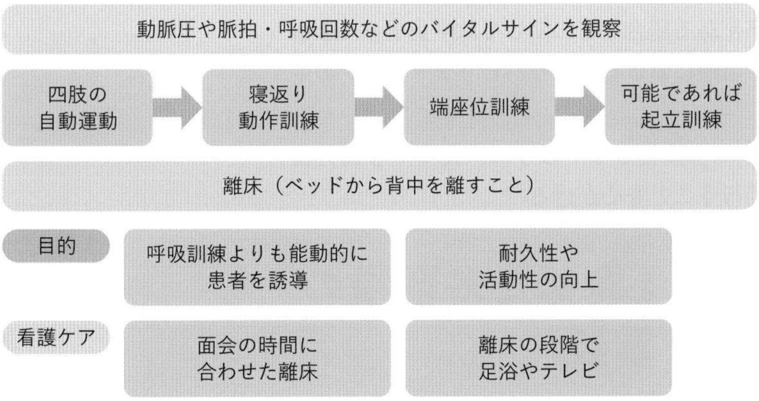

1 「ベッドから背中を離す」ために、どのようなケアが実施できるか考える

とにかく、背面開放（ベッドから背中を離すこと）を積極的に行うようにすることが大切です。

離脱困難な患者は、意識レベル低下がある患者や、覚醒状況がはっきりしない患者も多いため、呼吸訓練よりも、**能動的に患者を誘導して患者の動きを出させる訓練**を行って、耐久性や活動性が向上させることが有効だと筆者は考えています。看護ケアとしては、**足浴やテレビ、面会の時間に合わせて離床する**ことも効果的です。そのような細やかなケアが、患者の“離床したい・リハビリをしたい”という意欲につながり、離脱にむけた取り組みの一助となり、離床時間の延長や覚醒状況の改善につながることでしょう。

アセスメントのヒント

「離脱困難となっている原因は何か？」「行っているリハビリが奏効しているか？」を常に判断しながら離脱に向けた取り組みを実施していきます。

アセスメントのヒント

COVID-19の面会制限が緩和されている施設では、家族の声などを聞かせることも効果的と考えられます。

2 「ヘッドアップができない=離床を進められない」ではない

筆者の施設では、覚醒状況が悪い患者や、肩・首周囲の筋力低下などにより自分の力で首を支えることができない患者には、**head-up tiltを用いて離床**を促しています。

head-up tiltは、重力に逆らうだけでなく、機能的残気量の増加、耐久性向上、患者のやる気の促進、覚醒状況の向上に寄与します。“何をやってもダメ…”な場合、短時間からでも実践してみるとよいでしょう。何より、患者のやる気を促すために、離床を進めることが大切です。

ワンポイント

head-up tilt

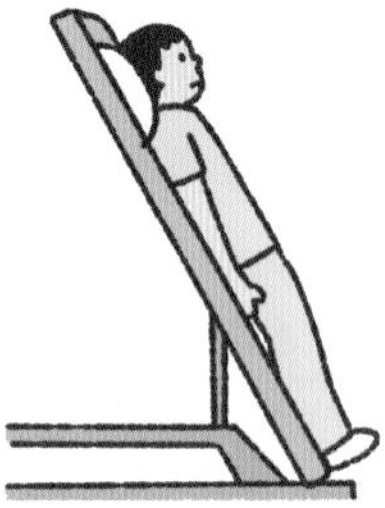

head-up tiltを行う場合の注意点を以下にまとめます。

①循環動体に応じて挙上する角度は決定していくが、意識レベルの低下や明らかなバイタルサイン変化（呼吸回数・脈拍数・血圧）の明らかな変化や本人の苦痛がある場合などに関しては中止するべき事項となる（詳細は「集中治療における早期リハビリテーションの中止基準」を参考にする）[1)]

②時間に関しては、中止基準に該当しない限りは、長くても10分程度とし、単回的に複数回行うことを心がける

気づきのヒント④ 患者・家族を含めた多職種の情報共有が重要

ここまで、筋力低下のある患者に対する取り組みを述べてきました。

しかし、これらの取り組みを行っても、すべての患者が人工呼吸器から離脱できるわけではありません。

離脱に向けた取り組みをしていくうえで、**離脱困難となっている原因を見える化**し、情報を関係職種で共有することが重要です。そのためには、人工呼吸となった原因や長期間となった要因、現状の問題点、今後の方向性を、患者や家族とともに確認する必要があります。

離脱プロトコルに沿って積極的な離床を行うだけでなく、本人の意欲はあるのか、障害となっているものは何か（病態の問題、口腔内など病態外の問題、人工呼吸器の設定など）を徹底的に考え、患者を含めて共有していきましょう。

多職種が同じ目標で役割を分担しながら介入していくことが効率的で効果的です。そのためには、離脱困難となっている患者が少しでも離脱を進めていけるよう、日々多職種と情報を共有しておく必要があります。

（谷口誠太）

アセスメントのヒント

離脱に向けた情報共有について、確認したいことを以下にまとめます。

- 離脱困難を見える化
- 人工呼吸となった原因
- 長期化している要因
- 現状の問題
- 改善できそうな問題か
- 関係職種や患者・家族と情報共有はできているか

【引用文献】

1）日本集中治療医学会早期リハビリテーション検討委員会：集中治療における早期リハビリテーション-根拠に基づくエキスパートコンセンサス-．日集中医誌 2017；24：255-303.

2）佐藤知香，梅本安則，田島文博：安静臥床が及ぼす全身への影響と離床や運動負荷の効果について．リハ医学 2019；56（11）：842-847.

3）Seneff MG, Zimmerman JE, Knaus WA, et al. Predicting the duration of mechanical ventilation. The importance of disease and patient characteristics. *Chest* 1996; 110: 469-79.

4）日本クリティカルケア看護学会：人工呼吸器離脱プロトコル2015．https://jaccn.jp/assets/file/guide/pdf/proto2.pdf（2023.11.9アクセス）.

気管切開を行った患者 の在宅移行

関連図はこちら

近年、人工呼吸療法は、ICUだけでなく一般病棟や在宅でも行われています。在宅医療が推進されているなかで、今後も、一般病棟で人工呼吸療法を実施する場面は増え続けることが予測されます。

しかし、ALS（筋萎縮性側索硬化症）やCOPD（慢性閉塞性肺疾患）など、何らかの理由で人工呼吸器から離脱できず、スムーズに在宅移行できずに一般病棟で長期入院になる患者も少なくありません。まず、急性期と、慢性期まで続いていく患者との違いをおさえておきましょう。

急性期では、肺の機能を元に戻すような可逆性のものを含めた呼吸障害が対象となります。一方、慢性期では、脳幹梗塞や呼吸筋麻痺、慢性的な肺機能低下などの非可逆性のものから、人工呼吸器から離脱できない患者が主です。

つまり、慢性期の場合、めざすゴールは人工呼吸器の設定を変更しながら人工呼吸器からの離脱ではなく、「**今ある身体機能の維持と合併症予防**」となります。

そのため急性期と慢性期では、変化の速度が違いますが、日ごろからの変化に注意して観察していくことが大切です。また、患者本人が住み慣れた家での生活を希望しても、さまざまな理由で家族の希望が違う場合もあります。

本項では、そのような患者のなかでも、ICUで経口挿管からTPPV（気管切開下陽圧換気）に変更が行われ、一般病棟で在宅移行への準備をしている患者に焦点を当てて紹介していきます。

略語

ALS（amyotrophic lateral sclerosis）：筋萎縮性側索硬化症

COPD（chronic obstructive pulmonary disease）：慢性閉塞性肺疾患

TPPV（tracheostomy positive pressure ventilation）：気管切開下陽圧換気

ワンポイント

慢性期でも、人工呼吸器離脱に時間を要する患者の場合もあり、離脱を考慮することもあります。

気づきのヒント① 人工呼吸管理の患者を取り巻く状況を理解する 図1

一般病棟や在宅では、医療者の配置、使える機器、実施できる検査が限られます。看護体制も違い、ケアの頻度も大きく異なります。

前述したように、慢性期の場合、めざすゴールは「人工呼吸器からの離脱」ではなく、「今ある身体機能の維持と合併症予防」が主になってきます。そのためにも、**離床や清潔ケア**は大切です。合併症予防では、急性期と変わらず、**VAPバンドルの遵守や離床**を行います。

ワンポイント

マンパワー・実施できること

ICU ＞ 一般病棟

患者が求めるニーズ

ICU ＝ 一般病棟

図1 人工呼吸管理の患者を取り巻く状況

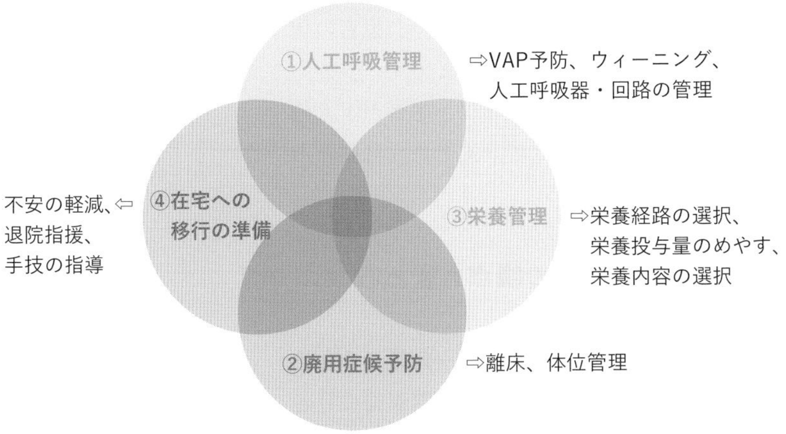

略語

VAP（ventilator-associated pneumonia）：人工呼吸器関連肺炎

場面① 病棟でTPPVを導入し、在宅移行をめざすことに

〈患者情報〉

- Gさん：70歳代、女性
- CPAで入院後、人工呼吸管理となった。
- 意識障害が遷延しており、脳波は全体的に徐波化。人工呼吸器から離脱できるようにウィーニングを繰り返していたが、離脱できずにTPPVを導入。在宅でも使用できる人工呼吸器に変更後、一般病棟に転棟。
- 家族は、意識がない状態でも患者と自宅で生活することを希望していた。

〈人工呼吸器設定〉

●PSV　●PS 5 cmH_2O、●PEEP 5 cmH_2O

〈経過〉

- ある日、低換気アラームが頻回に鳴るようになった。Gさんは、在宅医療に向けて加湿回路ではなく、人工鼻を使用して加湿を行っていた。
- アセスメントの結果、人工鼻の重みで気管切開チューブを垂直に固定できなくなり、気管切開孔が大きく広がったことが原因であった。
- 固定法をいろいろ検討・実施したがうまくいかず、気管切開チューブをアジャストフィット（いろいろな色々な気管切開孔にも適合することを目指して開発されたもの）に変更することに。チューブ交換後は垂直に固定することができ、低換気アラームはほとんどなくなった。

気づきのヒント② 安静臥床・不動による全身への影響は、「あるもの」として考える 図2 （→p236）

一般病棟でも、**残存能力の強化と機能障害の維持・改善**のためにリハビリテーション（以下、リハビリ）を実施していきます。ベッド上からの運動療法を開始し、理学療法士などと協力して、可能であれば徐々に離床をめざしていきます。

ここで注意したいのは、リハビリの目的は1つではなく、患者の状態や尿路感染症の予防のためだけではない」ということです。

ベッドからの景色はいつも一緒です。離床の先には、患者が1人の人間として、社会的にも家族役割なども果たしていくという目標があります。

アセスメントのヒント

患者がベッドから離れたがらず、リハビリが進まないこともあります。手浴や足浴などから始めて、入浴など患者さんが好むケアを提案して進めていくとよいかもしれません。

1　めざすゴールが変わると、ケアの視点も変わる

慢性期病棟における「拘縮予防」を考えてみたとき、**介護者のケアのしやすさも大切なポイント**になってきます。介護する側が楽に行えれば、介護される側の負担が少ないからです。

例えば、着衣の交換では、肩や肘関節の拘縮があると困難になります。膝関節でも同様です。関節拘縮の予防が大切になってきます。

図2　安静臥床・不動による全身への影響

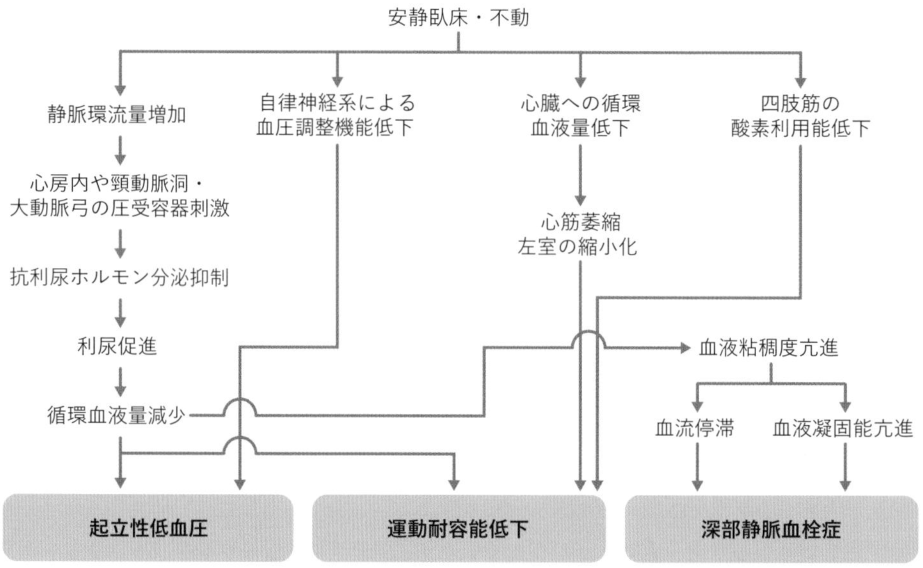

2　多職種で検討し「やるべきケアとできるケア」のバランスをとる

TPPV患者の場合、**荷重側肺障害の予防や排痰ドレナージのために、体位管理**を行っていると思います。ICUでは腹臥位療法を行う場面であっても、マンパワーが少ない慢性期病棟では、安全に実施できないこともあります。

アセスメントのヒント

筆者の施設では、腹臥位療法が安全に行えない場合、少ないマンパワーでも安全に実施できる**完全側臥位や前傾側臥位**を行うことも多いです。

RSTとも連携し、病棟の状況を考慮したうえで、チーム医療を念頭におき、やるべきケアと現実的にできるケアのバランスをとっていきましょう。

気づきのヒント③ トラブル発生に備えた準備と、アラームへの対応を理解する

1 アラーム対応では「人工呼吸器の問題」も視野に入れて検討する

一般病棟では、観察室などナースステーションから近い部屋で人工呼吸管理をすることが多いと思います。近いと安心してしまいがちですが、パルスオキシメーターに加え、生体情報モニターと人工呼吸器のアラーム（音量や設定）をきちんと行っていないと、回路外れなどのトラブルに気づくのが遅れてしまいます。アラーム設定の確認も大切です。

長期で続けて人工呼吸器を使用している場合、思いもよらぬアクシデントが起こることもあります。どうしても換気がうまくいかない場合、病態悪化も考えられますが、人工呼吸器回路の問題や、人工呼吸器自体が問題であることも十分に考えられます。

アセスメントのヒント
アクシデントは、いつ発生するかわからないので、急性期と同様に注意と準備が必要です。

気管切開チューブや人工呼吸器回路を交換しても改善されない場合には、**人工呼吸器自体を交換する**ことの検討も必要です。続けて同じアクシデントが起きる場合には**コンセントの電圧などの点検**も必要になることもあります。

急性期と慢性期ではアラームの内容や、数値的な変化の速度は大きく違います。だからこそ、目的をもって管理・観察することが必要です。

例えば「発熱や痰の性状や量が変わらないのに、いつもより換気量が低い」など、アラームが鳴るまでには至らない**日ごろからの変化に注意する**ことも大切です。そうすることで、患者の変化を早期に発見することができます。

必要時、ただちに用手換気ができるよう、患者のそばにバッグバルブマスクと酸素流量計を常備しておくことも大切です。

1 特に注意が必要な場面 図3 （→p238）

電圧低下アラームは、人工呼吸器自体のトラブルを示唆するため、ただちに対応が必要です。バッグバルブ換気に変更し、急いで臨床工学技士に相談します。

気管切開チューブや人工呼吸器回路を交換しても**低圧（換気量低下）アラーム**が改善しない場合、患者に器質的な問題が生じている可能性があります。すぐに胸部X線検査などを行い評価してみましょう。

図3 人工呼吸器のアクシデントへの対応

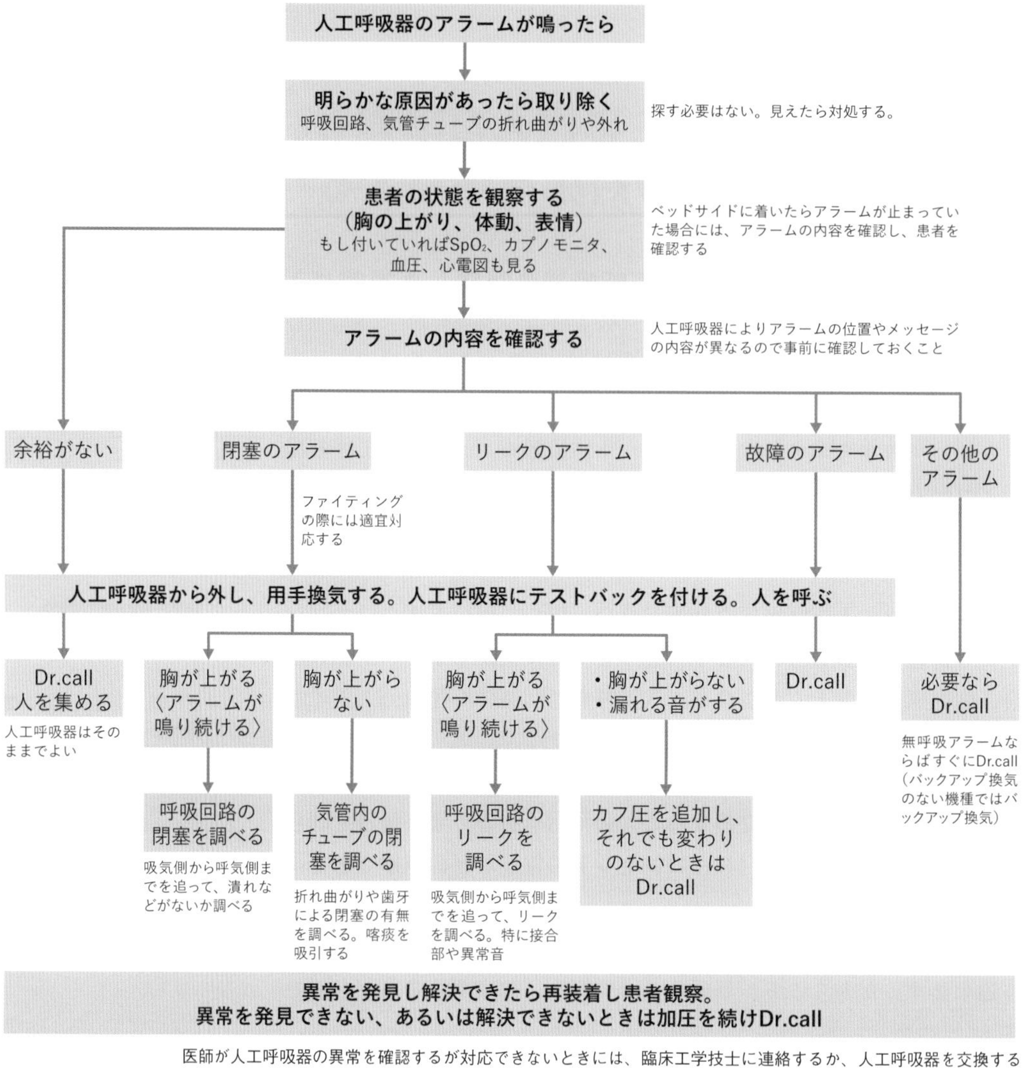

高山秀和：人工呼吸器の回路トラブル．Clinical Engineering2022；33（6）550-558．より転載

場面② 気管切開チューブによるトラブルが生じた

〈経過〉

- 気管切開チューブを固定しているベルトと唾液により、Gさんの頸部に皮膚損傷が生じた。
- ベルトを使用しない方法をいろいろと思考錯誤した結果、包帯で「タスキがけ」をして固定を行うことで、頸部の皮膚損傷を著しく改善させることができた。

気づきのヒント④

TPPVでは「気管切開孔のトラブル」に対する配慮も必要

長期で気管切開管理を行う患者の場合、**気管切開孔が広がりやすく**なります。

気管切開孔が広がると、カフ上部の痰が流れやすくなるだけでなく、リークが増えていくことも十分に考えられます。そのため、体位管理や固定方法は1つの方法だけではなく、いろいろな場面を想定して行っていく必要があります。

気管切開部分に腫瘍（甲状腺腫瘍）ができた場合、気管カニューレの固定（一般的なベルト固定）がうまくいかなくなる場合もあります。

この場合、包帯などを用いて「タスキがけ」で固定するのも有効です 図4。いろいろな固定法を検討してみてください。

アセスメントのヒント

形状の異なる気管切開チューブへの変更を検討するのも有効です。

図4 タスキがけによる気管切開チューブの固定（例）

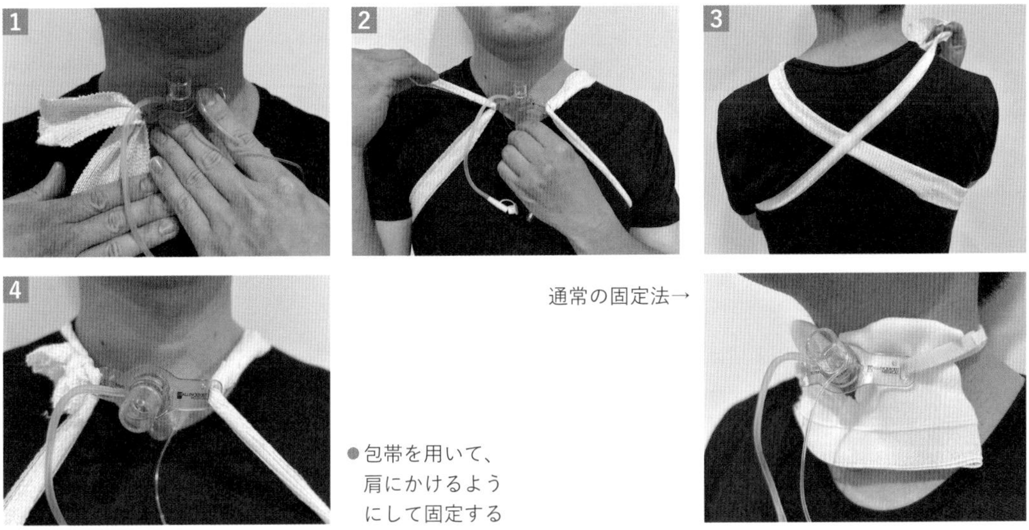

気づきのヒント⑤

栄養管理についても検討する

どのような患者であれ、**経口・経腸栄養が第一選択**となります（→p140）。

嚥下に問題ないのであれば、経口摂取が行えれば、それに越したことはありません。むしろ、少量頻回の経口摂取は、食後の呼吸困難や満腹感を避けることができ、有効であることも示されています。多くの場合、食は楽しみにつながりますので、心にも良い影響を与えてくれることでしょう。

ワンポイント

世界の有名な3団体の栄養ガイドラインで、人工呼吸器について示されているのは、Canadian Critical Care Clinical Practice Guidelines Committee（CCPG）だけのようです。

経口摂取が困難な場合は、より生理的な経腸栄養を選択することになります。ただし、**転院（施設）先が受け入れられる経路の選択**を考慮する必要があります。あらかじめ地域連携室などをとおして確認しておきます。

アセスメントのヒント

気管切開を行っている患者の場合、気管孔が別になっているので「麺をすることはできない」ことに注意が必要です。

1　栄養投与量・栄養剤の選択は、NSTと連携して検討する

COPD患者の場合、安静時エネルギー（REE）代謝が亢進していること、**栄養障害とともに細胞性免疫能も低下**していることが示されています。ガイドラインでは「予測REEの1.3～1.7倍のエネルギー投与」[1]が勧められています。

また、**著しい高二酸化炭素血症があれば高脂質含有の経腸栄養剤**もよいかもしれませんが、安定期では標準的なものでも良さそうです[1]。

経腸栄養剤の投与によって、下痢することもあると思います。経過を追い、サプリメントの使用なども検討しながら、その患者に合うものを選択していきましょう。

いずれにしても運動療法との併用がよさそうです。栄養サポートチーム（NST）と熟考していきましょう。

略語

REE（resting energy expenditure）：安静時エネルギー

NST（nutrition support team）：栄養サポートチーム

アセスメントのヒント

COPD以外でTPPV導入している患者は、基礎疾患を念頭に置き、総エネルギー量投与量を計算し、そのうえでタンパク質・脂肪・糖の投与量を算出します（→p142）。その後、電解質や微量元素量を設定していきます。

場面③　退院に備えて、患者と家族に指導を行うことになった

〈経過〉

- ついに、家族の強い希望により、Gさんの在宅療養が決定した。
- 訪問看護を利用し、人工呼吸器とうまくつきあいながら、Gさんは今ある身体機能の維持と合併症予防を継続していく必要がある。
- 訪問看護だけでは限界があるため、家族が気管吸引の手技を獲得することは不可欠となる。そのため、気管吸引の指導を行うこととなった。

気づきのヒント⑥　退院を控えた患者・家族は大きな不安を抱えている

1　「非常時の対応」を決めておくことで、不安の軽減を図る

24時間医療者がついていない環境で人工呼吸器を装着して生活することは、本人・家族にとって大きな不安になります。非常時の対応方

ワンポイント

いつでも再入院できる環境をつくっておくことも準備の1つです。

法を決めておくことが自信につながります。在宅移行にあたり、まずおさえるべきポイントは、以下の3つです。

①**非常時に最初に連絡するところ**：多くの場合、最初に訪問看護ステーションに連絡し、そこから人工呼吸器の業者や行政に連絡をつなげていくことになる
②**人工呼吸器のバッテリー駆動時間**：あらかじめ把握して伝えておく
③**手動式人工呼吸具の準備**：予備の人工呼吸器回路や、バッグバルブマスクを備えておく

2 訪問看護ステーションと密に連携をとる 図5

すべての訪問看護師が、人工呼吸器に慣れているわけではありません。病院と違って物品も揃っていないため、可能な限り密に連携を取って準備し、患者の在宅生活を支えます。

患者だけでなく、家族も疲れてしまうかもしれません。はじめは、次の入院日を数日後に設定し、短期間から始めてみるのもよいと思います。

図5 在宅移行の流れ：連携のポイント

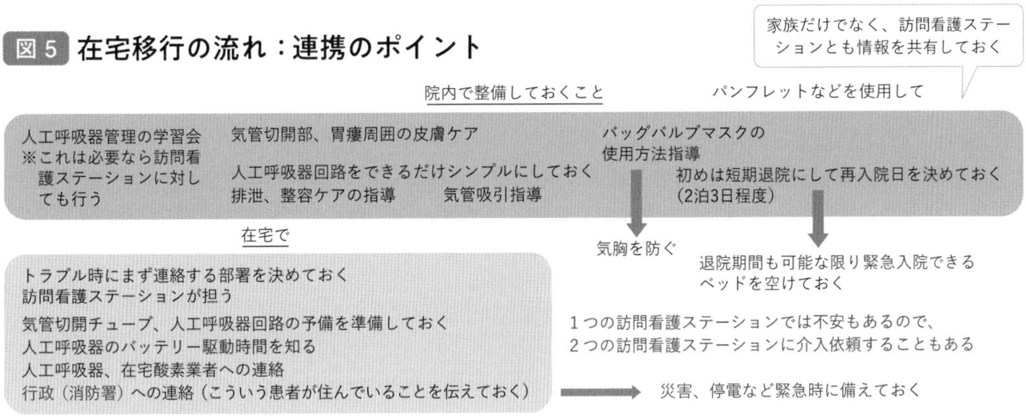

3 手技の指導は、入院中に計画的に実施する

看護師が日常的に行っている痰の吸引や、気管切開部・胃瘻周囲の皮膚ケア、人工呼吸器回路をシンプルに管理する方法なども、非医療者である家族にとっては「はじめてのこと」です。入院気管中に計画的に指導しておきましょう。

気管吸引には、患者の苦痛が伴います。そのため、Gさんの家族に対し「気管吸引が必要な理由」を理解してもらえるよう、時間をかけて、じっくりと手技の獲得に取り組んでいきました。はじめは「Gさんの苦しそうな顔をみるのがつらい」と言っていたものの、何度も繰り返して行っていくうちに、できるようになっていきました。

わたしたち医療者が当然のように行っているケアも、家族の立場からすれば、理解しがたいこともあるでしょう。家族の立場になり、きちんと必要性を理解してもらってから指導することが大切です。

意外と忘れがちですが、非常時の**バッグバルブマスクの使用方法も正確に伝えて**おきましょう。強く圧してしまい、気胸を引き起こしてしまっては大変だからです。

（今井竜太郎）

【引用文献】

1）日本静脈経腸栄養学会 編：静脈経腸ガイドライン-第３版-．照林社，東京，2013：QR32.

Column　静脈血による血液ガス分析って活用できる？

一般的に「血液ガス分析」というと、動脈血による血液ガス分析を示します。では、静脈血による血液ガス分析は、臨床の場で活用できるのでしょうか？

答えは「ある程度、活用できる」です。参考になる数値とならない数値があるので、動脈血ガスと静脈血ガスの相関性を理解すれば、臨床の場で活用することができます。では、どのような点で相関性があるか見てみましょう。

①pH：動脈血に比べ、静脈血ではpHが0.03低い
→似ている

②PCO_2：動脈血に比べ、静脈血ではPCO_2が4.4mmHg高い
→数値としては違うが、通常PCO_2貯留が問題となるので、静脈血で貯留していなければ動脈血でも貯留していないと考えられる

③PO_2：動脈血に比べ、静脈血ではPO_2は低い
→静脈血の酸素分圧（PvO_2）の正常値は40mmHg。静脈血の酸素飽和度（SvO_2）の正常値は75%なので、この数値から大きくずれていなければ、PaO_2は正常値に近いと考えられる。最も酸素の少ないはずの静脈血で酸素飽和度が正常値であれば、末梢組織の酸素は満たされており、酸素需給バランスに問題ないと考えられる

④HCO_3^-：動脈血に比べ、静脈血ではHCO_3^-が1.03mmol/L高くなる
→似ている

⑤乳酸値（Lactate）：動脈血に比べ、静脈血では乳酸値が0.25mmol/L高くなる
→似ている。乳酸値は静脈血＞動脈血の場合が多いので、静脈血で乳酸値が上昇していなければ、動脈血も上昇していないと考えられる

動脈血と静脈血の相関性

	動脈血の正常値	静脈血の正常値	相関性
pH	7.4	7.37	あり
PCO_2	40mmHg	45mmHg	なし
PO_2	100mmHg	40mmHg	なし
SO_2	98%	75%	なし
HCO_3^-	24mEq/L	25mEq/L	あり
Lactate	1 mmol/L	1.25mmol/L	あり

呼吸の評価には動脈血が必須ですが、低酸素症などの循環評価であれば静脈血も活用できそうです。ぜひ、臨床でご活用ください。

（増居洋介）

在宅人工呼吸管理
の実際

関連図はこちら

在宅療養者は、入院患者と比べて比較的病状は穏やかです。しかし、ほとんどの療養者が75歳以上の高齢者で、複数の慢性疾患を併せもち、状態が変化する可能性を常に抱えています。

人工呼吸管理に限らず、在宅という環境は、医療者が常にそばにいるわけではありません。モニターからさまざまな情報を常時継続的に得ることも、欲しい情報を得るために、すぐに検査（血液ガスやX線など）を実施することもできません。その限られた環境のなかで、療養者が快適に生活を送るためには、安心・安全な呼吸管理を行い、急変を起こさないこと、そして起こったときの備えを日ごろからスキルを高め体制を整えておくことが大切です。そのためには、**気づきや判断・対応そして連携が非常に重要**になってきます。

ここでは、在宅人工呼吸管理を中心に、在宅への移行時、そして自宅療養のさまざまな課題や解決方法の実際について解説していきます。

ワンポイント

昨今では若年層の在宅医療の比率も高まっており、０～４歳に至っては、他の年齢階級と比べて人工呼吸器や酸素療法など特別な医療ケアを必要とした児が増えています。

Hさん

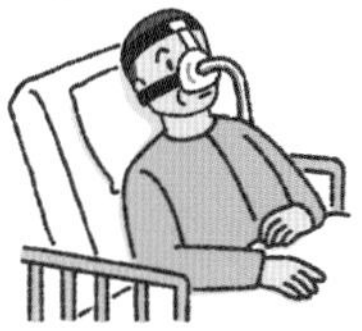

家で最期まで過ごしたい
「できないことが増えると思うと情けないね」
「やっぱり家がいいですね」
「家族には迷惑かけたくないね」
「機械（マスク）付けるの、難しいね…」

娘（キーパーソン、主介護者）

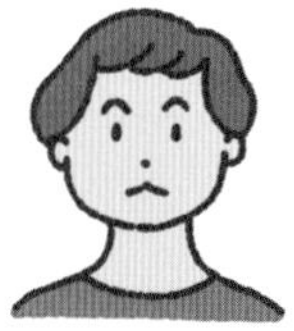

「父はこれまで自分たちのためにいろいろと手をかけてくれました」
- 介護が初めて。何をすれば…
- 機械の操作ができるかな…
- リビングで一緒にご飯を食べたいな
- 父の希望に寄り添いたい

娘の夫

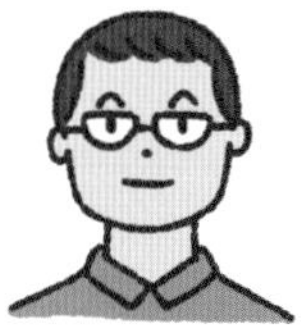

「機械があるから動けないですよね」
- 家に帰れてよかった
- 元気でいてほしい。何からすれば…

父の身体は徐々に衰弱している。在宅で看取ることを決めている。長くはないと理解している

場面①　患者・家族の意向に沿って急遽退院することが決定

〈患者の情報〉

- Hさん：70歳代男性、身長147.6cm、体重34.7kg、主たる傷病名は心不全（HFrEF）

〈退院までの経過〉

- 左室緻密化障害があり、左室駆出率（EF）20％程度と低心拍出量症候群（LOC）で生命予後も厳しく、本人・家族から「最期は自宅で過ごしたい」と希望があり、試験外泊は行わずに自宅退院。
- NPPV（非侵襲的陽圧換気療法）で呼吸を管理し、薬剤はドブタミンが持続投与されている。
- 退院時の最終バイタルサイン：体温36.0℃、脈拍79回/分、血圧72/46mmHg、呼吸回数18回/分、SpO_2：98％（酸素3L/分）

〈在宅での状況〉

- 人工呼吸器：オートセットCS-AによるASVモード、酸素療法も併用（食事を摂取するときは抜去）
- ドブタミン200mg/200mL（５mL/時）
- ベッド上：自力で寝返りはできる
- 移動：労作時に息切れや血圧変動があり車椅子で移動
- 食事：食事形態は常食、セッティングで自立
- 活動、休息：１日中ベッドで過ごしていることが多い
- 家族構成：娘夫婦と３人暮らし
- 本人・家族の理解と意向：主な介護は娘であり、今後の介護に対して不安がある

気づきのヒント①　環境整備と支援の維持・調整が在宅看護の土台となる

在宅看護の目的は、健康上の問題と課題を解決、療養者と家族の生活の質（QOL）を維持・向上させることです。問題だけでなく、対象者のできる強みや予防できるリスクにも着眼する必要があります。

入院中の事前情報と退院初日に得た情報から、Hさんのケースでは、在宅療養を行ううえで、病状の増悪リスク、在宅人工呼吸療法、薬剤の持続投与、そしてそれらを自宅で介護する家族の介護負担のリスク、退院後の環境・身体の変化に伴う心理的ストレスなどが想起されます。まずは、土台となる療養の場の環境を整えることと支援の調整・維持を優先に考えます。

1　退院移行期の療養者のニードは「病院側」「在宅側」で共有する

病棟でも、退院後の自宅療養に向けて家族へのケア指導（退院へ向

けたケア、介護指導）が行われています。しかし、実際に自宅へ帰ると、自宅の構造や物品配置の違いや使っている物品の違いなどに戸惑う家族が見受けられます。“早く退院したい”という気持ちが先走り、実践的な取得まで至らない療養者もいます。療養者のニードについて、**送る側（病院側）と受け入れる側（在宅医療者）双方が共通認識をもつ**ことが重要です 表1。

入院中の家族への指導は、自宅を想定し、それに近い場の設定とそこで使用する道具を用いて指導を行うと効果的です。よりリアルに再現することで、潜在する不安を知り、課題を見つけることができます。臨場感のあるリアルな指導を繰り返すことで、本人・家族の退院後の

ワンポイント

入院中に試験外泊などの機会があれば、外泊時に予測される在宅療養の問題の解決策を検討していきます。試験外泊がなく急遽、退院する場合もあるため、そのときは退院前カファレンスなどで十分に情報交換を行い、受け入れ体制が整ったうえで退院へつなげます。

表1 退院移行期の療養者・家族への支援

療養者・家族のニード	実践	備考
本人、家族が退院後の生活のイメージができる	試験外泊を繰り返しながら、以下の調整を行う ● 外泊期間中の評価 ・家族の生活時間に合わせて療養者の介護ができたか？ ・夜間のケアはどの程度あったか？介護者の睡眠はとれたか？ ・家族の仕事への影響はなかったか？ ・予測できなかった事態は起こらなかったか？ ・介護者の役割をとらえて、介護分担はできたか？ ● 評価をふまえたうえで、自宅療養へ向けて病棟での日常生活を工夫 ・在宅での生活時間に合わせる ● 訪問看護師の紹介・活動の説明 ・外泊時に訪問看護が受けられるように依頼	
日常生活ケア、医療処置の技術を共有できる	● 訪問看護ステーションに実施可能な看護内容（ケア・24時間対応など）の確認 ● 家族の訪問看護に関する要望を聞く ● 入院中に訪問看護師が療養者を訪問して医療行為の確認をできるよう連絡調整を行う	● 人工呼吸器装着に関する、訪問看護ステーションとのケアの共有項目 ・疾患、治療の理解 ・人工呼吸器の理解 ・その他必要な処置（吸引など）の方法の理解と技術習得 ● 家族と訪問看護師の関係づくり、療養者の状況に応じたケア技術の獲得
在宅療養での疑問点、不安な点が明確にできる	● 家族のケア技術の再確認 ・日常生活のケア、医療技術取得 ・療養者、家族の生活時間 ・緊急時の対応（連絡先含む）退院後の医療機関との協力体制 ・在宅に必要な医療機器、衛生材料などの物品とその入手方法 ・外来受診、訪問診療の利用方法と連絡体制	外泊が繰り返されるなかで、家族の不安も大きくなることもある。その反面、退院への自信も少しずつもてるようにもなる
在宅療養中のサポート体制が確立される	● 在宅支援関係者間の調整会議を開催 ・チームの顔合わせ、コミュニケーションをとる	

神谷齊，及川郁子：在宅人工呼吸器療法を実施する小児とその家族のためのケアマネジメントプログラム第2版．全国訪問看護事業協会，東京，2002．より一部改変のうえ転載

戸惑いや不安を軽減させ自信をつけて退院へつなげることができます。

Hさんの場合は試験外泊の機会がなかったため、退院当日に病院スタッフと在宅医療チームが自宅訪問し、その場で情報共有を行いました。入院中に家族の医療手技や介護方法など習得が未達成であったため、退院後は継続して訪問看護がケア指導を実施するように多職種で検討しました。

気づきのヒント② 在宅人工呼吸療法の療養環境は安全・安心・動線が大切

1 自宅で生活している「すべての人」が生活しやすい環境を整える

療養者のADLや活動レベル、医療機器使用による活動幅など、それら病態を含めて、普段の日常生活を想定しながらチームで検討していきます。

そこで**生活しているのは本人だけではありません**。本人だけにフォーカスを当てるのではなく、そこで生活する家族（介護者など）も含め、互いが生活しやすい空間をつくり上げていきます 図1 。看護師だけでなく、リハビリ職種や介護スタッフ、本人・家族の意見を交えて調整し、日々生活を送るなかで繰り返し評価を行いながら、そのつど改善していきます。

図1 自宅の環境整備（Hさんの例）

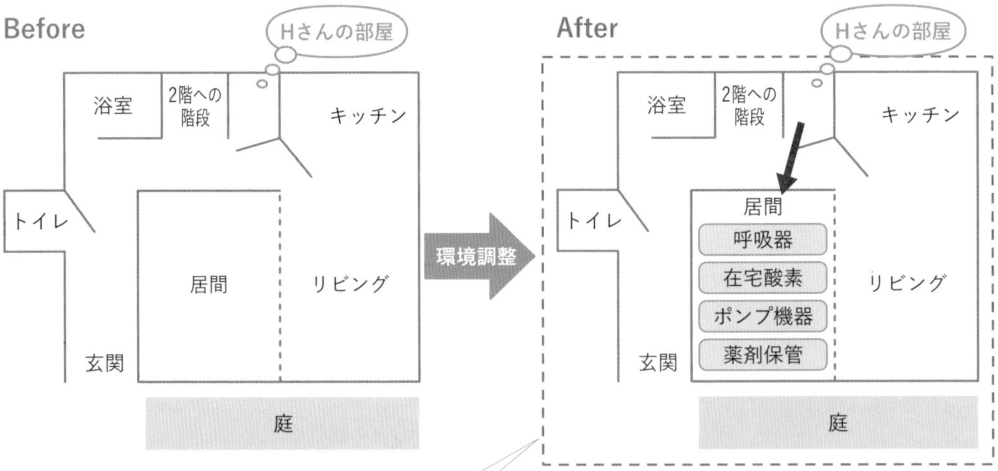

- 生活の動線も考え、ベッド周囲に機材や衛生材料などを設置
- 酸素機器などは直射日光や火気を避けて設置
- 人工呼吸器装着でも外出できるよう、居間の窓から外へ出られるようなルートも確保

Hさんのケースでは、本人の孤独や不安に加え、家族から「父の体調が気になる、不安」という声もあり、療養の場を居間へ移動しました。家族が機器類のアラームにすぐ対応でき、リビングから家族がいつでも目が行き届くような部屋の配置にしました。

2 「処置時の動線」を考慮して機材のセッティングをする

機材は、吸引などの処置を行う動線を考慮して、清潔操作の妨げにならないように配置します。

在宅人工呼吸療法を行うために必要な物品と衛生材料は、診療報酬で在宅人工呼吸指導加算料を算定する医療機関から支給されます。吸引器やネブライザー、排痰補助装置、バックバルブマスクなどの機器を用いる場合は、レンタルまたは購入する必要があります。

ワンポイント

人工呼吸器の機材（人工呼吸器本体と回路、加温・加湿器や人工鼻、外出・非常用バッテリーなど）は、棚などを用いて整理します（→p165）。

場面② 家族から、病状変化を示唆する相談があった

- 家族より「お父さんが眠そう」「なんか疲れている感じ」「動くと息が上がる」と相談を受けた。

〈療養者の状況：ベッド上安静時〉

- 外観：表情は穏やか、ベッド上で休んでいる。呼吸は平静、声かけで返答（オートセットCS-Aにより補助換気中）、ドブタミン持続投与中
- バイタルサイン：体温36.3℃、脈拍64回/分、血圧72/40mmHg、呼吸回数 20回/分、SpO_2：98％（酸素3L/分）
- その他所見：頻呼吸（－）、呼吸補助筋の使用（－）、冷汗（－）、冷感（＋）、浮腫（＋）

気づきのヒント③ 病態・生活の情報を整理し、問題を統合する

1 まずは「病態悪化の可能性」を疑ってアセスメントする

まずは、Hさんの入院中の情報と、家族・本人から得た情報を統合し、病態をふまえて思考を整理します。まず考えるのは「**心不全増悪の可能性はないか**」です。

いまのHさんの情報と入院中の情報を比較すると、所見上大きな変化はみられませんが、家族からの「何か変」という情報は重要です。経過や病態から、悪化の前兆である可能性も否定できません。

Hさんは、人工呼吸器（オートセットCS-A）のASVモードを使用

アセスメントのヒント

思考の整理に役立つ関連図も参照してください。

しています。ASV療法が、心不全の症状と血行動態へどのような効果があるのか把握することも大切です 図2 。

図2 ASV療法で得られる効果

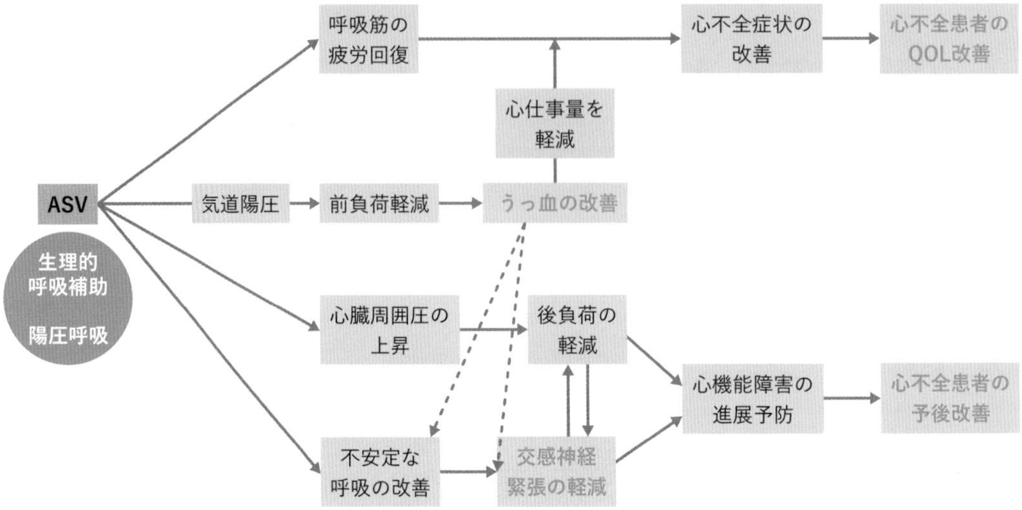

2 「病態以外の原因」も念頭に置いてアセスメントを深める

傾眠状態、活気の低下、労作時の息切れについてなど、環境による要因はないか考えます。本人と家族の情報から、さらにフォーカスを絞って思考を整理します。

慢性心不全患者の約3割は、中枢性睡眠時無呼吸を合併していることが報告されていることをふまえて検討していきます。心不全患者による中枢性睡眠時無呼吸症候群の場合、心拍出量が低下して呼吸の調整が遅れるため、呼吸指令がうまくはたらかず、チェーンストークス呼吸が引き起こされます。

Hさんの場合、家族の言動や退院してから間もない状況であることから「家族はどのように呼吸管理をしているのか」を知る必要があります。その後、家族と話し合ったところ、

Hさん「機械（マスク）つけるのが難しい」

「圧迫で痛くてつけたくない」

娘「機械の操作が不安」

との言葉が聞かれ、**マスクフィッティングが難しいこと**が課題として挙がりました。

ワンポイント

睡眠時無呼吸症候群は、閉塞性（睡眠中の気道の閉塞・狭窄によるもの）と、中枢性（脳からの呼吸指令が届かなくなるもの）の2種類に大別されます。心不全患者の場合、閉塞性が20%、中枢性が30%といわれています。

気づきのヒント④ 問題が整理できたら、対応と優先順位を考える

抽出した1つひとつの問題に対して、以下の3つの視点から、優先度を考えていきます。

①**深刻度**：状態・状況の頻度の「ひどさ」

②**変化速度**：状態・状況の進展の「速さ」

③**頻度**：単位時間に対して、対応を必要とするかかわりの「頻繁さ」

Hさんのケースでは、**心不全増悪の可能性は低い**（深刻度や変化速度は小さい）ため、今すぐに医師へ報告して往診を依頼する必要はないと判断できます。もちろん、今後予測しうる病態の変化には常に注意が必要です。

しかし、家族が適切な人工呼吸管理を継続できなければ、病態悪化や療養者の苦痛となる（深刻度が高まる）だけでなく、急激に悪くなる（変化速度が速い）可能性も示唆されます。

また、頻度の視点でも人工呼吸器での補助換気は今後、継続が必須です。そして、自宅で適切な人工呼吸器管理ができるということは心不全の治療や緩和、そしてHさんの望む自宅で療養を継続できることにもつながります。

以上から、現時点で優先度が高い対応は**家族へ人工呼吸器の管理を指導すること**と考えます。

一度の訪問でたくさんの内容を指導することは、本人・家族の混乱や負担を招く可能性があります。問題について医療者・介護者・本人・家族と相談し合い、療養環境に合わせて1つひとつ解決へ導いていきます。

Hさんと家族に対しては、以下のように進めていきました。

①**インターフェイス装着方法**：インターフェイスや固定ベルトがずれやすい装着で使用しており、発赤がみられた。同一部位への圧迫による血行不良から皮膚トラブルへのリスクを共有し、角度調整やベルト固定・調整を指導、皮膚保護テープの導入などを行った

②**蛇管の固定**：自宅にあるスマートフォン固定用のフレキシブルアームを活用し、蛇管を固定することで不快を取り除いた

③**アラーム時の対応**：アラーム対応や機器管理の指導とともに、トラブル時などすぐに家族が医療者へ相談できるように連絡先の掲示をした

④**NPPV使用による不快が強いと感じた場合**：状況によって、いったんNPPVを中止して、その後の症状の変化をみながら在宅酸素と併用し、医療者と家族で使用手段など判断を検討した

気づきのヒント⑤ 多職種で介入を進め、そのつど思考を共有する

在宅療養は、24時間看護師がそばにいる環境ではありません。その場・そのときだけの情報にとらわれず、介入以外の生活や療養状況について知る必要もあります。

医療者個人が1回の介入で得られる情報は限られています。そのときに解決に至らない課題もたくさんあります。複数の医療者が介入するなかで、そのつど得た情報や気づきをチームに持ち返り、共有することが大切です。専門職のさまざまな視点や思考を共有することでたくさんの知恵が生まれ、よりよいケアへつながります。

*

Hさんのケースでは、看護師から再度、呼吸器管理について説明を行い、さらに夜間（睡眠時）の時間に看護師が訪問し、実際に装着までを家族と一緒に実施しました。それ以降、何度かフィッティングについて相談はありましたが、繰り返し実施することで解決に至りました。また、療養者本人も活気を取り戻し、その後、リビングで家族と一緒に食事を摂れるようにまでになりました。

（末永一祝）

【引用文献】

1）神谷齊，及川郁子：在宅人工呼吸器療法を実施する小児とその家族のためのケアマネジメントプログラム第2版．全国訪問看護事業協会，東京，2002.

【参考文献】

2）河原加代子，山田雅子，秋山正子，他編：地域・在宅看護の実践-地域・在宅看護論 第6版．医学書院，東京，2023.
3）TEIJIN Medical Web：オートセットCS-A Type TJ．https://medical.teijin-pharma.co.jp/product/zaitaku/ascs-a.html（2023.11.9アクセス）．
4）山内豊明：生命・生活の両面から捉える訪問看護アセスメント・プロトコル改訂版．中央法規出版，東京，2018.
5）経済産業省：高齢者だけじゃない！需要を増す在宅医療．https://www.meti.go.jp/statistics/toppage/report/minikaisetsu/hitokoto_kako/20200324hitokoto.html（2023.11.9アクセス）．

資料

人工呼吸管理の実践を支える根拠

ガイドライン　プロトコル　バンドルの活用

ガイドラインやプロトコル・バンドルを実践にどう活かすか

すべては「実践に役立てるためのツール」であることを理解する

みなさんは、日常の業務やセミナーなどで「診療ガイドライン」「プロトコル」「バンドル」という単語を聞いたことがあるでしょう。これらは、さまざまな分野でケアを運用・実践するうえで有用な「ツール」として活用されています図1。

ここでは「VAPバンドル」「PADISガイドライン」「ABCDEFGHバンドル」「気管挿管患者の口腔ケア実践ガイド」「人工呼吸器離脱プロトコル」の５つにフォーカスを当てて解説しますが、その前に冒頭で述べた３つの単語について簡単に整理してみましょう。

ワンポイント

臨床では「このケアは〇〇ガイドラインでの推奨度が高いからね。プロトコルを決めて取り組んでみようか」などといった使い方をされています。

図1　診療ガイドライン・バンドル・プロトコルの概念図

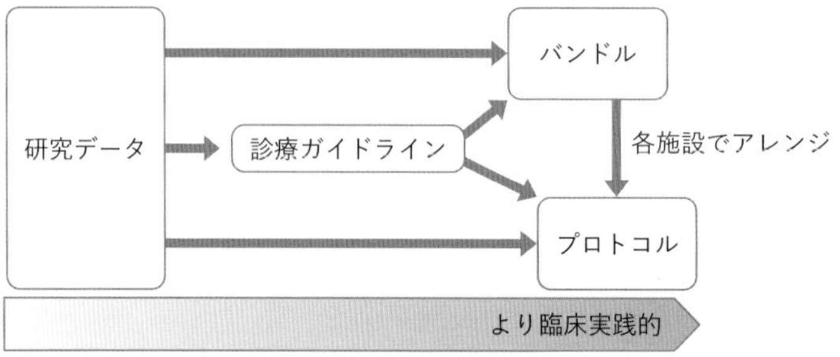

1　診療ガイドラインは「現時点で最適とされる対応法」をまとめたもの

診療ガイドラインは「健康に関する重要な課題について、医療利用者と提供者の意思決定を支援するために、システマティックレビューによりエビデンス総体を評価し、益と害のバランスを勘案して、最適と考えられる推奨を提示する文書」[1]と定義されています。

ただし、診療ガイドラインに記載されている内容は、あくまでも、敗血症診療や鎮痛、鎮静に関する課題など、**特定の問題に対する判断材料の１つ**です。“どんなときでもガイドラインを確実に遵守する”というスタンスではなく、ガイドラインを運用する施設背景や患者の

ワンポイント

本稿で取り扱う「PADISガイドライン」の他にも、「日本版敗血症診療ガイドライン2020」など多くのガイドラインが存在し、その時点で厳選されたエビデンスを背景に介入の指針が示されています。

個別性などを考慮し、適用の判断を行っていく必要があります。

2 バンドルは「根拠ある複数の方法をセット化」した介入指針

「有用性が示唆された介入」は、さまざまな研究論文や診療ガイドラインを参考に、複数個抽出されます。それらを一緒に実践すると、個別に実践した場合より良好な結果が得られるというエビデンスに基づいて作成された「介入の小規模なセット」[2]がバンドルです。

バンドルを使用するときに重要なのは、**携わるすべての医療者が「何のために、どのように行うか」の共通認識**をもつ必要がある、ということです。共通認識が得られていないと、確実に実践されず、期待された効果が発揮できない可能性があります。

また、**バンドル運用にかかわる多職種への権限委譲**についても話し合っておくべきです。特定の職種が主導でバンドルを実践していた場合、その日の業務の状況次第で“バンドルを実践できる日と、できない日がある”といった事象も起こり得ます。

自施設で「確実に、継続的にバンドルの実践が行える基盤」を構築することが大切です。

ワンポイント

本稿で取り扱う「VAPバンドル」「ABCDEFGHバンドル」が相当し、臨床現場において行うべき指針が項目ごとに記載されていますので実践に落とし込みやすいツールとなっています。

3 プロトコルは「誰もが同じ方法で介入するための手順」を示したもの

プロトコルは、ある介入を行う場合、そこに携わるスタッフ誰もが「同じように実行するための手順」を示した文書です。

診療ガイドラインが個別性を考慮しつつ行動指針を助言しているのに対し、プロトコルは**遵守しなければならない行動**を示している[3]のが特徴です。個人の“さじ加減”や主観が入らないよう、各施設での取り決めを入念に行っておく必要があります。

ワンポイント

実際の運用においては、既にプロトコル・バンドルの型式で公開されているものを参考に、各施設で対応することの多い症例や設備の有無、マンパワーの大小など個別の背景を勘案し、各施設でカスタマイズされたもの、あるいは、バンドルをプロトコル化した形で運用されています。

「ABCDEFGHバンドル」はPICS（PICS-F）を予防するためのもの

近年、クリティカルケア領域での治療・看護のめざましい進歩により、きわめて重症度が高い患者がICU生存退室できるようになりました。しかし、それに伴い、重症疾患の罹患後、ICU退室または退院後も継続する身体的・認知的・精神的な障害を生じる集中治療後症候群

略語

PICS（post intensive care syndrome）：集中治療後症候群

(PICS)[4]がクローズアップされるようになりました（→p157）。

これらの症状は、患者を支える家族の身体・メンタルヘルスにも影響を及ぼしている実態も判明し、患者家族におけるPICSを「PICS-F(Family)」と呼ぶようになっています。

PICSを発症した場合、自然経過による完全な回復は困難なので、**PICSの危険因子を軽減させることに焦点を当てた予防策**が重要です。ICU入室時から危険因子を軽減し、患者と家族のPICSを予防するための包括的な指針が「ABCDEFGHバンドル」です 表1。

ワンポイント

本バンドルは、人工呼吸器装着患者を管理するうえでPICSを予防するために2010年に提唱された「ABCDEバンドル」[5]に、PICS・PICS-Fの予防を視野に入れた「FGH」の項目が追加されたバンドルです。

表1 ABCDEFGHバンドル

A：毎日の覚醒トライアル Awaken the patient daily: sedation cessation	●毎日覚醒させる ●鎮痛薬の使用を最小にし、患者の鎮痛レベルを浅くする
B：毎日の呼吸器離脱トライアル Breathing: daily interruptions mechanical ventilation	●毎日SBT ●早期の人工呼吸器離脱
C：A＋Bの毎日の実践、鎮静・鎮痛薬の選択 Coordination: daily awakening and daily breathing Choice of sedation or analgesic exposure	●A＋Bの実践 ●鎮静薬はなしにするのではなく、必要時の目的・目標別プロトコルを使用した浅鎮静 ●ベンゾジアゼピンを避ける ●せん妄の高リスク患者：心臓手術後患者、人工呼吸器離脱時のデクスメデトミジン
D：せん妄のモニタリングとマネジメント Delirium monitoring and management	●CAM-ICUやICDSCによるせん妄の評価 ●低活動型せん妄の発見 ●過活動型せん妄へのハロペリドール ●良眠の確保などの非薬物的介入
E：早期離床 Early mobility and exercise	●ICU-AWの評価 ●積極的すぎない、適度な早期リハビリ ●動作範囲の拡大、座位、立位、歩行への移行、ADLの拡大
F：家族を含めた対応、転院先への紹介状、機能的回復 family involvement follow-up referrals functional reconciliation	●患者と家族をパートナーとして、ともに意思決定や治療計画を行う ●ICUでの活動度やPICSおよびPICS-Fに関する情報を紹介状に盛り込む ●できなくなったことを回復させていき、できるように補っていく
G：良好な申し送り伝達 Good handoff communication	●患者状態や行われた検査や治療についての情報を申し送りで引き継ぐ ●標準的な申し送り用紙を使用する ●PICSやPICS-Fに関する情報も盛り込む
H：PICSやPICS-Fについての書面での情報提供 Handout materials on PICS and PICS-F	●PICSやPICS-Fに関する患者や家族情報を書面で患者や家族に渡す ●PICSやPICS-Fに関するパンフレットを活用する ●ICU日記を活用する

森川大樹，藤谷茂樹：ABCDEFGHバンドル 患者のQOL改善のためにICU在室中から行うべきこと．INTENSIVIST 2018；10（1）：108．より一部改変のうえ転載

1 ABCDEFGHバンドルの目的は、医原性リスクを低減しPICS発症を防ぐこと

PICSの危険因子は非常に多く、医療者が介入困難なものもあります表2。

しかし、鎮静をはじめとする**医原性リスクは、私たち医療者の行動によって低減可能**です。

つまり、ABCDEFGHバンドルは、A～Hまでの項目を実践することで「医原性リスクを低減し、PICS（PICS-F）発症の防止を図ること」を目的としている、ということです。

ワンポイント
医療行為によって生じるリスクを「医原性リスク」と呼びます。

表2 PICSの危険因子

PICSによる合併症	臨床所見	主なリスク要因（赤文字は医原性リスクの1例）
患者の視点（PICS）		
呼吸器の障害	スパイロメトリー、肺容量、拡散能の障害	拡散能：**人工呼吸期間**
神経筋の障害	重症多発性神経炎とミオパチー	高血糖、SIRS、敗血症、多臓器不全
	廃用性萎縮	**不動・ベッド上安静**
身体機能	ADLとIADL、 および6分間歩行距離の障害	ステロイドの投与、ICUで発症した疾患 肺傷害の回復が遅い、高齢、既存のIADL障害
精神症状 **全体的なリスク要因**：女性、若年、教育水準が低いICU入室前の精神症状、性格など	抑うつ	ICUでの心的外傷・妄想記憶 **鎮静** 退院時の精神症状、身体機能障害
	PTSD	**鎮静**、興奮、**身体拘束**、心的外傷・妄想記憶
	不安	失業、**人工呼吸器装着期間**
認知機能障害	記憶力、注意力、遂行能力、思考処理速度、視空間能力の障害	ICU入室前からの知的障害 ICUにおけるせん妄 **鎮静** 低酸素症 低血糖
家族の視点（PICS-F）		
精神症状	抑うつ	全体的なリスク要因: 女性、若年、教育水準が低い、ICU入院前の精神症状、性格、病院への距離、**面会制限**
	PTSD	コミュニケーションへの不満、家族はICU医師が「無関心」であると印象を持つ、受動的な意思決定志向、**意思決定の不一致**
	不安	疾患の重症度は症状の発現に関連しない
	複雑性悲嘆	患者の希望を家族が知らない場合、複雑性悲嘆は悪化する

Needham DM, Davidson J, Cohen H, et al. Improving longterm outcomes after discharge from intensive care unit: report from a stakeholders' conference. *Crit Care Med* 2012; 40: 502-509.

2　各項目の阻害要因を排除し、運用するためにはチームでの協働が不可欠

バンドルをベッドサイドに掲示するだけでは、PICSの防止にはつながりません。

「毎日の覚醒トライアル」１つとっても、導入の際はさまざまな阻害要因[6]があります。また、多岐にわたる**バンドルの各項目を、看護師単独で実践するのは困難**です。そのため、多職種のチーム（医師、看護師、薬剤師、理学療法士、臨床工学技士、MSWなど）が協働し、各職種の具体的役割や実践方法、記録方法、あるいはバンドルの実践状況をどのように評価するべきか策定しておくことが必要です。

また、これら運用はバンドルの実践に関与する全スタッフに教育を行い、チームとして「PICSの防止」という目標を共有化したうえで行うことが求められます。

アセスメントのヒント

阻害要因の例として、「なぜ行う必要があるのかわからない」「どんなタイミングでこれを行うのか？」「勝手に鎮静薬の投与量を調整して大丈夫なのか？」などが考えられます。

「PADISガイドライン」はABCDEFGHバンドルの実践の根拠となるもの

本ガイドラインは、痛み・不穏・せん妄の管理を目的に、2013年に米国集中治療医学会から発表された通称「PADガイドライン[7]」が前身となっています。その後、せん妄予防の項目の１つであった不動と睡眠障害を独立した項目として追加され、2018年に「集中治療室における成人患者の痛み、不穏/鎮静、せん妄、不動、睡眠障害の予防および管理のための臨床ガイドライン（PADISガイドライン）[8]」として改訂されました。

PADISガイドラインには、ABCDEFGHバンドル各項目における実践の根拠を示す内容が記述されており、**痛み、鎮静/不穏、せん妄管理、早期リハビリテーションといった実践内容を裏づける資料**として有用です。表3にPADISガイドラインの５つの構成要素における推奨事項をまとめますので参考にしてください。

ワンポイント

2014年には、日本集中治療医学会から、PADガイドラインを踏襲し、わが国の医療事情をふまえてカスタマイズされた「日本版・集中治療室における成人重症患者に対する痛み・不穏・せん妄管理のための臨床ガイドライン（J-PADガイドライン）[9]」が発表されています。

J-PADガイドラインはPADガイドライン発表以降の文献も含めて検討され、「早期リハビリテーション」を独立した柱として記述されるなど、独自の特徴があります。

1　ガイドラインとバンドルを関連づけて、施設ごとのプロトコルにつなげる

「PADISガイドライン」の内容を把握しておくことはもちろん重要ですが、各種評価ツールを使用して、痛みや鎮静深度・せん妄発症の判断を適正に実施できるよう、トレーニングの機会をもつことが求められます。

表3 PADISガイドラインの推奨事項（抜粋）

P 痛み	**プロトコルに基づく痛みの評価や管理プログラム** **妥当性を検証されたツールで適正な痛みの評価** ● 自己申告可能ならNRS、自己申告不可ならCPOT・BPS ● 家族による代理の評価も考慮する **必要十分な鎮痛作用を発現させる最小量のオピオイドとなるよう投与量を調整** ● アセトアミノフェンやケタミン、神経障害性疼痛治療薬やNSAIDsの併用 ● 音楽療法、マッサージ、冷却療法などの非薬理学的介入を考慮する
A 不穏/鎮静	**鎮静に先立つ痛みの管理** **浅い鎮静深度の管理** PADにおいてはRASS≧－2とされていたが、現在ではどの程度をもって浅くするかの見解はない ● 鎮静スケール：RASS、SAS ● 毎日の鎮静中断（DSI） ● 看護師主導型プロトコルによる鎮静管理 ● 鎮静薬の選択：プロポフォールまたはデクスメデトミジンなどの非ベンゾジアゼピン系薬 ● BISによるモニタリング
D せん妄	**せん妄の評価** ● CAM-ICU、ICDSCなどの評価ツールによるせん妄の定時評価 **せん妄の薬理学的介入** ● 人工呼吸管理中のせん妄患者で興奮によりウィーニングや抜管遅延がある場合のデクスメデトミジンの使用 **せん妄の非薬理学的介入** ● せん妄の減少・せん妄期間の短縮：再オリエンテーション、認知刺激、時計の使用 ● 睡眠の改善：光や騒音の最小化 ● 覚醒状態の改善：鎮静の低減 ● 身体不動化の軽減：早期リハビリテーション／モビライゼーション ● 聴力／視力障害の軽減：補聴器や眼鏡の使用　など
I 不動	**リハビリテーション・モビライゼーションの有効性と有益性** **成人重症患者のリハビリテーション・モビライゼーションの開始基準** ● 心血管系、呼吸器系、神経系の安定性があれば開始する **成人重症患者のリハビリテーション・モビライゼーションの中止基準** ● 心血管系・呼吸器系・神経系の不安定性の新規出現、転倒や医療機器抜去や誤作動、患者の苦痛がある場合
S 睡眠障害	**睡眠の評価**（さまざまなツールを用いた評価） **睡眠改善のための人工呼吸器設定** ● Assist Control ventilationを使用する ● NIVを必要とする場合、専用器または標準の人工呼吸器を使用する **睡眠改善のための非薬理的介入** ● 騒音と光の低減 メラトニン、デクスメデトミジンの使用に関する推奨は作成されていない **睡眠改善のための薬理的介入** **睡眠促進プロトコル** ● 多角的睡眠促進プロトコルを使用

Devlin JW, Skrobik Y, Gélinas C, et al. Clinical Practice Guidelines for the Prevention and Management of Pain, Agitation/Sedation, Delirium, Immobility, and Sleep Disruption in Adult Patients in the ICU. *Crit Care Med* 2018; 46（9）: e825-73.

ベッドサイドで活用できるABCDEFGHバンドル内に本ガイドラインの推奨項目をまとめておき、それをもとに多職種連携のもとで具体的なプロトコルとして発展（鎮痛や鎮静のプロトコル）すると、施設内でのケアの標準化が図れます。

「人工呼吸器離脱に関する3学会合同プロトコル」はプロトタイプである

本プロトコル[10]は、人工呼吸器離脱における標準的内容を提案、各施設における人工呼吸器離脱のプロトコルの作成支援を図り、チームの共通言語となることを目的として策定されました 図2 図3 。

このプロトコルを参考に、各施設の背景をふまえ、**適応基準や中止・成功基準を織り込んだプロトコルを策定**することが必要です。

詳細は各項目に譲り、ここでは「おさえておきたいポイント」をま

ワンポイント

本プロトコルは、日本集中治療医学会、日本クリティカルケア看護学会、日本呼吸療法医学会の3学会が合同で策定したもので、各学会のWebサイトから閲覧が可能です。

図2 人工呼吸器離脱のステップ

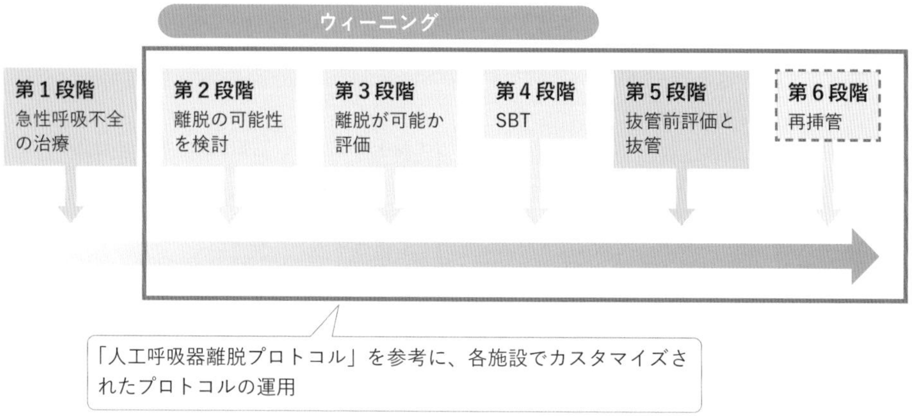

Boles JM, Bion J, Connors A, et al. Weaning from mechanical ventilation. *Eur Respir J* 2007; 9: 1033-1056.

図3 プロトコルの概要

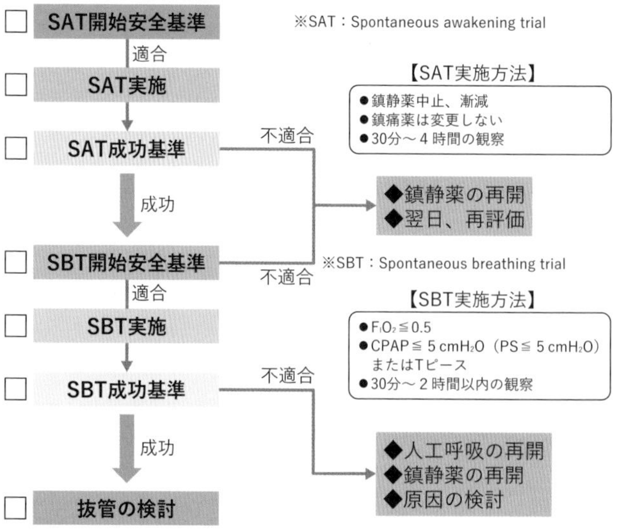

日本集中治療医学会：人工呼吸器離脱プロトコル．https://www.jsicm.org/pdf/kokyuki_ridatsu1503a.pdf（2023.11.9アクセス）．より転載

とめます。

1 SBT導入は、RSBIの値だけで決めてはいけない

「SBT開始安全基準」の記載には、RSBI（rapid shallow breathing index）という指標が用いられます。

RSBIは、人工呼吸器離脱の成否を予測する因子として着目され「どれだけ速く浅い呼吸をしているのか」を定量化させる指標として用いられるようになりました。RSBIは呼吸回数を1回換気量（L）で除すことで求めることができ、**「RSBI>105」を離脱不適合の予測因子として判断**されます。

ただし、ピットフォールも存在します。RSBIは感度0.97、特異度0.64と報告[11]されているので、大まかにいうと、RSBI≦105（検査陰性）なら97%の確率で「浅く速い呼吸はない」、RSBI>105（検査陽性）なら64%の確率で「浅く速い呼吸がある」と判断することになります。つまり、RSBI>105でも36%の確率で「じつは浅く速い呼吸でなかった人も存在（偽陽性）する」ことになり、**単独でこの指標を採択するとSBTの導入が遅れてしまう可能性**があるのです。そのため、RSBIは単独で評価の指標にするのではなく、他の身体所見や臨床データと組み合わせ、総合的な判断を行うことが必要です。

ワンポイント

RSBIは、速く浅い呼吸（頻呼吸・浅呼吸）の指標で、「呼吸回数÷1回換気量（L）」で求められます。1回換気量をmLではなくLで計算することに注意が必要です。

2 「循環動態安定の必要性」を常に念頭に置く

人工呼吸器からの離脱を図るということは「機器によるサポート中止後に生じる負荷に耐性があるか」ということを評価しています。離脱において生ずる循環動態への影響を把握したうえで、その安定化を評価できるスキルが必要となります 図4 （→p260）。

「循環動態の安定＝酸素運搬能力の安定性」です。心ポンプ機能が正常にはたらき、酸素を運搬する血液が適正量存在し、血液が通過するパイプの太さが適正である必要があります。

人工呼吸器からの離脱の際には、それまで循環動態にとってプラスにはたらいていた作用から脱却した場合に、自立して酸素運搬を行う能力があるのかを評価していくと同時に、再獲得を支援していくためのケアを実施する必要があります。

図4 人工呼吸器が循環に及ぼす影響（例）

PEEPは胸腔内圧の上昇をもたらす
　→PEEPの作用は心臓の収縮を容易にする
　→過剰な血液還流の阻害・血液の拍出を行ううえでの負荷軽減といった有利な効果を発現させる
人工呼吸器からの離脱＝PEEPからの離脱
　→心房への過剰な血液還流が生じ、心室は増加した血液を全身へ拍出しなければならなくなる
　→心室は拍出の際に強い力を発生させるため、心筋の酸素消費量を増大させる必要が生じる
　→増大した需要に見合った酸素供給が障害されれば「**心筋虚血や不整脈**」を発症する可能性がある

3　SAT/SBTでは、抜管後の再挿管リスクを評価できない

SAT・SBTはあくまで「人工呼吸器からの離脱が行えるか」に対する評価であり、抜管後の自然気道（上気道）の開存性は評価していません。そのため、最後のステップとして「抜管の検討」を行います。完璧な予知は困難ですが、事前に危険因子を見きわめ、予防策を講じておくことが必要です。

本プロトコルでは、抜管後の**上気道狭窄（閉塞）のリスクをスクリーニング**し、リスクの高さに応じた事前対応を行い、そのうえで抜管を行うこととなっています**表4**。抜管後、何らかの原因で上気道の閉塞・狭窄、呼吸不全の進行が認められる場合、再挿管を考慮しなくてはなりません。

ただし、**抜管後に低酸素血症や呼吸努力を伴う場合、NPPVやHFNCなどを用いた対応を行う**ことも多いでしょう。その場合においても“対応を行ったからよし”ではなく、“気道の開存は？　低酸

アセスメントのヒント

抜管後の上気道狭窄（閉塞）のリスクはカフリークテストやコフピークテストなどをふまえて評価し、「超高リスク群」「高リスク群」「低リスク群」に分類されます。

また、プロトコル[10]には、各リスクとそれに応じた事前の対応がまとまっているので、ぜひ全文を確認してください。

表4 抜管のリスク分類と抜管前対応

超高リスク群 主に上気道に問題があり、抜管直後の再挿管を想定する場合	**高リスク群** 抜管後呼吸不全が徐々に進行し、再挿管が危惧される場合	**低リスク群** 左記のどのリスクもない場合
【抜管前対応】 ● 喉頭浮腫の評価 ● 頭部挙上 ● 利尿による浮腫軽減 ● ステロイド投与 ● 再挿管のための特殊な器具の準備（緊急気管切開セットを含む） ● 抜管時の麻酔科医の立ち会い ● 非侵襲的陽圧換気の準備 ● 抜管時のチューブエクスチェンジャーの使用など	**【抜管前対応】** ● 排痰促進およびポジショニング ● 呼吸リハビリテーション ● 再挿管の準備 ● 非侵襲的陽圧換気の準備 ● 抜管時のチューブエクスチェンジャーの使用準備	**【抜管前対応】** ● 再挿管の準備

3学会（日本集中治療医学会，日本呼吸療法医学会，日本クリティカルケア看護学会）合同人工呼吸器離脱ワーキング：人工呼吸器離脱に関する3学会合同プロトコル2015. https://www.jsicm.org/pdf/kokyuki_ridatsu1503b.pdf（2023.11.9アクセス）. より改変のうえ転載

素血症は改善している？”といった視点で継続的に観察し、状態が好転しないようであれば躊躇なく医師へコールし再挿管を行えるように、プロトコルをアレンジすることが求められます。

「人工呼吸器関連肺炎予防バンドル」は、VAPを予防するためのもの

人工呼吸器関連肺炎（VAP）は「気管挿管下に開始された人工呼吸開始後48時間以降に新たに発症する院内肺炎」と定義されています。VAPは、死亡率の増加や人工呼吸器期間、ICU滞在日数の延長といった有害事象を引き起こすため、人工呼吸管理においてはVAPの予防を図ることが重要な課題といえます。

そこでVAPの予防に有用とされている、いくつかの予防策をバンドルとして実践するために策定されたのが「VAPバンドル」です。

略語

VAP（ventilator associated pneumonia）：人工呼吸器関連肺炎

1 VAPバンドルを「多職種で適切に運用できているか」振り返ることも大切

VAPの発生要因を考えると、**気管挿管による人工呼吸療法そのものがVAP発症の危険因子**となっていることがわかります 図5。つまり、日ごろの人工呼吸管理のなかで、VAPバンドルに示された指針にいかに継続的に取り組むかが実践の要点となるわけです。

VAPバンドルが公開されてから、10年以上が経過しているので、すでに臨床で実践している施設も多いと思います。しかし、どんなにすぐれたバンドルであっても、実践が継続できなければ意味をなしません。「なぜこれを行う必要があるか」「どのように運用していくべきか」多職種を交えて運用の体制を構築し、各項目がどの要因の低減を目的としているのか共有しておくことが必要です。

ワンポイント

さまざまな国や団体から「VAPバンドル」が発表されていますが、本書では、日本集中治療医学会より2010年に公開された「人工呼吸器関連肺炎予防バンドル2010改訂版」について触れていきます。

図5 VAP発症における感染経路

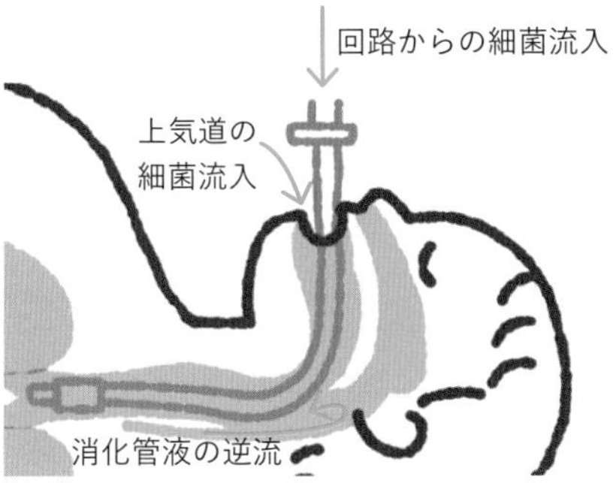

人工呼吸器関連肺炎予防バンドル2010改訂版[12)]

Ⅰ．手指衛生を確実に実施する
Ⅱ．人工呼吸器回路を頻回に交換しない
Ⅲ．適切な鎮静・鎮痛をはかる。特に過鎮静を避ける
Ⅳ．人工呼吸器からの離脱ができるかどうか、毎日評価する
Ⅴ．人工呼吸中の患者を仰臥位で管理しない

2 口腔ケアに関しては「気管挿管患者の口腔ケア実践ガイド[13]」を実践に役立てる

わが国のVAPバンドルには、口腔ケアについて言及されていません。しかし、VAPの発生機序の１つとして「口腔内細菌の下気道への侵入」が知られています。このため、**口腔ケアによる口腔内細菌の排除・増殖の防止は、VAP予防の重要な要素**の１つといえます。

本ガイドは、気管挿管患者のVAP予防を目的とした口腔ケアの基本的な考え方と標準的な手法を解説するものです 図6 。

本ガイドは、現在、各施設で行われている口腔ケアの手順を否定するものではなく、施設の配置人員などの背景を勘案し、**手順を見直していくための手引き**として使用するものです。「深夜の時間帯にどのようにケアを行っていくべきなのか？」「自施設で使える物品は？」「口腔観察で、どのアセスメントツールを使うのか？」「汚染物の回収は清拭法と洗浄法どちらで行うか？」など、さまざまなヒントが記述されています。ぜひご一読ください。

（山根太地）

ワンポイント

口腔ケアがVAPバンドルの１つとして示されていないのは、海外で使用されている0.12〜0.2％濃度のグルコン酸クロルヘキシジンが、わが国では使用できないという実情も関係しています。

図6 口腔ケアの流れ

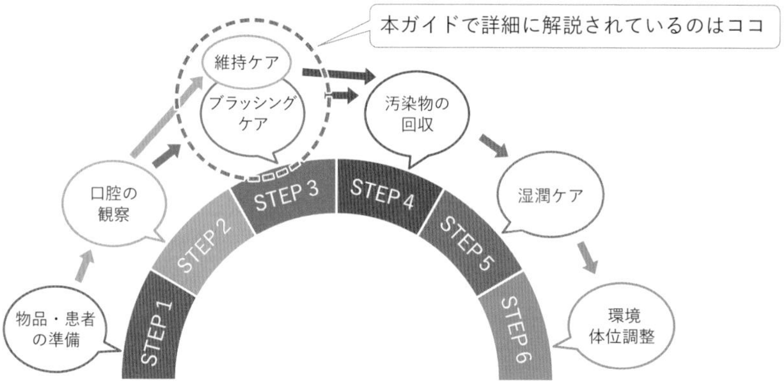

・ブラッシングケア：デンタルプラークの破壊と回収を行い良好な口腔内環境を獲得するために実施
・維持ケア：ブラッシングケアにより獲得された口腔内環境を維持するために実施

組み合わせ例

1）「ブラッシングケア」を２回、「維持ケア」を４回実施するパターン

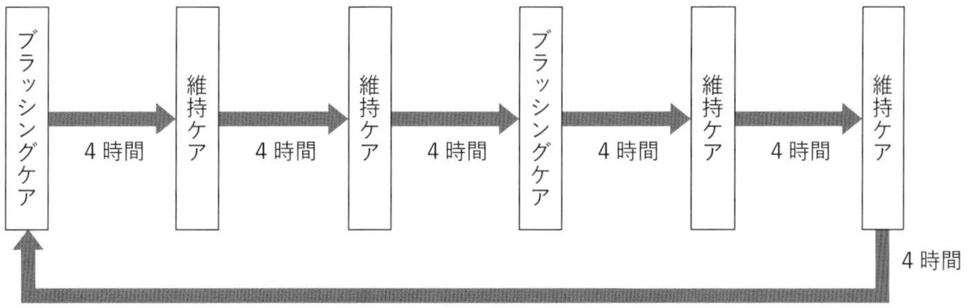

2）「ブラッシングケア」を１回、「維持ケア」を３回実施するパターン

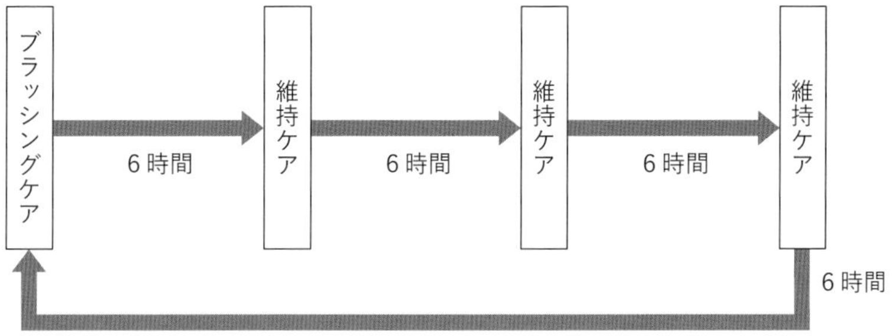

【引用文献】

1）Minds診療ガイドライン作成マニュアル編集委員会：Minds診療ガイドライン作成マニュアル2020 Ver3. https://minds.jcqhc.or.jp/s/manual_2020_3_0（2023.11.9アクセス）.
2）Resar R, Griffin F, Haraden C, et al. Using care bundles to improve health care quality. IHI innovation series white paper Cambridge. Massachusetts: Institute for Healthcare Improvement; 2012.
3）Hewitt-Taylor J. Clinical guidelines and care protocols. *Intensive Crit Care Nurs* 2004; 20: 45-52.
4）Needham DM, Davidson J, Cohen H, et al. Improving longterm outcomes after discharge from intensive care unit: report from a stakeholders’ conference. *Crit Care Med* 2012; 40: 502-509.
5）Vasilevskis EE, Ely EW, Speroff T, et al. Reducing iatrogenic risks: ICU-acquired delirium and weakness--crossing the quality chasm. *Chest* 2010; 138: 1224-1233.
6）Balas MC, Burke WJ, Gannon D, et al. Implementing the Awakening and Breathing Coordination, Delirium Monitoring/Management, and Early Exercise/Mobility Bundle into Everyday Care: Opportunities, Challenges, and Lessons Learned for Implementing the ICU Pain, Agitation, and Delirium Guidelines. *Crit Care Med* 2013; 41: 116-127.
7）Barr J, Fraser GL, Puntillo K, et al. Clinical practice guidelines for the management of pain, agitation, and delirium in adult patients in the intensive care unit. *Crit Care Med* 2013; 41: 263-306.
8）Devlin JW, Skrobik Y, Gélinas C, et al. Clinical Practice Guidelines for the Prevention and Management of Pain, Agitation/Sedation, Delirium, Immobility, and Sleep Disruption in Adult Patients in the ICU. *Crit Care Med* 2018; 46: e825-73.
9）日本集中治療医学会J-PADガイドライン作成委員会編：日本版・集中治療室における成人重症患者に対する痛み・不穏・せん妄管理のための臨床ガイドライン．日集中医誌2014；21：539-579.
10）３学会（日本集中治療医学会，日本呼吸療法医学会，日本クリティカルケア看護学会）合同人工呼吸器離脱ワーキング：人工呼吸器離脱に関する３学会合同プロトコル2015. https://www.jsicm.org/pdf/kokyuki_ridatsu1503b.pdf（2023.11.9アクセス）.
11）Yang KL, Tobin MJ. A prospective study of indexes predicting the outcome of trials of weaning from mechanical ventilation. *N Engl J Med* 1991; 324:1445-1450.
12）日本集中治療医学会ICU機能評価委員会：人工呼吸器関連肺炎予防バンドル2010改訂版．http://www.jsicm.org/pdf/2010VAP.pdf（2023.11.9アクセス）.
13）日本クリティカルケア看護学会 口腔ケア委員会 編：気管挿管患者の口腔ケア実践ガイド．https://jaccn.jp/assets/file/guide/pdf/OralCareGuide_202102.pdf（2023.11.9アクセス）.

【参考文献】

1）Harvey MA, Davisdon JE. Postintensive care syndrome:right care, right now...and later. *Crit Care Med* 2016; 44: 381–385.
2）森川大樹，藤谷茂樹：ABCDEFGHバンドル 患者のQOL改善のためにICU在室中から行うべきこと．INTENSIVIST 2018；10（1）：108.

3）川上大裕：PICSの概念と今後の課題．ICUとCCU 2019；43（7）：361-369.
4）Desai Sv, Law TJ, Needham DM. Long-term complications of critical care. *Crit Care Med* 2011; 39: 371-379.
5）長友香苗，布宮伸：新しいガイドラインについて－新たな鎮痛・鎮静管理戦略とわが国の動向．ICUとCCU 2020；44（10）：593-601.
6）Boles JM. Bion J, Connors A, et al. Weaning from mechanical ventilation. *Eur Respir J* 2007; 29: 1033-1056.
7）古田島太：ウィーニングはどのように進めるか．Clinical Engineering 2015；26（12）：1131-1138.
8）齋藤伸行：人工呼吸器離脱法と自発呼吸トライアル．讃井將満，大庭祐二編，人工呼吸器に強くなる改訂版，羊土社，東京，2022：188-196.
9）Yang KL, Tobin MJ. A prospective study of indexes predicting the outcome of trials of weaning from mechanical ventilation. *N Engl J Med* 1991; 324:1445-1450.

Column　気管チューブの計画外抜去：初期対応と次の一手

気管チューブを通じての人工呼吸器によるガス交換の改善や呼吸努力に対するサポート、または気道の開存性の維持など、気管挿管は、クリティカルケアの臨床現場において生命を維持するためのカギとなる手技です。しかし、何らかの理由で気管チューブが計画外抜管された場合、看護師はどのように対応すべきでしょうか？

1．まずは周囲のスタッフに応援と救急カートの要請を行う

計画外抜管には、患者自身がチューブを抜去した場合や患者搬送、体位変換などケアの過程で意図せず発生したケースなどが挙げられます。気管チューブのカフを脱気せずに声門を通過するため、計画的抜管より上気道閉塞のリスクが高くなります。いうまでもなく「緊急事態」なので、今後行われる診療処置や経時記録などに必要なマンパワーと器材を集めます。参集したスタッフには医師へのコールを依頼します。

2．自発呼吸の有無で対処は変わる

次に用手的な気道確保のうえ、自発呼吸の確認を行います。患者の胸壁が十分に挙上しているか観察します。十分に胸壁の挙上を認めれば、フェイスマスクなどで酸素投与を行い、計画外抜管以前のSpO_2となるように酸素流量を調整します。自発呼吸がない、あるいは微弱な場合はBVMで用手的人工呼吸を行います。自発呼吸がない時点で再挿管となり得るので、抜管以前に使用されていたサイズに加え、もう１段階小径の気管チューブを準備します。

3．再挿管の実施を介助するうえで

計画外抜管に対する再挿管のケースでは、前述の機序から声門の腫脹をきたし、挿管困難となることが想定されます。また、複数回にわたる挿管操作で声門周囲がより腫脹し、換気も挿管もできない状態（CVCI：can not ventilate can not intubate）へ発展する可能性があります。こうなれば、心肺停止状態になるまで秒読みの段階となってしまいます。

4．日常から挿管困難に対する準備を

筆者の施設では、このような「挿管困難症例」に習熟した救急医など専門家の支援を迅速に求めることのできる体制の構築や、挿管が困難な場合における声門上器具「i-gel®」、輪状甲状靭帯切開が行えるための機材を救急カート上に配備しています。気管挿管は難易度の高い手技であり、１つの手技に固執すると患者の生命に危機的状態を生じてしまいます。

挿管困難症例に相対した場合、次の一手として看護師は「何としても気道を開通させ呼吸を支援する」診療展開ができる環境調整を行う必要があります。

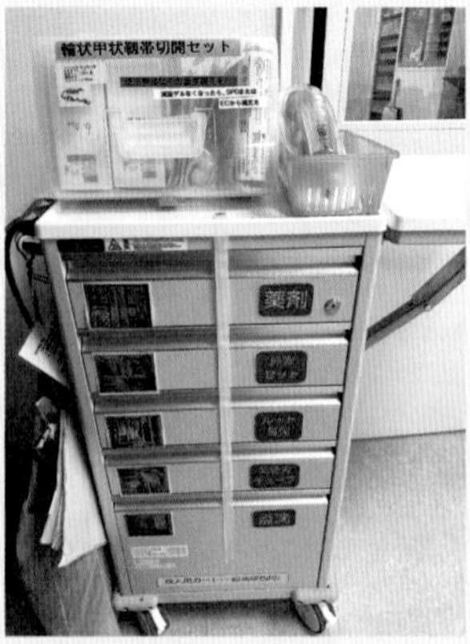

＊

計画外抜管はきわめて危険な状況ですが、適切な対応と準備、そして継続的なトレーニングにより、患者の安全を確保することができます。

（山根太地）

本書に出てくる略語

A		
ACP	advance care planning	アドバンスケアプランニング
A/C	assist/control	補助/調節換気
AECC	American-European Consensus Conference	米国胸部疾患学会と 欧州集中治療医学会の合同会議
AG	anion gap	アニオンギャップ
ALI	acute lung injury	急性肺損傷
APS	acute physiology score	重症度スコア
ARDS	acute respiratory distress syndrome	急性呼吸窮迫症候群
APRV	airway pressure release ventilation	気道圧開放換気
ASV	adaptive servo ventilation	調整補助換気
AVAPS	average volume assured pressure support	平均１回換気量保障機能
B		
BEE	basal energy expenditure	基礎代謝量
BPS	behavioral pain scale	行動疼痛スケール
BVM	bag valve mask	バッグバルブマスク
C		
CAM-ICU	confusion assessment method for the ICU	ICU におけるせん妄の アセスメントツール
CaO_2	arterial oxygen content	動脈血酸素含量
CHDF	continuous hemodiafiltration	持続的血液濾過透析
CPAP	continuous positive airway pressure	持続的気道陽圧
CPOT	critical-care pain observation tool	重症患者疼痛観察法
COPD	chronic obstructive pulmonary disease	慢性閉塞性肺疾患
CVP	central venous pressure	中心静脈圧

D		
DAD	diffuse alveolar damage	びまん性肺胞障害
DO_2	oxygen delivery	酸素供給量
DSI	daily sedation interruption	毎日の鎮静中断
E		
ECMO	extracorporeal membrane oxygenation	体外式膜型人工肺
EDV	end-diastolic volume	拡張終末期容積
EIP	end-inspiratory pause（plateau）	プラトー、呼気終末休止
EIT	electrical impeadance tomography	電気インピーダンス・ トモグラフィ
EPAP	expiratory positive airway pressure	呼気時気道陽圧
F		
F_IO_2	fraction of inspired oxygen concentration	吸入気酸素濃度
FRC	functional residual capacity	機能的残気量
FVC	forced vital capacity	努力肺活量
G		
GCS	Glasgow coma scale	グラスゴーコーマスケール
H		
Hb	hemoglobin	ヘモグロビン
HFNC	high flow nasal cannula	高流量鼻カニュラ酸素療法 （ネーザルハイフロー）
HFrEF	heart failure with reduced ejection fraction	LVEFの低下した心不全
HFpEF	heart failure with preserved ejection fraction	LVEFの低下していない心不全
I		
ICDSC	intensive care delirium screening checklist	ICU におけるせん妄の アセスメントツール
ICS	inhaled corticosteroid	吸入ステロイド薬

ICU-AW	intensive care unit acquired weakness	ICU神経筋障害
IFN-α	interferon α	インターフェロンα
IIPs	idiopathic interstitial pneumonias	特発性間質性肺炎
IPAP	inspiratory positive airway pressure	吸気時気道陽圧
IPF	idiopathic pulmonary fibrosis	特発性肺線維症
IPPV	invasive positive pressure ventiration	侵襲的陽圧換気
J		
JCS	Japan coma scale	ジャパンコーマスケール
L		
LABA	long-acting β_2-agonist	長時間作用型β刺激薬
LAMA	long-acting muscarinic antagonist	長時間作用型抗コリン薬
LVEF	left ventricular ejection fraction	左室駆出率
M		
MAC	mechanically assisted coughing	機械的な咳介助
MDRPU	medical device related pressure ulcer	医療関連機器圧迫創傷
MODS	multiple organ dysfunction syndrome	多臓器機能不全症候群
N		
NPPV	noninvasive positive pressure ventilation	非侵襲的陽圧換気
NST	nutrition support team	栄養サポートチーム
P		
$PaCO_2$	partial pressure of arterial carbon dioxide	動脈血二酸化炭素分圧
PaO_2	partial pressure of arterial oxygen	動脈血酸素分圧
P-SILI	patient self-inflicted lung injury	自発呼吸関連肺傷害
PCO_2	partial pressure of carbon dioxide	二酸化炭素分圧
PCV	pressure controll ventilation	圧規定換気

PCWP	pulmonary capillary wedge pressure	肺毛細管楔入圧
PEEP	positive end-expiratory pressure	呼気終末陽圧
$P_{ET}CO_2$	end–tidal PCO2	呼気終末二酸化炭素分圧
PICS	post intensive care syndrome	集中治療後症候群
PIP	peak inspiratory pressure	最高気道内圧
PO_2	partial pressure of oxygen	酸素分圧
PPF	progressive pulomonary fibrosis	進行性肺線維症
PPN	peripheral parenteral nutrition	末梢静脈栄養療法
PRIS	propofol infusion syndrome	プロポフォール注入症候群
PS	pressure support	プレッシャーサポート（圧支持）、サポート圧
PSV	pressure support ventilation	圧支持換気
PTSD	post traumatic stress disorder	心的外傷後ストレス障害
Q		
QOL	quality of life	生活の質
R		
RASS	Richmond agitation-sedation scale	リッチモンド鎮静興奮スケール
RDOS	respiratory distress observation scale	客観的呼吸困難感評価スケール
REE	resting energy expenditure	安静時代謝量（安静時エネルギー）
ROM	range of motion	関節可動域
S		
SAT	spontaneous awakening trial	自発覚醒トライアル
SBT	spontaneous breathing trial	自発呼吸トライアル
$ScvO_2$	central venous oxygen saturation	中心静脈血酸素飽和度
SIMV	synchronized intermittent mandatory ventilation	同期式間欠的強制換気

SIRS	systemic inflammatory response syndrome	全身性炎症反応症候群
SpO_2	saturation of percutaneous oxygen	経皮的酸素飽和度
SV	stroke volume	１回拍出量
SVR	systemic vascular resistance	体血管抵抗、全身血管抵抗
T		
TLC	total lung capacity	全肺気量
TPN	total parenteral nutrition	中心静脈栄養療法
TRALI	transfusion-related acute lung injury	輸血関連急性肺損傷
V		
VALI	ventilator associated lung injury	人工呼吸器関連肺傷害
VAP	ventilator associated pneumonia	人工呼吸器関連肺炎
VAS	visual analogue scale	ビジュアルアナログスケール
VC	vital capacity	肺活量
VCV	volume control ventilation	量規定換気
VO_2	O_2 consumption	酸素消費量
Vt	tidal volume	１回換気量

索引

和文

し

す

せ

そ

た

ち

へ

ほ

ま

み

む

め

も

や

ゆ

よ

ら

り

れ

欧文その他

A

B

C

ブラッシュアップ 人《じん》工《こう》呼《こ》吸《きゅう》管《かん》理《り》

2023年12月4日　第1版第1刷発行

編　集　増《ます》居《い》　洋介《ようすけ》
発行者　有賀　洋文
発行所　株式会社　照林社
〒112-0002
東京都文京区小石川2丁目3-23
電話　03-3815-4921（編集）
　　　03-5689-7377（営業）
https://www.shorinsha.co.jp/
印刷所　株式会社シナノ パブリッシングプレス

●万一、落丁・乱丁などの不良品がございましたら、「制作部」あてにお送りください。送料小社負担にて良品とお取り替えいたします（制作部 0120-87-1174）。

検印省略（定価はカバーに表示してあります）
ISBN978-4-7965-2602-9